LUNGEN UND KLEINER KREISLAUF

BAD OEYNHAUSENER GESPRÄCHE I
19. BIS 21. OKTOBER 1956

MIT BEITRÄGEN VON

H. BARTELS · E. S. BÜCHERL · A. BÜHLMANN · L. DELIUS
E. GADERMANN · W. GIESE · F. GROSSE-BROCKHOFF · H. v. HAYEK
C. W. HERTZ · W. LOCHNER · H. MEESSEN
L. PIRCHER · G. RODEWALD · H. SCHULZ · H. VENRATH · J. VOGEL

ZUSAMMENGESTELLT VON

W. LOCHNER UND **E. WITZLEB**
GÖTTINGEN · BAD OEYNHAUSEN

MIT 119 ABBILDUNGEN

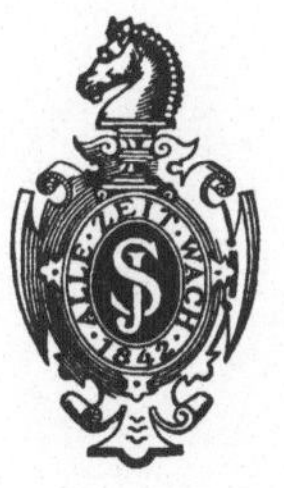

SPRINGER-VERLAG
BERLIN · GÖTTINGEN · HEIDELBERG
1957

ISBN 978-3-540-02116-2   ISBN 978-3-642-48836-8 (eBook)
DOI 10.1007/978-3-642-48836-8

Brühlsche Universitätsdruckerei Gießen

Inhaltsverzeichnis

Erster Tag

Alphabetisches Verzeichnis der Referenten

Bartels, H., Prof. Dr. med., Tübingen, Physiologisches Institut der Universität.

Bücherl, E. S., Privatdozent, Berlin, Chirurgische Universitätsklinik, Westendkrankenhaus.

Bühlmann, A., Dr. med., Zürich, Kantonsspital.

Delius, L., Prof. Dr. med., Bad Oeynhausen, Gollwitzer-Meier-Institut.

Gadermann, E., Dozent Dr. med., Hamburg-Eppendorf, II. Medizinische Universitäts-Klinik.

Giese, W., Prof. Dr. med., Münster i. W., Pathologisches Institut der Universität.

Grosse-Brockhoff, F., Prof. Dr. med., Düsseldorf, I. Medizinische Universitäts-Klinik der Medizinischen Akademie.

von Hayek, H., Prof. Dr. med., Wien IX, Anatomisches Institut.

Hertz, C. W., Dr. med., Kiel, Medizinische Universitäts-Klinik.

Lochner, W., Dozent Dr. med., Göttingen, Medizinische Forschungsanstalt der Max-Planck-Gesellschaft.

Meessen, H., Prof. Dr. med., Düsseldorf, Pathologisches Institut der Medizinischen Akademie.

Pircher, L., Dr. med., Zürich-Dübendorf, Fliegerärztliches Institut.

Rodewald, G., Dr. med., Hamburg 20, Chirurgische Klinik der Universität.

Schulz, H., Dr. med., Düsseldorf, Pathologisches Institut der Medizinischen Akademie.

Venrath, H., Dozent Dr. med., Köln-Lindenthal, Medizinische Universitäts-Klinik.

Vogel, J., Dr. med., Bad Reiboldsgrün, Tbc-Heilstätte.

Begrüßungsansprache

Von

L. Delius

Meine sehr verehrten Anwesenden,

wenn ich Sie nicht ganz sachlich, aber doch in klassischer Kürze begrüßen darf,
so erlauben Sie mir das Wort: ianua patet, cor magis — also: die Tür steht offen,
das Herz noch mehr. Für uns vom Gollwitzer-Meier-Institut, die wir mit diesem
Hause gerade erst die Geburtswehen überstanden haben, ist das „Gespräch"
wirklich eine Herzensangelegenheit in mehrfachem Sinne des Wortes. Es ist die
erste Arbeitstagung nach Art eines Symposions, die in unserem neuen Heime
stattfindet, und von ihrem Gehalt und ihrer Atmosphäre wird für unsere weitere
hiesige Tätigkeit viel abhängen.

In diesem Sinne darf ich meiner großen Freude Ausdruck geben, daß Sie alle
der Aufforderung unserer physiologisch-chirurgisch-internistischen Kooperation,
die Herrn Schoedels Anregung, Herrn Zukschwerdts Initiative und unserer
ausführenden Hand entsprungen ist, so zahlreich gefolgt sind. Mein ganz besonderer Gruß gilt den Kollegen aus der Schweiz, aus den Niederlanden, aus
Österreich und aus Mitteldeutschland. Wir wissen es zu schätzen, daß sie unserer
Zusammenkunft einen gewissen Glanz und Klang, ebenso wie das Gefühl einer
festen, Grenzen und Zonen überwindenden geistigen Gemeinschaft geben.

Mein erster Dank gilt dem Kurdirektor des Staatsbades Oeynhausen, Herrn
Dr. med. habil. Schmid, der das „Gespräch" gefördert hat, der insbesondere,
zusammen mit dem Chefarzt der Kinderklinik, dem ich ebenfalls danke, die
plötzlich schwierig gewordene Quartierfrage zu lösen verstand. Hoffentlich
werden Sie also nach der Tagesarbeit eine gute Ruhe finden. Da wir heute abend
Gäste des Herrn Kurdirektors sein dürfen, werden Sie dann auch noch ein wenig
von den Aufgaben und den Hoffnungen dieses Badeortes, an dem Sie weilen,
hören. —

Zu einem allgemeinen Dank an die eigentlichen Träger des Gesprächs wird
sich später noch Gelegenheit bieten. Schon jetzt möchte ich aber meiner Ver-
bundenheit gegenüber den Referenten Ausdruck geben. Sie sind bereitwillig
und einmütig unserer Bitte gefolgt, bei einer Gelegenheit zu sprechen, die
noch nicht renommiert ist. Ferner sind sie weitgehend unseren Intentionen
nachgekommen, die Referate zum jeweiligen Tagesthema durch uns austauschen
zu lassen. Wir hoffen damit, dem so häufig auf Kongressen jetzt üblichen
Aneinandervorbeigehen der Einzel-Vorträge so gut als möglich vorgebeugt zu
haben. Wir möchten darüber hinaus, daß hier etwas von der heute so viel

berufenen Intimsphäre lebendig wird. Ich glaube, das ist schon deshalb möglich, weil sich zahlreiche Referenten und Teilnehmer untereinander gut kennen, weil sie freundschaftlich verbunden und weil viele von ihnen erfreulich jung oder jugendlich sind. Wir möchten also hier keinen Kongreß abhalten, sondern wir beabsichtigen bewußt eine geschlossene Arbeitstagung mit *wirklicher* Diskussion.

Die Erörterung soll um das Cor pulmonale im weiteren Sinne kreisen, und sie soll u. a. auch beitragen, die Verständigungsschwierigkeiten, die über diesen Begriff z. B. zwischen den Morphologen und den Klinikern aufgetreten sind, nach Möglichkeit zu vermindern.

Nötig ist noch die Herausstellung der großen Verdienste, die sich mein Mitarbeiter Oberarzt Dr. Witzleb, zusammen mit Dozent Dr. Bartels, Tübingen, und Dozent Dr. Lochner, Göttingen, sowie Dr. Rodewald, Hamburg, um die Vorbereitung des Symposions erworben haben. Im Schriftwechsel bereits mit dem Titel des „Ständigen Sekretärs der Oeynhauser Gespräche" gewürdigt, wird Dr. Witzleb diese Auszeichnung ein schwacher Trost, der Verlauf aber hoffentlich ein guter Lohn sein.

Auch meinen übrigen Mitarbeiterinnen und Mitarbeitern hier im Hause, vor allem der Frau Oberin und ihren Mitschwestern, die manche Mühe um die Vorbereitung dieser Tage gehabt haben, danke ich sehr.

Meine Damen und Herren, innerhalb von 15 Jahren ist die Pathophysiologie des funktionellen Systems von Lunge und kleinem Kreislauf zu einem verzweigten Spezialgebiet unseres Wissens geworden. Die Morphologie und die Klinik müssen sich Mühe geben, dem Tempo des Fortschrittes und dem Niveau der Atmungsphysiologie zu folgen. Der deshalb unbedingt notwendigen gegenseitigen weiteren Durchdringung der Einzelfächer haben wir in der Programmgestaltung Rechnung zu tragen versucht. Die Kommunikation der Wissenschaften, wie auch die Forderung, der Mut und die Fähigkeit zur Synopsis scheinen mir für eine solche Zusammenkunft fast ebenso wichtig wie die Mitteilungen neuer Einzelbefunde. Es hat keinen Sinn, in den Fachsprachen jeweils zu vereinsamen. Denken Sie hier vielleicht auch ein wenig daran, daß Sie sich in Westfalen befinden, einem Lande, in dem man meinen engeren Landsleuten eine besondere Bedächtigkeit im Begreifen und im Tun nachsagt.

Wenn ich den Genius loci aber noch in anderer Weise beschwören darf, so gilt das der Tätigkeit von Frau Professor Gollwitzer-Meier. Sie hat schon in ihrer Habilitationsschrift und später immer wieder — fortgesetzt bis in die letzten Arbeiten von Witzleb und Bartels — sich um die Erkenntnis der Regulierung der Atmung bemüht, und sie hat Probleme der Atemtechnik und der Lungensensibilität frühzeitig Beachtung geschenkt.

So steht unser Gespräch an diesem Platze in einem lebendigen Band der Tradition. Wenn ich später selbst diesem Band einige klinische Fragen an die Grundlagenforschung aufschreibe, so will die Erwähnung davon nur noch einmal besagen, daß mir im vorübergehenden Spannungsausgleich zwischen abstrakter und angewandter Medizin ein wesentlicher Teil des guten Sinnes solcher Arbeitstagungen zu liegen scheint. So darf ich hoffen, daß wir schon nach kurzer Kontaktzeit in eine recht lebhafte, globale Diffusion partiell begrenzter Meinungen ohne allzuviel Kurzschlüsse hineingelangen.

Zum Technischen darf ich sagen, daß wir, um dem Symposion eine recht lebendige Austauschmöglichkeit und eine gewisse Farbigkeit persönlicher Akzente zu geben, vorgesehen haben, den Vorsitz und die Diskussionsleitung an den einzelnen Tagen wechseln zu lassen.

Damit eröffne ich das Gespräch, und ich bitte Herrn Prof. von HAYEK, Wien, das erste Grundlagenreferat als Fachvertreter der Mutter unserer Wissenschaft, der Anatomie, zu halten.

Anatomische Grundlagen der Lungenfunktion

Von

H. von Hayek

Aus dem großen Kapitel Anatomie der Lunge sollen hier folgende Punkte besprochen werden, die vielleicht die Grundlage für nachfolgende Vorträge bilden können:

Die Contractilität der Arterien.

Der Einbau der Gefäße in das Lungengewebe und der Einfluß der respiratorischen Bewegungen auf die Gefäße.

Capillarwand und Alveolenauskleidung als Trennmembran zwischen Luft und Blut.

Sekretion der Alveolarepithelzellen als Grundlage der Oberflächenspannung; die Lungenelastizität.

Gefäßanastomosen in der Lunge.

Die Wand der sehr leicht elastisch dehnbaren A. pulmonalis weist etwa 30 elastische Platten auf, welche zur Muskulatur in enger Beziehung stehen. Die elastischen Platten geben der Arterienwand eine gewisse Festigkeit, so daß die Muskulatur nur eine geringgradige Weitenänderung der Gefäße herbeiführen kann (Hayek 1953). Die elastischen Platten sind sternförmig (W. Meyer 1955) und an ihren Rändern sind die glatten Muskelfasern radiär befestigt, so daß jede Platte nach allen Richtungen hin gespannt werden kann; das bedeutet eine Erhöhung des Dehnungswiderstandes der Gefäßwand. Die Zahl der elastischen Platten und die Dicke der Arterienwand nimmt peripherwärts ab, bis die kleinsten Arterien in der Nachbarschaft der Bronchioli alveolares nur mehr zwei solche Platten besitzen, nämlich eine stärkere Elastica interna und eine schwächere Elastica externa, dazwischen die kräftige Muskulatur. Die Kontraktionsfähigkeit dieser kleinen Arterien läßt sich an lebensfrisch fixierten Präparaten nachweisen, in welchen nebeneinander kontrahierte und erschlaffte Arterien gefunden werden. Aus der Lage und Form der Endothelkerne läßt sich das Ausmaß der Gefäßverengung erschließen. An den erschlafften Arterien liegen die Endothelkerne weit voneinander entfernt dünn und platt an der Wand, während sie in kontrahierten Arterien stäbchenförmig eng nebeneinander gegen das Lumen vorspringen, ein Zustand, der schon in vivo beobachtet wurde. Daraus ergibt sich eine Verengung einer solchen Arterie auf $^1/_3$ des Durchmessers, d. h. auf $^1/_9$ der Querschnittsfläche und eine Erhöhung des Strömungswiderstandes auf mindestens $^1/_{27}$. Normalerweise werden nur eine Arterie und nie alle zugleich eine solche Verengerung zeigen, offenbar in Zusammenhang mit dem abwechselnden Arbeitseinsatz der einzelnen Lungengewebsabschnitte (Hayek 1953).

Diese stark kontraktionsfähigen kleinsten Arterien führen über Arteriolen und Präcapillaren zu den Capillaren. wobei die Arteriolen durch Muskelringe zwischen muskelfreie Abschnitte und die sinusartigen Präcapillaren durch das Fehlen von Muskulatur charakterisiert sind.

Über die Beziehung des Strömungswiderstandes der Lungengefäße zum Dehnungszustand der Lunge sind in der Literatur konträre Angaben gemacht worden. Aus anatomischen Befunden läßt sich nun ableiten, welche Gefäße eine stärkere und welche eine schwächere Abhängigkeit vom Dehnungszustand der Lunge besitzen. Bei den arteriellen Gefäßen sind, was ihre Beziehung zur Umgebung betrifft, drei Abschnitte zu unterscheiden. Die großen und mittleren Arterien werden durch lockeres, periarterielles Bindegewebe mit der Umgebung verbunden. Die kleinen Arterien sind dagegen durch periarterielle Lymphspalten (HAYEK 1940) vom umgebenden Lungengewebe fast völlig getrennt. Die teils muskelfreien Arteriolen und die muskelfreien sinusartigen Präcapillaren sind mittels elastischer Faser in das elastische Netzwerk des Lungengewebes fest eingebaut.

Daraus ergibt sich für die Frage der Abhängigkeit der arteriellen Gefäße von den Respirationsbewegungen folgendes: Die großen und mittleren Arterien, deren starke muskulös-elastische Wand vom Blutdruck gespannt ist, stehen unter stärkerer Spannung als das Lungengewebe. Spannungsänderungen des Lungengewebes könnten sich wohl durch das lockere periarterielle Gewebe auf die Arterien übertragen, doch wird das Ausmaß der Einwirkung bei der stärkeren Spannung der Arterienwand ein minimales sein. Die inspiratorische Längsdehnung der Arterien kann sich in Extremfällen durch die scherengitterartige Anordnung (SCHMIDT 1936) der Kollagenfasern der Arterienwand schließlich im Sinne einer Verengung der Arterien auswirken.

Die kleinen Arterien besitzen durch die Lymphräume eine weitgehende Unabhängigkeit von der Spannung des Lungengewebes, da die Lymphe die bei Kontraktion der Arterien vergrößerten Räume ausfüllen kann. Die der Einlagerung der Arterien dienenden Kanäle im Lungengewebe erweitern sich inspiratorisch, ohne daß — durch das Vorhandensein der Lymphräume — die Spannung des Lungengewebes sich auf die Arterien auswirken kann.

Die dünnwandigen Arteriolen und Präcapillaren werden durch ihren Einbau in das Lungengewebe von dessen Dehnung abhängig sein, d. h. bei Dehnung der Alveolen werden die Gefäße erweitert. Bei der geringen Stärke der Wand der Präcapillaren wird aber der Druck in den Alveolen auf deren Weite Einfluß nehmen können, und zwar in dem Sinne, daß bei Absinken des alveolären Druckes die Präcapillaren sich erweitern und umgekehrt (GOLLWITZER-MEIER 1928, MIYATA 1938, MACKLIN 1945, HAYEK 1952).

Die Venen besitzen relativ zu den Arterien eine dünne elastisch-muskulöse Wand. Sie sind in Kanälen des Lungengewebes gelegen, von diesem durch lockeres Bindegewebe getrennt. Bei den größeren Kanälen läßt sich leicht zeigen, daß beim Dehnen der frischen Lunge durch Aufblähen sich der Kanal erweitert; dieser Erweiterung wird die Vene folgen müssen und ein gleiches wird ebenso für die kleinen Venen gelten.

Die Venulae und Postcapillaren sind wieder in das elastische Netzwerk des Lungenparenchyms eingebaut, sie werden sich also bei dessen respiratorischen Spannungsänderungen in gleicher Weise verhalten wie die Arteriolen und Präcapillaren.

Daß die Wand der Capillaren, wie allgemein bekannt, engstens in das elastische Faserwerk der Alveolenwände eingebaut ist, läßt noch keine sicheren Schlüsse zu, ob die Capillaren sich mit den Alveolen erweitern oder ob zwangsmäßig das Gegenteil erfolgt. Bei der äußerst dünnen Wand der Capillaren werden aber schon geringe Druckunterschiede zwischen Alveolarluft und Capillarblut sich stark auswirken können. Technisch erscheint es nicht möglich, die Lunge im Thorax bei natürlichen Luftdruck- und Blutdruckverhältnissen zu fixieren, um so die Capillarweite in verschiedenen Respirationsphasen nachzuweisen.

Bei Dehnung der isolierten Lunge von Meerschweinchen nach dem Dondersschen Verfahren zeigte sich, daß am meisten Tusche durch die Lungengefäße durchfließt, wenn die Lunge mäßig gedehnt ist; durch die kollabierte Lunge fließt wenig durch, bei starker Dehnung hörte der Durchfluß schließlich vollständig auf. Es ist also anzunehmen, daß bei starker Dehnung mittels des Dondersschen Verfahrens die Alveolarwände stark gedehnt und die Capillaren verengt werden, wie man das bei gedehnten und nachträglich fixierten Lungen sieht.

Sicher ist aber anzunehmen, daß während der Inspirationsbewegung, wenn der alveoläre Luftdruck abgesunken ist, die dünnwandigen Capillaren erweitert werden und daß umgekehrt bei der Exspirationsbewegung, wenn der alveoläre Luftdruck ansteigt, die Capillaren enger werden müssen. Für die Inspirationsstellung und für die Exspirationsstellung, wenn sich der intraalveoläre Druck dem Außendruck angeglichen hat, können nur Rückschlüsse auf die Capillarweite in Extremstellung gezogen werden. Es ist aus verschiedenen Gründen anzunehmen, daß bei Atelektase einerseits, bei extremer Dehnung andererseits die Capillaren enger sind als bei mittlerer Dehnung der Lunge.

Der oben erwähnte Einfluß des geringen Druckunterschiedes zwischen Alveolardruck und Capillardruck auf die Capillarweite dürfte sich bei künstlicher Überdruckatmung oder Unterdruckatmung bei eröffnetem Thorax in folgendem Sinne äußern. Bei Überdruckatmung wird der intraalveoläre Druck erhöht und es ist daher eine Verengung der Capillaren zu erwarten, da ja der per tracheam wirkende Überdruck sich nicht auf den Blutdruck auswirkt, und das Fehlen des intrapleuralen Unterdruckes durch die kräftige Herzwand sich nicht voll auf den Blutdruck auswirken kann. Unterdruckatmung dürfte dagegen nicht wesentliche Veränderungen der Kreislaufverhältnisse hervorrufen, da ja der Unterdruck, dem der eröffnete Thorax ausgesetzt wird, den normalen Unterdruck im Pleuraraum ersetzt.

Auf Grund der anatomischen Gegebenheiten ist also folgendes über die Durchströmung der Lunge bei ruhigen Atembewegungen zu erschließen. Inspiratorisch bleibt der arterielle Schenkel im wesentlichen passiv unverändert, nur die Präcapillaren werden erweitert; der ganze venöse Schenkel aber wird erweitert. Das entspricht der schon von Kretz (1924) gemachten Beobachtung, daß die ausfließende Blutmenge in der Inspiration herabgesetzt wird, wobei er aber als fraglich hinstellt, welche Gefäße sich erweitern werden. Eine mittelstarke Atmungsbewegung dürfte also durch die abwechselnde Verengung und Erweiterung der Venen zu einer Förderung der Lungendurchströmung führen, worin sich zwar im allgemeinen viele Autoren einig sind, wenn sie auch in der Erklärung diese Förderung differieren.

Als weiteren Punkt möchte ich noch den Bau der Blut- und Alveolarluft trennenden Membran besprechen, da sich mit dieser Frage in letzter Zeit zahlreiche Autoren mittels elektronenmikroskopischer Untersuchungen befaßt haben. Beim Vergleich dieser Befunde mit den lichtmikroskopisch gefundenen ergibt sich, daß die meisten, um nicht zu sagen alle wesentlichen Befunde von verschiedenen Autoren mittels des Lichtmikroskopes gemacht wurden, aber von anderen Autoren, die offenbar weniger geeignete Präparate zur Verfügung hatten, gelegentlich bestritten wurden.

Die dem Gasdurchtritt dienende Membran besitzt beim Menschen eine Dicke von 0,3 μ und mehr und erreicht an manchen Stellen eine Dicke von 2 μ. Sie besteht aus Alveolarepithel, Capillarendothel, die beide einer Basalmembran aufsitzen, zwischen den beiden Basalmembranen besteht ein virtueller oder größerer Bindegewebsraum, in welchem die elastischen und reticulären Fasern liegen.

Das Vorhandensein oder Fehlen eines Alveolarepithelhäutchens wurde besonders viel diskutiert. Der Zustand der Alveolarepithelzellen, wie man ihn bei der Fixation von lebensfrisch fixiertem Material erhält (HAYEK 1953, S. 149, Abb. 121—123, 127, 128) und wie ihn BREMER (1904), DOGLIOTTI und AMPRINO (1931), ORSOS (1933) und PETERSEN (1935) beschrieben, wurde nach Fixierung mit Osmiumsäure (MACKLIN 1938) auch elektronenmikroskopisch als regelmäßig vorkommend gefunden (LOW 1953, POLICARD u. a. 1954, SCHLIPKÖTER 1956, BARGMANN u. KNOOP 1956, SCHULZ 1956). Es handelt sich um in den Nischen zwischen den Capillaren gelegene Epithelzellen, deren häutchenförmige Fortsätze eine kontinuierliche Auskleidung der Alveolen bilden. Ein Verhalten, das auch unter pathologischen Zuständen (Entzündung, Ödem) vorkommt und von BUCHNER (1889), ASCHOFF (1921), LAUCHE (1928) sowie später von WIRTH (1936), MILLER (1938) und HAYEK (1945) beschrieben wurde. In jenen Fällen, in denen beschrieben wurde, daß die Capillaren nackt zwischen fortsatzlosen Zellen liegen, handelt es sich entweder um schlecht fixierte Präparate, um Reizzustände der Zellen (HAYEK 1943), oder darum, daß die dünnen Fortsätze nicht beachtet wurden (LANG 1926, SEEMANN 1931, CLARA 1936, BARGMANN 1936, POLICARD 1939). Tatsächlich sind die häutchenartigen Fortsätze der Alveolarepithelzellen oft so dünn, daß ihr Vorhandensein lichtmikroskopisch oft nur aus zipfelartigen Fortsätzen zu erschließen war (HAYEK 1953, Abb. 122, 123); elektronenmikroskopisch ergibt sich nach LOW (1953) eine durchschnittliche Dicke dieser Häutchen von 0,2 μ, d. h. eine Dicke, die in der Größenordnung der Grenze des Auflösungsvermögens des Lichtmikroskopes liegt. Auch in dem dünnen Protoplasmahäutchen über den Capillaren können Vacuolen (HAYEK 1953, BARGMANN 1956) und Plastosomen (BARGMANN 1956) vorkommen.

Über die Festigkeit der Basalmembran in vivo ist nichts bekannt. Am fixierten Material besitzt sie, wie LOW (1953) hervorhebt, eine größere Festigkeit als die übrige Alveolarwand, das sagt aber noch nichts über ihre Festigkeit in vivo aus. Ich glaube eher, daß diese Membran in vivo von einem weichen veränderlichen Gel gebildet wird, da ja unter Umständen Leukocyten durch sie hindurchtreten. Eine Parallele bietet die Kittsubstanz von Epithelzellen und das Grundhäutchen der Capillaren, das ja nach HUECK (1936) auch von einer weichen Substanz gebildet sein soll.

An der freien Oberfläche der Alveolarepithelzellen wurden elektronenmikroskopisch (POLICARD 1954, BARGMANN 1956, SCHULZ 1956) Pseudopodien beschrieben, die, an vielen Zellen eng nebeneinanderstehend, gegen die Alveole vorragen und so die Oberfläche vergrößern. Gleichartige Gebilde beschreibt schon LANGE (1909) an überlebenden Alveolarepithelzellen vom Kaninchen. Sie treten auf, wenn die isolierten Zellen in isotonischer Kochsalzlösung auf 37° erwärmt wurden — ein mit der Temperatur reversibler Vorgang —, während Erwärmung auf 40° zu einer irreversiblen Veränderung führt. Es ist daher nicht unwahrscheinlich, daß das Vorkommen solcher Pseudopodien nur an einzelnen Zellen (POLICARD) auf die Abkühlung einzelner Lungenabschnitte vor der Osmiumsäurefixierung zurückzuführen ist und daß diese Pseudopodien in vivo regelmäßig vorkommen. Die Physiologen werden sich mit der Bedeutung dieser die Grenzfläche Luft-Alveolarepithel vergrößernden Fortsätze noch zu befassen haben.

Was nun die Zellgrenzen zwischen den Alveolarepithelien betrifft, so ist es eigenartig, daß dort, wo die dicken Protoplasmakörper zweier Zellen aneinanderliegen, die Grenzen deutlich sichtbar sind (HAYEK, Abb. 124), so wie sie auch an den kubischen Zellen der Übergangszone Bronchiolus-Alveolengang mit Silberniederschlägen dargestellt werden können, daß aber dort, wo die dünnen häutchenartigen Fortsätze elektronenmikroskopisch nachweisbar sind, auch diese Methode keine Zellgrenzen zeigt. Damit stimmt überein, daß ROSIN (1947) bei seinen Gewebskulturen pleurafreier Lungengewebsstücke 8 Wochen alter Kaninchen zwar in der Regel die einzelnen Epithelzellen leicht unterscheiden konnte, daß aber an einigen Stellen die Zellgrenzen nicht erkennbar waren und die anwachsende Membran syncytialen Charakter hatte. Ähnliches scheinen auch die Bilder von SCHILLER (1956) zu zeigen, der das Auswachsen eines geschlossenen Epithelverbandes an Lungengewebskulturen von Mäusen bei p_H 7,8 beschreibt. Die Frage, wie weit Zellen im allgemeinen abwechselnd einen syncytialen Verband oder einen epithelialen Verband isolierter Zellen bilden können, scheint mir noch nicht gelöst, obwohl meine Untersuchungen über die Retraktion der Fortsätze (HAYEK 1952) einen Hinweis in dieser Richtung zu geben scheinen.

Auch die Basalmembran des Epithels wurde schon früh, und zwar 1888 von TOLDT, lichtmikroskopisch als völlig strukturlose homogene Membran beschrieben; doch wurde das Bestehen einer solchen Membran vielfach angezweifelt (z. B. BARGMANN 1936). Die elektronenmikroskopische Untersuchung an Schnitten (LOW 1953, BARGMANN 1956, SCHULZ 1956) sowie als isolierte Häutchen (CLEMENS 1955) hat aber die alte Ansicht TOLDTs bestätigt.

Unter der Basalmembran des Epithels liegen die elastischen und reticulären Fasern in einem Raum, der vielfach zu einem virtuellen Spaltraum verengt ist, dort nämlich, wo das Grundhäutchen der Capillaren (LOW 1953) der Basalmembran des Epithels enge anliegt. Hier besteht die Blut und Luft trennende Membran also aus vier einander enge anliegenden Schichten von zusammen etwa 0,3 μ Dicke. Die Basalmembran des Epithels und das Grundhäutchen (die Basalmembran) des Capillarendothels liegen einander engstens an oder können vielleicht auch miteinander verschmolzen sein. Die Grenzen der Endothelzellen, die mittels Silberimprägnation dargestellt werden können (KAMMEL 1952), wurden jüngst auch elektronenmikroskopisch beobachtet (SCHULZ 1956); offenbar handelt es sich um die Zellgrenzen, an welchen unter Umständen weiße Blutkörperchen massenhaft aus den Capillaren austreten. Im Plasma normaler Endothelzellen kommen Vacuolen vor (BARGMANN 1956, SCHULZ 1956), die sich gegen die Lichtung vorwölben und die Größe eines Erytrocyten erreichen können. Wieweit diese Vacuolen mit Stoffwechselvorgängen, etwa der Zerstörung der Zellen in Lungencapillaren (ASCHOFF 1926) zusammenhängen, ist aber unbekannt. Unter pathologischen Verhältnissen (Mitralstenose) beschreibt SCHULZ (1956) eine mächtige Verdickung des Plasmas der Endothelzellen. Zweitens kann aber auch das Epithel der Alveolenwand etwa unter Histamineinwirkung (HAYEK 1945) verdickt sein. Schließlich zeigt drittens auch der Bindegewebsraum bei Ödem der Alveolarsepten eine mächtige Verbreiterung. Eine Verdickung der Luft und Blut trennenden Membran, die für den Gaswechsel so wichtig ist, kann also von sehr verschiedenen Faktoren abhängen.

Zu den rein morphologischen Befunden über die verschiedenartige Protoplasmastruktur der Alveolarepithelzellen (HAYEK 1953) sind in letzter Zeit histochemische Beobachtungen hinzugekommen, die hier Erwähnung verdienen. Die erste Beschreibung von drei verschiedenen Zellformen mit homogenem, gekörntem und vacuolisiertem Protoplasma stammt wohl von LANGE (1909), dessen Ergebnisse von anderen Autoren (SEEMANN 1931, BRODERSEN 1938, MACKLIN 1946, 1949, BERTALANFFY and LEBLOND 1953 u. a.) mit oder ohne Zitierung LANGEs bestätigt wurden, wobei von Körnerzellen und Schaumzellen, "foam cells", «Cellules granulaires et cellules vacuolaires» oder "vacuolated and non vacuolated cells" gesprochen wird. Von den meisten Zustandsbildern ist nicht bekannt, wie weit sie mit einer Sekretionstätigkeit der Alveolarepithelzellen (BRODERSEN 1933, HAYEK 1953) zusammenhängen, die nach MACKLIN (1946, 1954) einen die Alveolaroberfläche benützenden Überzug bilden sollen. Nun habe ich an der Oberfläche von Alveolarepithelzellen ausgeschiedene Tröpfchen beschrieben (1953, Abb. 143) und FREDERICSSON (1956) zeigt, daß ebensolche Tröpfchen mit einer Reaktion auf alkalische Phosphatase angefärbt werden können. Dieses Ferment soll nun mit der Produktion von Polysacchariden in Beziehung stehen. Von einem mucoiden Film aus Polysacchariden auf der Alveolenwand spricht MACKLIN (1954), er vermutet seine Produktion durch die Alveolarepithelien (Pneumonocyten). CLEMENS (1956) bestätigt teilweise die Befunde MACKLINs und beschreibt mittels der saure Mucopolysaccharide darstellenden PARS-Methode das Vorhandensein eines „stärker positiv gefärbten Saumes, der die Alveolen auszukleiden scheint". Nach MACKLIN (1954) hat dieser mucoide Film die Aufgabe des Staubtransportes aus den Alveolen gegen die Luftwege.

Die Sekretion an der Alveolenwand hat aber offenbar außerdem noch eine Bedeutung für die Oberflächenspannung, die die Weite der Alveolen und damit die Spannung des ganzen Lungengewebes beeinflußt. Erhöhte Oberflächenspannung (NEERGARD 1929, HAYEK 1952) erhöht die elastische Gesamtspannung des Lungengewebes. Nun hat WICK (1952) gezeigt, daß CO_2-Zufuhr eine Vergrößerung der Alveolen der isolierten Lunge — unabhängig von der CO_2-Wirkung auf die Muskulatur — bewirkt. Auf Grund neuerer Versuche kann ich die Beobachtungen WICKs bestätigen und möchte ich wie WICK die Vergrößerung der Alveolen auf die Herabsetzung der Oberflächenspannung durch CO_2 zurückführen. Außerdem hat CO_2 aber noch eine weitere Wirkung auf die Alveolenwand, nämlich wie WICK schon aus seinen Befunden geschlossen hat — auf die elastischen Fasern. Offenbar wird die Elastizität dieser Fasern in beiden Richtungen herabgesetzt, d. h. im Sinne ihrer Verkürzungsfähigkeit und im Sinne einer Erhöhung ihres Dehnungswiderstandes. Zahlreiche Versuche nach dem Dondersschen Prinzip in vitro haben gezeigt, daß bei einer kohlensäurebehandelten Lunge ein viel höherer Unterdruck notwendig ist als bei einer unbehandelten Lunge, um die gleiche Dehnung zu erreichen.

So eine CO_2-behandelte Lunge zeigt auch ein anderes Resultat der Acetylcholinwirkung; es kontrahieren sich zwar die Bronchi, aber die Lunge bleibt weit. Die Kontraktion der Bronchialmuskulatur und hier starken Pleuramuskulatur genügt beim Meerschweinchen nicht, die durch die CO_2 Wirkung erweiterten Alveolen zu entleeren. Daß die Pleuramuskulatur ebenso wie die Bronchialmuskulatur auf Acetylcholin reagiert, wurde in Versuchen an Pleurahäutchen besonders festgestellt. Leider lassen diese an Meerschweinchen durchgeführten Versuche keine direkten Rückschlüsse auf den Menschen zu, da ja beim Menschen eine Pleuramuskulatur fehlt, aber dagegen die muskulösen Alveolareingangsringe weiter in die Alveolargänge hineinreichen als beim Meerschweinchen. Weitere Untersuchungen in dieser Richtung könnten in der Frage der Emphysementstehung von Interesse sein.

Die arteriovenösen Anastomosen in der Lunge (HAYEK 1940, 1942), deren Vorkommen seit meiner ersten Beobachtung mehrfach mit anderen Methoden bestätigt wurde, stehen in engster Beziehung zu den arteriellen Anastomosen zwischen Arteria pulmonalis und Arteria bronchialis. Diese schon lange bekannten Anastomosen finden sich in der Nachbarschaft kleiner Bronchi und unter der Pleura und werden von Sperrarterien gebildet (HAYEK 1940, 1942). Von diesen Sperrarterien gehen die arteriovenösen Anastomosen (HAYEK 1940, 1942) ab und außerdem Ästchen zum benachbarten Lungengewebe. Die Funktion der arteriellen Anastomosen und der arteriovenösen Anastomosen wird durch das Vorkommen von Reserveatelektasen bei ruhiger Atmung verständlich. Die Lunge ist nämlich nur bei starkem Sauerstoffbedarf überall entfaltet; gewöhnlich finden sich — wie man an in situ fixierten Lungen beobachten kann — überall in der Lunge verteilt nicht belüftete Bezirke im Anschluß an völlig kontrahierte Bronchioli. Hier stehen nur die Capillarendothelien, die sonst ihren Sauerstoff — im Gegensatz zu allen anderen Capillaren des Körpers — von außen her aus der Atmungsluft bekommen, im Falle einer Atelektase unter Sauerstoffmangel. Die Funktion der Sperrarterien kann nun eingreifen; bei ihrer Öffnung wird das sauerstoffreiche Blut der Arteria bronchialis, in der ja höherer Druck herrscht, durch die anastomotischen Arterien strömen und kann so offenbar genügend Sauerstoff zu den Alveolarcapillaren heranbringen, daß ein Leckwerden der Capillaren vermieden wird. Die Funktion der arteriovenösen Anastomosen dürfte darin bestehen, daß eine gewisse Menge sauerstoffhältigen Blutes aus den Sperrarterien direkt in die Lungenvenen überströmt und so deren Kontraktion hemmt. Denn nach EULER (1951) erweitert Sauerstoff die Pulmonalvenen. Eine Kontraktion würde aber zu Blutstauung in den Capillaren führen und so die Gefahr der Ödembildung heraufbeschwören. Die Funktion der arteriellen und arteriovenösen Anastomosen in der Lunge scheint also die Aufgabe zu haben, bei Bildung von Reserveatelektasen in ruhiger Atmung die Ödembildung zu vermeiden.

Literatur

Aschoff, L.: Pathologische Anatomie. Jena 1921.
Bargmann, W., u. A. Knoop: Z. Zellforsch. **44**, 263—281 (1956).
Bertalanffy, F. D., and C. P. Leblond: Anat. Rec. **115**, 515—542 (1953).
— Lancet **1955**, 1365—1368.
Bremer, J. L.: Amer. J. Anat. **3**, 67 (1904).
Brodersen, Johannes: Z. mikrosk.-anat. Forsch. **32**, 73—83 (1933).
Buchner, H.: Arch. f. Hyg. **8**, 145—245 (1889).
Clara, M.: Z. mikrosk.-anat. Forsch. **40**, 147—280 (1936).
Clemens, H. J.: Z. Zellforsch. **40**, 1—7 (1954).
— Morphol. Jb. **94**, 471—492 (1954).
— Acta histochemica **2**, 170—195 (1956).
Dogliatti, G., et R. Amprino: Arch. ital. Anat. **30**, 1 (1931).
Euler, U. v.: Physiologie des Lungenkreislaufes. Verh. dtsch. Ges. Kreislaufforsch. **17**, 8
  (1951).
Fredricsson, Bengt: Acta anat. (Basel) **26**, 246—256 (1956).
Gollwitzer-Meier, Kl.: Arch. exper. Path. u. Pharmakol. **177**, 501 (1935).
Hayek, H.: Arch. exper. Path. u. Pharmakol. **214**, 266 (1952).
— Die menschliche Lunge. Berlin: Springer 1953.
Hueck, Cl.: Virchows Arch. **296**, (1836).
Kammel, Walter: Z. Anat. **116**, 326—331 (1952).
Karrer, H. E.: Bull. Johns Hopkins Hosp. **90**, 2 (1956).
Kretz, J.: Wien. Arch. inn. Med. **7**, 555 (1924).
Lang, F.: Arch. exper. Zellforsch. **2**, 193 (1926).
Lange, F.: Frankf. Z. Path. **3**, 170 (1909)
Lauche, A.: Entzündungen der Lunge. Handbuch der pathologischen Anatomie Bd. 3,
  T. 1, Berlin: Springer 1928.
Low, Frank N.: Anat. Rec. **117**, 241—264 (1953).
Macklin, Charles C.: Trans. Roy. Soc. Canada Sect. V, 105—129 (1945).
— Trans. Roy. Soc. Canada Sect. V, 93—111 (1946).
— Biol. Bull. **96**, 173—178 (1949).
— Lancet **1954**, 1099—1104.
Meyer, W. W.: Z. Zellforsch. **43**, 683—390 (1955).
Miller, W. S.: The Lung. Springfield, Illinois 1937.
Miyata, S.: Virchows Arch. **304**, 608 (1939).
Moell, O. H.: Beitr. path. Anat. **105**, 366 (1941).
Neergard, K. v.: Z. exper. Med. **66**, 373 (1929).
Orsos, F.: Zbl. Path. **57**, 81 (1933).
Petersen, H.: Histologie und mikroskopische Anatomie. Berlin: Springer 1935.
Policard, A.: Le poumon.. Paris: Masson & Cie. 1955.
— André Collet et Lucette Giltaire-Ralyte: C. r. Acad. Sci. (Paris) **240**, 2563—2565
  (1955).
Rosin, A.: Anat. Rec. **97**. 447—470 (1947).
Schlipköter, H. W.: Die Bedeutung der Zelle im Silikosegeschehen. Z. Aerosolkongr. Erg.
  Aerosolforsch. Stuttgart 1956.
Schmidt, M.: Z. mikrosk. Forsch. **40**, 470 (1936).
Schulz, H.: Naturwiss. **43**, 205—206 (1956).
— Virchows Arch. **328**, 582—604 (1956).
Seemann, Georg: Histobiologie der Lungenalveole. Jena: Gustav Fischer 1931.
Toldt, C.: Lehrbuch der Gewebelehre. 3. Aufl. Stuttgart: Ferd. Enke 1888.
Wick, Helmut: Arch, internat. Pharmacodynamie **89**, Nr. 1 (1952).
— Arch. internat. Pharmacodynamie **88**, H. 4 (1952).
Wirth, W: Arch. exper. Path. u. Pharmakol. **181**, 198 (1936).

Aus der Medizinischen Forschungsanstalt (Physiologische Abteilung)
der Max-Planck-Gesellschaft zur Förderung der Wissenschaften, Göttingen

Zur Physiologie des kleinen Kreislaufs

Von

W. LOCHNER

Mit 11 Abbildungen

Der Strömungswiderstand im Lungenkreislauf

Beziehung zwischen Druck und Durchblutung

Die besondere Situation des kleinen Kreislaufs ist durch die Tatsache gegeben, daß das gesamte Kreislaufvolumen, das Herzzeitvolumen (HZV) durch ihn hindurchfließt. Dieses HZV unterliegt großen Schwankungen und kann bis auf das etwa 6fache gesteigert werden. Die Lunge muß sich diesen Schwankungen durch entsprechende Veränderungen ihres Gefäßwiderstandes anpassen. Dem Verhalten des Lungengefäßwiderstandes soll der erste Teil meiner Ausführungen gewidmet sein, ein zweiter Teil wird sich mit der Blutfüllung von Lunge und kleinem Kreislauf und ihren Änderungen befassen.

Zunächst ist der einfachste Fall zu untersuchen und zu besprechen. Wie verhält sich der Druck in der A. pulmonalis bei Veränderungen der Durchblutung und wie verhält sich der Widerstand bei Veränderungen der Gefäßdrucke? Es hat sich als notwendig herausgestellt, solche Messungen zunächst einmal an der isolierten Lunge durchzuführen. Ich werde Ergebnisse von solchen Experimenten an der isolierten Lunge zeigen. Sie stammen

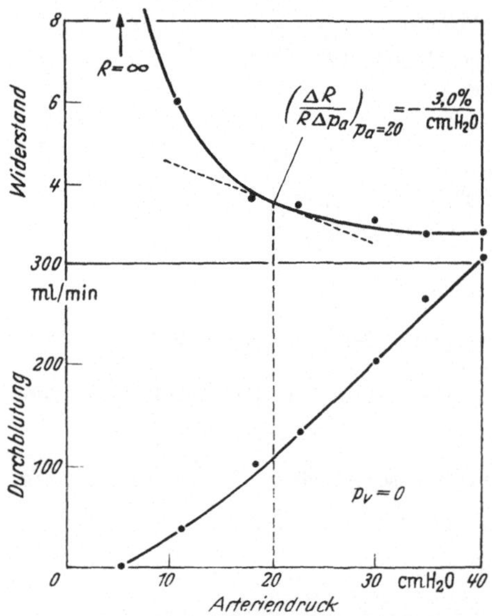

Abb. 1. Verhalten des Druckes in der A. pulmonalis und des Gefäßwiderstandes bei steigender Durchblutung. Isolierte durchblutete Lunge. *Pa* Druck in der A. pulmonalis, *Pv* Druck in der V. pulmonalis, *R* Strömungswiderstand der Lungengefäße (nach PIIPER 1957)

alle aus Versuchen, die an unserem Institut von PIIPER (*38*) durchgeführt worden sind. Das Präparat ist das der isolierten von einem Spenderhund aus kontinuierlich durchströmten Lunge, das wir schon früher zu Stoffwechseluntersuchungen an der Lunge verwandt haben (*7*).

Abb. 1 zeigt das Verhalten des Druckes in der A. pulmonalis bei Veränderungen der Durchblutung. Der Druck in der V. pulmonalis wurde mit 0 mm Hg konstant gehalten. Der Widerstand sinkt mit steigendem Druck. Dieser Befund ist seit Jahren bekannt und immer wieder bestätigt worden [DALY (*11*), WAGNER (*45*), WILLIAMS (*47*)]. Teilweise ist diese Widerstandsverminderung sicher darauf zurückzuführen, daß der Querschnitt der Gefäße durch den höheren Druck vergrößert wird, die Gefäße werden gedehnt.

Es schließt sich hier folgerichtigerweise ein weiterer Versuch an, der bis vor kurzem ausstand, nämlich eine Untersuchung der Abhängigkeit des Lungenwiderstandes vom Druck in der V. pulmonalis. Abb. 2 zeigt ein Experiment an der isolierten Lunge, und man sieht, daß der Lungengefäßwiderstand bei steigendem venösem Druck sinkt. Durchströmt man die Lunge von der V. pulmonalis aus, also umgekehrt, so findet man hämodynamisch praktisch keinen Unterschied. Der Widerstand ist gleich groß wie bei richtiger Durchströmung von der A. pulmonalis aus und sinkt mit steigender Durchblutung ab. [Ähnliche Befunde wurden neuerdings auch von CARLILL und DUKE (*8*) mitgeteilt.]

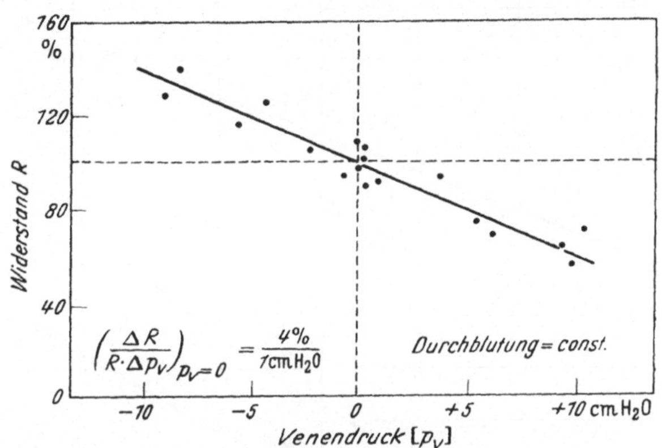

Abb. 2. Verhalten des Gefäßwiderstandes *R* bei verändertem Venendruck und konstanter Durchblutung. (PIIPER 1957)

Ich fasse zusammen und stelle fest, daß die Experimente an der isolierten, durchströmten Lunge gezeigt haben, daß der Strömungswiderstand mit steigendem Gefäßdruck abnimmt.

Es erhebt sich die Frage, welche Beziehung zwischen Druck und Widerstand an der intakten Lunge in situ bei geschlossenem Thorax besteht. Man sollte diese Beziehung kennen, weil man erst dann, wenn man Veränderungen des Widerstandes mißt, eine Aussage darüber machen kann, ob die Widerstandsveränderung vasomotorisch bewirkt ist, oder ob sie eventuell im wesentlichen in den elastischen Eigenschaften der Lungengefäße begründet liegt.

Es gibt eine Reihe von Informationen, jedoch verfügen wir nicht über eine Druck-Durchblutungskurve, so wie ich sie für die isolierte Lunge gezeigt habe. Die Messung der Drucke und der Durchblutung an der Lunge in situ ist wesentlich schwieriger als an der isolierten Lunge. Es ist zwar möglich, das HZV zu erhöhen und die Wirkung auf den Pulmonalarteriendruck zu untersuchen, doch bleibt immer zu klären, ob vasomotorische Einflüsse, die hormonal oder nervös ausgelöst sein können, auszuschließen sind. Weiter ist es im Experiment in situ schwer, venöse und arterielle Drucke unabhängig voneinander zu variieren.

Durch Herausnahme eines Lungenabschnittes aus der Zirkulation läßt sich die Durchblutung des restlichen Teiles der Lunge vergrößern. In chronischen Experimenten wird die Herausnahme durch operative Entfernung durchgeführt, im akuten Experiment kann man die Blockung eines Teiles der A. pulmonalis durch einen mittels eines Katheters eingeführten Ballon bewerkstelligen. Ich zitiere LEUSEN u. Mitarb. (*28*), die auf dem diesjährigen Physiologenkongreß in Brüssel über Experimente an narkotisierten Hunden berichteten. Sie verschlossen durch die genannte Ballonmethode den Zufluß zu einer Lungenhälfte und fanden in 6 von 9 Experimenten einen leichten Anstieg des Druckes in der A. pulmonalis, der zwischen 3 und 10 mm Hg lag. Das HZV blieb praktisch unverändert, so daß die Durchblutung in der verbliebenen Lunge etwa auf das Doppelte angestiegen ist. Da der arterielle Druck gleichzeitig nur wenig anstieg, muß auf eine Abnahme des Widerstandes geschlossen werden. Interessanterweise blieben auch die anderen Größen wie Herzfrequenz, arterieller Mitteldruck und Sauerstoffsättigung unverändert.

Diese Experimente liefern einen weiteren Punkt der gewünschten Druck-Durchblutungskurve. Man würde gerne Experimente sehen, in denen schrittweise in mehreren Abschnitten die A. pulmonalis geblockt worden ist und das HZV und die entsprechenden Drucke gemessen worden sind. Man muß natürlich voraussetzen und annehmen, daß vasomotorische Einwirkungen bei der Blockung keine wesentliche Rolle spielen. Es spricht sehr vieles dafür, u. a. die zitierten Befunde von LEUSEN, daß diese Voraussetzungen gegeben sind.

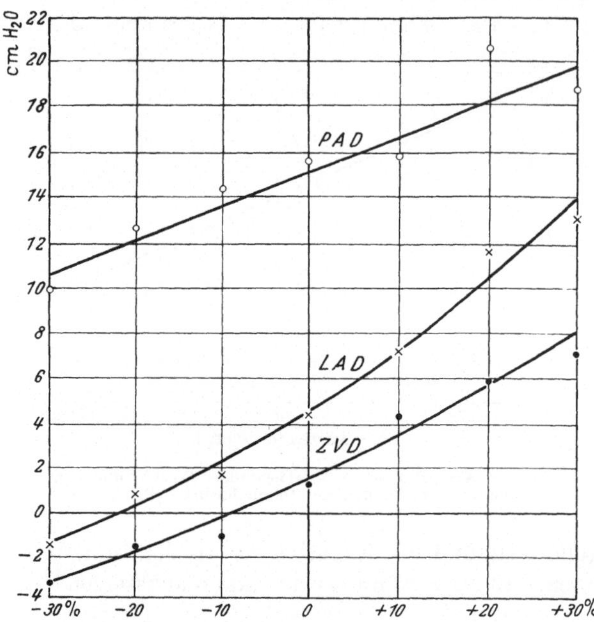

Abb. 3. Zentraler Venendruck (*ZVD*), linker Vorhof (*LAD*) und Pulmonalarteriendruck (*PAD*) bei Änderungen des Blutvolumens um ±30% durch Aderlässe und Bluttransfusionen am Hund. Die arterio-venöse Druckdifferenz an der Lunge nimmt mit steigender Blutmenge, d. h. steigendem Herzzeitvolumen ab. Abnahme des Strömungswiderstandes in der Lunge mit steigenden Gefäßdrucken (nach GAUER u. HENRY, Klin. Wschr. 1956, 356)

Auch Untersuchungen von O. GAUER u. Mitarb. (*20*) sind geeignet, in der Richtung interpretiert zu werden, daß es bei einer Vergrößerung des Durchflusses durch die Lunge zu einer Verminderung des Strömungswiderstandes kommt. Es handelt sich um Experimente an Hunden, in denen durch Aderlaß und Transfusion das Blutvolumen geändert worden ist, und das arterio-venöse Druckgefälle an der Lunge gemessen worden ist.

Wir sehen in der Abb. 3, daß das Druckgefälle an der Lunge bei steigendem Blutvolumen gleich bleibt, oder sogar bei steigender Blutmenge kleiner wird. Das HZV wurde in diesen Experimenten nicht gemessen, doch weiß man aus anderen Untersuchungen, daß es ansteigt, sicherlich jedoch auf keinen Fall abnimmt. Natürlich sind auch in diesen Versuchen vasomotorische Reaktionen nicht mit Sicherheit auszuschließen und bei größeren Veränderungen der Blutmenge auch zu erwarten. Sieht man von diesem Punkte ab, so muß man als das

Ergebnis dieser Experimente feststellen, daß der Kreislaufwiderstand im Gebiete der Lunge mit steigendem Gefäßinnendruck abnimmt.

COURNAND u. Mitarb. haben schon vor einigen Jahren wohl als erste den Versuch gemacht, eine Druck-Durchblutungskurve am gesamten Menschen zu konstruieren (*10*). Sie kamen schon damals zu dem Schluß, daß der Druck in der A. pulmonalis erst bei einer etwa dreifachen Vergrößerung des HZV wesentlich ansteigt. Das HZV wurde durch Arbeit gesteigert. Ob dieser Befund in dieser Form stimmt, ist zweifelhaft geworden. Ich komme auf das Verhalten des Pulmonalarteriendruckes bei Arbeit im einzelnen noch zurück. Sicherlich ist aber richtig, daß der Druck nicht entsprechend der Durchblutung ansteigt. Bei der Diskussion solcher Befunde muß immer berücksichtigt werden, auf welche Weise das HZV, die Durchblutung der Lunge, gesteigert worden ist. Wir wissen nicht, ob bei Arbeit vasomotorische Reaktionen im Lungenkreislauf ausgelöst werden, die zu einer Dilatation, vielleicht zu einer Konstriktion der Lungengefäße führen können.

Im ganzen zeigen die zitierten Beobachtungen und Untersuchungen an der Lunge in situ, daß zweifellos der Widerstand mit steigender Durchblutung sinkt, wobei genauere Informationen, als die zur Zeit vorliegenden, von großem Nutzen wären.

Die Wirkung von Hypoxie und Hyperkapnie auf den Strömungswiderstand im Lungenkreislauf

Die Frage des Verhaltens des Lungenwiderstandes unter Hypoxie und Hyperkapnie ist zur Zeit sehr aktuell und wird von zahlreichen Arbeitsgruppen untersucht. Es geht dabei letztlich um das Zusammenspiel von Belüftung und Durchblutung der einzelnen Lungenabschnitte, um die Anpassung der Durchblutung an die Belüftung. Fließt eine große Blutmenge durch einen stark unterbelüfteten Lungenabschnitt, so wird dieses Blut unvollkommen arterialisiert, und es kommt zu dem, was man Kurzschlußdurchblutung im weiteren Sinne nennt. Die Kurzschlußdurchblutung beträgt beim gesunden Menschen nur 2% des HZV, ist also klein (*5*). Dabei stammt diese Kurzschlußdurchblutung noch aus anderen Ursachen, als der einer möglicherweise unvollkommenen Anpassung der Durchblutung an die Belüftung [BARTELS u. Mitarb. (*6*)].

Wenn beim gesunden Menschen Durchblutung und Belüftung in den einzelnen Lungenabschnitten offenbar so gut aufeinander abgestimmt sind, so muß man daran denken, daß ein spezieller Mechanismus für diese Einstellung Sorge trägt. Das wäre über Einflüsse auf die Bronchomotorik oder auf die Vasomotorik zu erreichen, und man hat daran gedacht, daß der Sauerstoff und die Kohlensäure für diese Einstellung von Bedeutung wären.

EULER und LILJESTRAND haben 1946 zum erstenmal einen solchen Mechanismus angenommen (*16, 17*). Sie sahen in Versuchen an Katzen, denen Gasgemische mit niedriger Sauerstoffkonzentration zur Atmung angeboten wurden, daß der Druck in der A. pulmonalis anstieg, und sie kamen zu dem Schluß, daß die Druckerhöhung in der A. pulmonalis durch eine Erhöhung des Widerstandes im Lungenkreislauf bedingt ist. Bei schlechter Ventilation und niedriger Sauerstoffspannung in den Alveolen würde also die Durchblutung auf dem Wege einer Widerstandserhöhung herabgesetzt werden können. Andere Untersucher z. B.

Duke in England (*15*) oder in Skandinavien Nisell (*35, 36*) haben in späteren Versuchen an isolierten Lungen mit kontrollierter Durchblutung die Befunde bestätigt, insofern nämlich, daß bei Beatmung mit sauerstoffarmen Gemischen eine Widerstandserhöhung im Lungengefäßbett eintritt.

Der von Nisell geforderte Mechanismus der lokalen Durchblutungsregulierung der Alveolen ist allerdings noch komplizierter und sieht kurz gefaßt etwa folgendermaßen aus: Die alveoläre Sauerstoffspannung hat eine Wirkung auf die capillären und postcapillaren Abschnitte des Lungengefäßbettes, während die Sauerstoffspannung des venösen Mischblutes einen Effekt auf die präcapillären Abschnitte hat, und zwar gerade den entgegengesetzten Effekt, nämlich die Wirkung einer Dilatation. Weiterhin hat auch die Kohlensäurespannung eine Wirkung auf die Gefäße, und zwar sowohl die Kohlensäurespannung der Gasphase als auch die Kohlensäurespannung des Blutes, und dabei sind die Effekte der Kohlensäure den Effekten des Sauerstoffes gerade entgegengesetzt. Es bedarf wohl noch der Bestätigung, ob dieses komplizierte Konzept in allen Einzelheiten stimmt. Die Wirkungen der Kohlensäure im Sinne einer Widerstandserhöhung wurden auch von Duke (*15*) gesehen.

In Untersuchungen am intakten Hund und am Menschen wurde der Befund von Euler und Liljestrand insoweit bestätigt, als daß es zweifelsohne bei Hypoxie zu einer pulmonalen Hypertonie kommt (*29, 46*). Dieser Befund wurde im übrigen schon im Jahre 1904 von Plumier (*39*) erhoben. Ob dieser Druckanstieg allerdings auf eine Erhöhung der Lungendurchblutung oder auf eine Vergrößerung des Lungenwiderstandes zurückzuführen ist, darüber gehen die Meinungen bisher immer noch auseinander.

Die Schwierigkeiten, die der Lösung des Problems entgegenstehen, sind groß, und sind ganz besonders meßtechnischer Art. Man muß den effektiven Druck in der A. pulmonalis und in der V. pulmonalis messen, und muß gleichzeitig die Durchblutung der Lunge, das ist das HZV messen. Selbst wenn man die genannten Größen verhältnismäßig genau messen könnte und messen würde, bleibt aus den schon oben diskutierten Gründen die Beurteilung der Ergebnisse schwierig. Man muß das normale Verhalten des Widerstandes bei verändertem Druck oder veränderter Durchblutung kennen, um etwas über vasomotorische Aktivität aussagen zu können. Würde sich nur der Druck in der A. pulmonalis oder nur das HZV ändern, so wäre die Deutung leicht, da sich aber beide Größen ändern, oder jeweils ändern können, treten große Schwierigkeiten auf. Mit diesen methodischen Problemen ist sicherlich ein Teil der sich widersprechenden Ergebnisse zu erklären.

Ein wichtiger Fortschritt in der Beforschung des Problems ergibt sich mit der getrennten Messung der Durchblutung der beiden Lungen, was mit Hilfe der Bronchospirometrie möglich ist. Diese Methode gestattet es, die Sauerstoffaufnahme der beiden Lungen getrennt zu messen, woraus man direkt auf das Verhältnis der Durchblutungen schließen kann, sofern vasculäre Kurzschlüsse auszuschließen sind. Ändert sich dieses Verhältnis, z. B. dann, wenn man eine Lunge mit einem sauerstoffarmen Gemisch beatmet, so kann man daraus ohne weiteres auf eine Veränderung der Widerstände schließen. Ohne weiteres soll heißen, daß man die Druck-Durchblutungsbeziehung nicht zu kennen braucht, da sie für beide Lungen als gleich angenommen werden kann. Weiter verändert sich der arterielle und venöse Pulmonaldruck für beide Lungenhälften gleichsinnig.

ATWELL u. Mitarb. (*3*) führten schon 1951 solche Versuche an narkotisierten Hunden durch. Die Hälfte ihrer Tiere zeigte eine vermehrte Durchblutung der Lunge, die mit normaler Luft beatmet wurde, wenn die andere Lunge unte dem Einfluß einer Hypoxie stand. Die Umschaltung der Durchblutung trat nach wenigen Minuten ein. Auch RAHN u. Mitarb. fanden bei Untersuchungen an narkotisierten Hunden ähnliche Ergebnisse (*40*). HERTZ berichtete 1955 über entsprechende Untersuchungen an Patienten (*22*). In 6 seiner 8 Fälle kam es zu einer verminderten Durchblutung der rückatmenden Lunge.

Hierzu im Gegensatz stehen Untersuchungen aus dem Arbeitskreis von COURNAND aus New York (*19*). Diese Untersucher haben ihre Messungen an unnarkotisierten gesunden Versuchspersonen gemacht und konnten keinerlei Veränderung der Durchblutungsverteilung zwischen linker und rechter Lunge in ihren Versuchen feststellen, wenn eine Lunge mit einem hypoxischen Gemisch beatmet wurde. Worauf diese unterschiedlichen Ergebnisse zurückzuführen sind, ist im Augenblick noch völlig unklar. Es sei aber darauf hingewiesen, daß die Methodik der verschiedenen Untersucher in einigen Einzelheiten variierte. Auch Untersuchungen über die Wirkung der Kohlensäure auf den Lungengefäßwiderstand in situ führten nicht zu einheitlichen Ergebnissen (*23, 40*).

Im ganzen mahnen die vorliegenden unterschiedlichen Ergebnisse zur Vorsicht. Es scheint durchaus noch nicht gesichert zu sein, daß eine lokale Regulierung der Durchblutung über die Atemgase von physiologischer Bedeutung ist. Da andere Gründe für eine Anpassung der Durchblutung an die Belüftung sprechen, sollten wir auch nach anderen als lokalchemischen Mechanismen suchen. Man könnte an lokale, mechanische Faktoren denken, vielleicht spielen aber auch nervöse Faktoren eine Rolle. AVIADO und SCHMIDT u. Mitarb. (*4*) glauben, daß von den arteriellen Chemoreceptoren Reflexe ausgelöst werden können, die den Widerstand im Lungenkreislauf beeinflussen. Reflexe, die allerdings Widerstände von Lungenabschnitten verändern sollen, müßten auch wohl innerhalb der Lunge ihren Ausgangspunkt nehmen.

Der Strömungswiderstand bei körperlicher Arbeit

Auch das Verhalten des Lungengefäßwiderstandes bei körperlicher Arbeit verdient eine besondere Betrachtung und steht im übrigen im Zusammenhang mit der Frage Hypoxie und Lungenwiderstand. Bei körperlicher Arbeit tritt eine Verminderung der Sauerstoffspannung des venösen Mischblutes ein, und wenn die Versuche von NISELL an der isolierten Lunge auf die Lunge in situ übertragen werden können, dann ist die Sauerstoffspannung des in die Lunge eintretenden Blutes für den Widerstand nicht unbedeutend.

Besonders würde uns interessieren, ob vasomotorische Reaktionen im Lungenkreislauf unter Arbeit angenommen werden müssen. Die Frage ist schwer zu entscheiden, genauso schwer wie die Frage nach dem Verhalten des Widerstandes unter Hypoxie. Es liegen eine Reihe von Untersuchungen vor, die in ihrer Summe aber nicht befriedigend sind.

Zu den frühesten Untersuchungen gehören die von HICKAM und CARGILL 1947 (*24*) und die Untersuchungen von COURNAND u. Mitarb. 1948 (*41*). Letztere

18 W. Lochner:

Untersucher fanden keinen Anstieg des Druckes in der A. pulmonalis bei körperlicher Arbeit, es sei denn, das HZV stieg auf das mehr als 3fache an, was eine
starke Abnahme des Widerstandes bedeutet. Spätere Untersucher konnten den
Befund in dieser ausgeprägten Form nicht bestätigen. [Dexter u. a. 1951 (12)
Slonim u. a. 1954 (44), Donald u. a. 1955 (13)]. Auch die Arbeitsgruppe um
Cournand kam in neuerer Zeit zu etwas anderen Ergebnissen, über die ich
sogleich berichten werde.

In der schwierigen Frage der Messung und Beurteilung des Lungenwiderstandes dürfte ein vergleichendes Verfahren weiterführen. In einigen vorläufigen
Versuchen von Cournand u. Mitarb. (9) scheint mir deshalb ein sehr interessanter Ansatz zu stecken. Abb. 4 zeigt 5 Versuche an gesunden Personen. Der Anstieg des Druckes in der A. pulmonalis und der Anstieg des Herzzeitvolumens sind einmal bei Hypoxie und zum anderen bei körperlicher Arbeit miteinander verglichen. Bei Arbeit steigt, verglichen mit Hypoxie, der Druck weniger stark an, bei gleich großem wenn nicht stärkerem Anstieg des HZV.

Die Untersucher schlossen damals aus ihren Ergebnissen, daß bei Hypoxie noch irgend ein anderer Faktor eine Rolle spielen müsse, ein Faktor der zu einer Drucksteigerung, zu einer Vasokonstriktion geführt hat. Nach den heute schon zitierten, neueren Ergebnissen der Untersucher ist das aber unwahrscheinlich geworden.

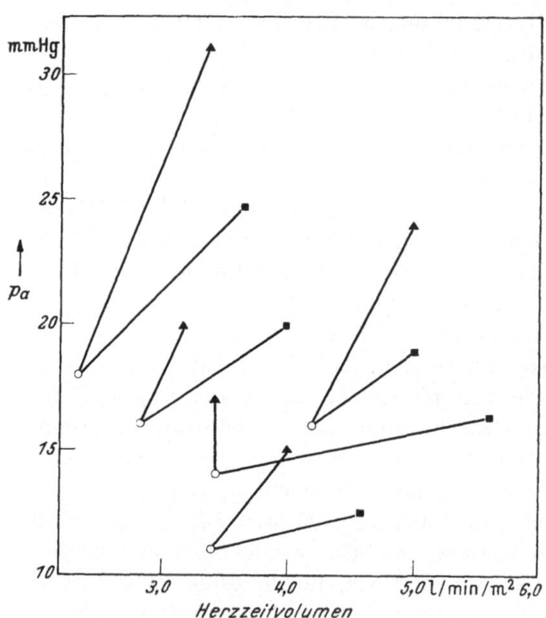

Abb. 4. Beziehung zwischen Pulmonalarteriendruck *Pa* und
Herzzeitvolumen bei 5 normalen Personen. Steigerung des HZV
durch körperliche Arbeit ■ und Hypoxie ▲ · ○ = Ausgangswerte
(nach Fishman u. a. 1955⁽⁹⁾)

Die Versuche sind nach allem was bisher ausgeführt worden ist, auch
deshalb schwer zu deuten, weil keine Messungen des Pulmonalvenendruckes
bzw. der Drucke im linken Vorhof vorliegen. Wenn wir aber einmal annehmen,
daß diese Drucke unverändert geblieben sind, bzw. sich bei Hypoxie und Arbeit
gleichsinnig verändert haben, so braucht man nicht zu schließen, daß die Hypoxie
zu einer Vasokonstriktion geführt hat, man kann auch ohne weiteres schließen,
daß bei körperlicher Arbeit ein vasodilatatorischer Faktor hinzugekommen ist.

Die hier gezeigten Ergebnisse bei körperlicher Arbeit stehen im übrigen im
Widerspruch zu früheren Messungen der Verfasser, bei denen der Pulmonalarteriendruckes unter Arbeit nicht angestiegen ist (48). Es kommt hier zu einem
Anstieg des Pulmonalarteriendruckes auch schon bei Steigerungen des Herzzeitvolumens mäßigen Grades. Man sieht, wie schwer die Dinge zu messen sind.
Es wäre sicherlich interessant, zu diesen Versuchen noch eine 3. Gruppe von

Experimenten zu haben, nämlich Steigerungen der Lungendurchblutung auf Grund von Blockade eines Lungenabschnittes, da bei dieser Maßnahme die wenigsten vasomotorischen Reaktionen zu erwarten sind.

Der Strömungswiderstand in Abhängigkeit von der Lungendehnung

Die Messungen des Gefäßwiderstandes in der Lunge und ihre Beurteilung werden noch dadurch erschwert, daß sich die Druckverhältnisse im Thorax mit der Atmung ändern. Insbesondere ändert sich der Gefäßwiderstand der Lunge mit der Lungendehnung.

Ich möchte das Problem weiter nicht im einzelnen diskutieren, sondern nur eine Abbildung zeigen, die aus einem Versuch an einer isolierten Lunge stammt (38) (Abb. 5). Es kommt zunächst bei Dehnung der Lunge zu einer Verminderung des Widerstandes und dann zu einer Erhöhung des Widerstandes. Der Widerstand ist am geringsten bei einem Unterdruck von 7 cm Wasser [(s. hierzu auch Messungen von DALY (11)].

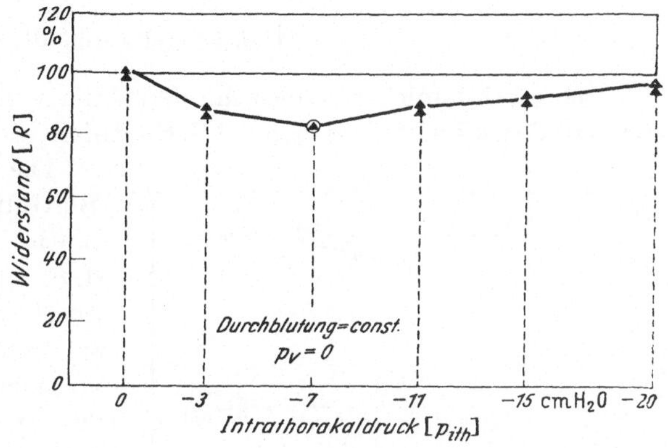

Abb. 5
Abhängigkeit des Strömungswiderstandes R von der Lungendehnung. Pv Pulmonalvenendruck (nach PIIPER 1957)

Blutfüllung des kleinen Kreislaufs

Ich komme nun zu dem Kapitel Blutfüllung der Lunge und des kleinen Kreislaufs, worin die Veränderungen der Blutfüllung sowie eine Betrachtung ihrer hämodynamischen Bedeutung eingeschlossen sind. Am Anfang kann man zunächst einmal die Feststellung treffen, daß die Blutfüllung der Lunge und des kleinen Kreislaufs Schwankungen unterworfen ist, daß sie sich ändern kann. Über diese Tatsache sind sich eigentlich alle Autoren einig. Die Problematik beginnt mit der Frage, welche regulatorische und physiologische Bedeutung solche Veränderungen haben. Es ergibt sich die Frage, von welcher Bedeutung ist der Blutspeicher Lunge.

Änderungen der Blutfüllung des kleinen Kreislaufs sind bei Lageänderungen gemessen worden, Vergleich von waagerechter und aufrechter Lage, bei Änderungen der Blutmenge, durch Bluttransfusion und Aderlaß, oder bei Änderung der Gefäßkapazität durch Abschnüren von Gliedmaßen, oder durch eine Kombination von Änderungen der Lage und Kapazität des Gefäßsystems. Letzteres Experiment ist besonders von SJÖSTRAND durchgeführt worden [siehe auch seine Übersicht 1953 (43)]. Veränderungen der Blutmenge im kleinen Kreislauf treten weiter auf bei Änderungen des intrathorakalen Druckes z. B. durch Preßatmung, und sind schließlich auch im Tierexperiment bei passiven Veränderungen des Herzzeitvolumens gemessen worden (arterio-venöse Fisteln kombiniert mit Bluttransfusionen).

2*

Mit den verschiedensten Methoden sind solche Änderungen der Blutfüllung des kleinen Kreislaufs nachgewiesen worden: In neuester Zeit besonders mit der Teststoff-Injektionsmethode, weiter mit Röntgendichtigkeits-Messungen über der Lunge und röntgenkymographischer Messung der Herzgröße. Auch die Vitalkapazität und das Lungenvolumen sind als Maß für die Blutfüllung des kleinen Kreislaufs herangezogen worden. Ferner hat man den Gesamtorganismus ausgewogen, um Blutverschiebungen zwischen dem Thorax und dem übrigen Organismus festzustellen, und schließlich sind Untersuchungen über die Blutfüllung an der isolierten Lunge und am Herzlungenpräparat durchgeführt worden.

Gefäßdrucke und Blutfüllung

Ich möchte mich zunächst mit den Untersuchungen an der isolierten Lunge befassen, Experimente in denen die Verhältnisse wiederum am übersichtlichsten sind.

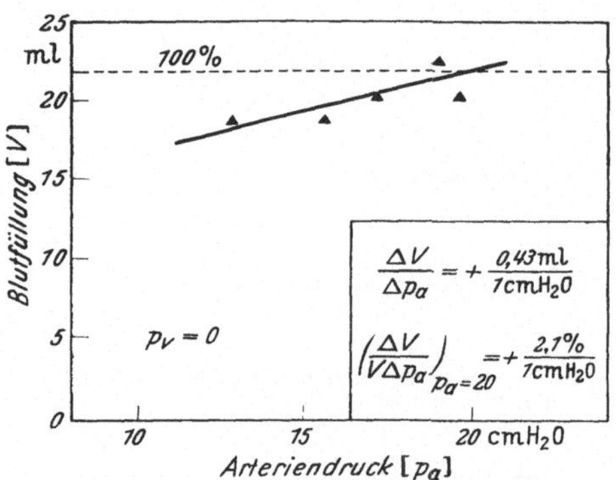

Abb. 6. Beziehung zwischen Pulmonalarteriendruck Pa und Blutfüllung V der Lunge (nach PIIPER 1957)

Die Abb. 6 zeigt das Verhältnis von Blutfüllung der Lunge und Durchblutung. Mit steigender Durchblutung, d. h. mit steigendem Durchströmungsdruck, nimmt die Blutfüllung der Lunge zu, und zwar ändert sich das Blutvolumen der Lunge um etwa 2%, wenn der arterielle Druck um 1 cm Wasser ansteigt. Dieser Befund ist keineswegs überraschend, handelt es sich doch um ein dehnbares System. Die Änderungen der Blutfüllung gehen im übrigen den Widerstandsänderungen parallel. Je geringer der Widerstand ist, um so größer ist die Blutfüllung.

Abb. 7 zeigt, daß die Blutfüllung der Lunge auch vom venösen Druck abhängig ist, eine Tatsache, die bisher kaum quantitativ untersucht worden ist. Mit steigendem venösen Druck steigt die Blutfüllung der Lunge an.

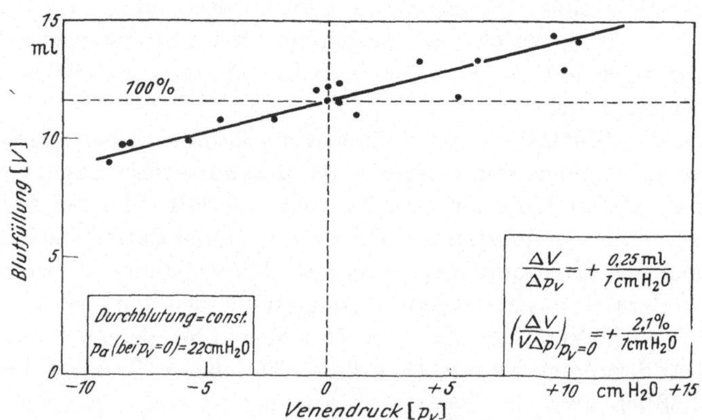

Abb. 7. Beziehung zwischen Pulmonalvenendruck Pv und Blutfüllung V der Lunge. Pa Pulmonalarteriendruck (nach PIIPER 1957)

Lungendehnung und Blutfüllung

Auch die Dehnung der Lunge hat einen Einfluß auf ihren Blutgehalt. DALY kam schon 1930 (*11*) in Experimenten an der isolierten Lunge zu dem Schluß, daß die Dehnung der Lunge mit negativem Druck zu einer Verminderung des Gefäßwiderstandes und zu einer Vergrößerung der Lungenblutfüllung führt. Auch OCHSNER (1952) (*37*) findet im Experiment an der isolierten Lunge eine Abhängigkeit der Blutfüllung von der Dehnung, und zwar erhöht Lungendehnung durch negativen Druck die Blutfüllung.

PIIPER hat die Verhältnisse noch einmal eingehend untersucht (*38*) und kommt zu dem Ergebnis, das in Abb. 8 dargestellt ist. Mit sinkendem intrathorakalem Druck steigt die Blutfüllung der Lunge an, und zwar besonders stark im Bereich von 0—11 cm Wasser. Ich möchte darauf hinweisen, daß die Blutfüllung sich hier anders verhält als der Widerstand (s. Abb. 5). Der Widerstand verändert sich nicht stetig, er nimmt zunächst mit steigender Dehnung ab, um dann wieder anzusteigen. Es sei darauf hingewiesen, daß in dem benutzten Präparat die großen Lungengefäße fehlen.

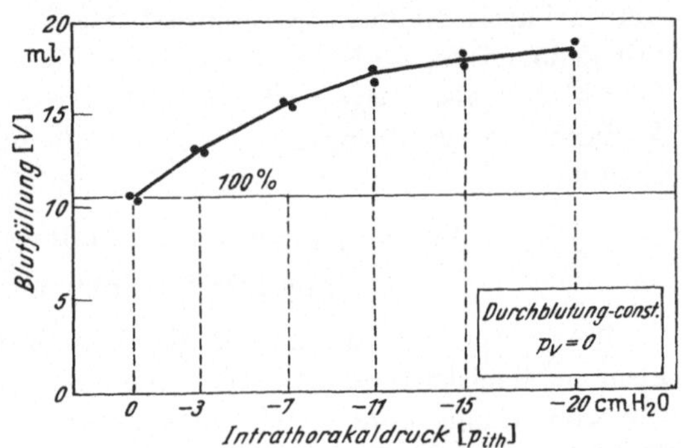

Abb. 8. Beziehung zwischen Blutfüllung der Lunge und Lungendehnung (nach PIIPER 1957)

Quantitative Betrachtungen zur Blutfüllung der Lunge

Die von PIIPER an der isolierten Lunge durchgeführten Untersuchungen wurden unter Benutzung der Teststoff-Injektionsmethode gemacht. Diese Methode gestattet es, auch den Absolutwert des Blutgehaltes der Lunge pro 100 g Gewebe anzugeben. Bei physiologischen arteriellen Drucken zwischen 15 und 25 mm Hg beträgt der Blutgehalt der Lunge 60 cm³ auf 100 g blutfreies Gewebe bezogen. Übertragen wir diese Zahl einmal auf den Menschen, so ergibt sich folgendes: Man kann für einen Menschen von 70 kg Gewicht das Lungengewicht mit 1000 g ansetzen, womit sich die Gesamtblutmenge in der Lunge auf 600 cm³ berechnet, das sind aber etwa 12% des Gesamtblutvolumens. Diese Zahl von ungefähr 10% stimmt sehr gut mit älteren mehr direkten Messungen überein. PLUMIER (*39*) kam schon 1904 in Tierexperimenten zu dem Ergebnis, daß die Lunge 10% der Gesamtblutmenge enthält. Auch KUNO (1918) (*26*) kam nach Messungen am Herzlungenpräparat zu dem Ergebnis, daß das Lungenblutvolumen zwischen 9% und 20% der Gesamtblutmenge schwanken kann. Die größeren Zahlen gelten dabei für die größere Durchblutung. DRINKER (1926) (*14*) untersuchte den Blutgehalt der Lunge am Kaninchen und kam zu dem Ergebnis, daß die Lungen am Ende der Inspiration 8—9%, am Ende der Exspiration 5—6% des Gesamtblutvolumens enthalten. Diese Zahlen, die an isolierten Lungen gewonnen wurden, stimmen recht gut mit den modernen Messungen überein, in denen man am intakten Kreislauf in situ das gesamte intrathorakale Blutvolumen oder das

Blutvolumen zwischen A. pulmonalis und Aorta mit der Teststoff-Injektions-methode gemessen hat. Es sind eine ganze Reihe von Untersuchungen durch-geführt worden, deren Ergebnisse etwas schwanken, im Mittel kann man aber sagen, daß sich 25% des Gesamtblutvolumens zwischen dem rechten Vorhof und der Aortenwurzel befinden können. Da sich in der Lunge 10% des Blut-volumens befinden, entfallen auf die übrigen intrathorakalen Bluträume ins-gesamt 15%, das sind bei einem Menschen etwa 750 cm³. Wir können diese 750 cm³ recht gut in den vier Herzhöhlen und in den großen Lungengefäßen unterbringen. Nehmen wir einmal das Schlagvolumen und die Restblutmenge mit je 85 cm³ an, so ist die diastolische Blutfüllung der beiden Ventrikel 340 cm³. Wir hätten also insgesamt 400 cm³ in den großen Lungengefäßen und in den Vorhöfen unterzubringen, was nach allem, was wir wissen, eine vernünftige Zahl ist.

Veränderungen der Blutfüllung des kleinen Kreislaufs und ihre hämodynamische Bedeutung

Betrachten wir nun einmal die Veränderung der Blutfüllung von Lunge und kleinem Kreislauf quantitativ. Aus unseren eigenen Untersuchungen an der isolierten Lunge können wir folgende grobe Schätzung machen. Wenn sich die Durchblutung der Lunge um 100% ändert, dann ändert sich ihre Blutfüllung um 25%, das sind aber 2,5% der Gesamtblutmenge, da in der Lunge etwa 10% der Gesamtblutmenge enthalten sind. Die Untersuchungen von OCHSNER (37) zeigen ein ähnliches Ergebnis. Eine grobe Schätzung auf Grund seiner Zahlen ergibt, daß bei einer Steigerung des HZV um 100% in der Lunge ein Mehr an Blut vorhanden sein muß, das 5% der Gesamtblutmenge entspricht.

Es gibt auch quantitative Angaben über die Änderung des Füllungszustandes der Lunge bzw. des kleinen Kreislaufs am intakten Organismus. FENN u. Mitarb. (1947) (18) haben gemessen, daß bei Preßatmung eine Blutmenge aus den intra-thorakalen Organen in den übrigen Organismus verlagert wird, die etwa 8—10% des Gesamtblutvolumens entspricht, das sind 500 cm³. Diese Zahlen wurden durch Auswägen des Körpers gewonnen. 10%, das paßt gut in unsere Vorstellung vom gesamten intrathorakalen Blutvolumen und in die Vorstellung der mög-lichen Änderungen der Lungenblutmenge. Vielleicht erscheint die Fennsche Zahl von 10%, die verlagert werden kann, etwas groß zu sein, doch muß berück-sichtigt werden, daß die Versuche im Liegen durchgeführt worden sind. Im Liegen ist das intrathorakale Blutvolumen größer als im Stehen. Die Autoren glauben selbst, daß man im Stehen durch Überdruckatmung weniger Blut aus den intrathorakalen Organen in den übrigen Kreislauf hineinpressen kann.

McMICHAEL (21) hat die Änderungen des intrathorakalen Blutvolumens bei Aderlässen untersucht. Bei einem Aderlaß von 380 cm³ nimmt das Lungenvolu-men um 180 cm³ ab. Diese Angaben beruhen auf Messungen der Vitalkapazität.

SJÖSTRAND untersuchte ganz besonders Veränderungen des intrathorakalen Blutvolumens, die sich mit Veränderungen der Lage ergeben oder mit Ver-änderungen des Verhältnisses von Blutvolumen und Kapazität des Gefäßsystems. Solche Experimente wurden durch Abschnürung von Extremitäten vorgenommen. Er kommt zu der quantitativen Aussage, daß vom Thorax etwa 500 cm³ Blut aufgenommen werden und abgegeben werden können (1952) (42). Von

dieser Menge sollen im großen und ganzen zwei Drittel von der Lunge auf-
genommen werden und etwa ein Drittel vom Herzen. An der Lunge sollen die
großen Gefäße verhältnismäßig unbeteiligt sein (25). Wenn auch die Methoden
SJÖSTRANDs vielleicht mit einer gewissen Kritik hinsichtlich der quantitativen
Aussage betrachtet werden müssen (Messungen der Vitalkapazität und des
Lungenvolumens), so ist doch die Größenangabe von 500 cm³ recht vernünftig,
da wir annehmen können, daß in den intrathorakalen Organen rund 1500 cm³
Blut vorhanden sein können oder unter besonderen Bedingungen vielleicht
sogar noch mehr.

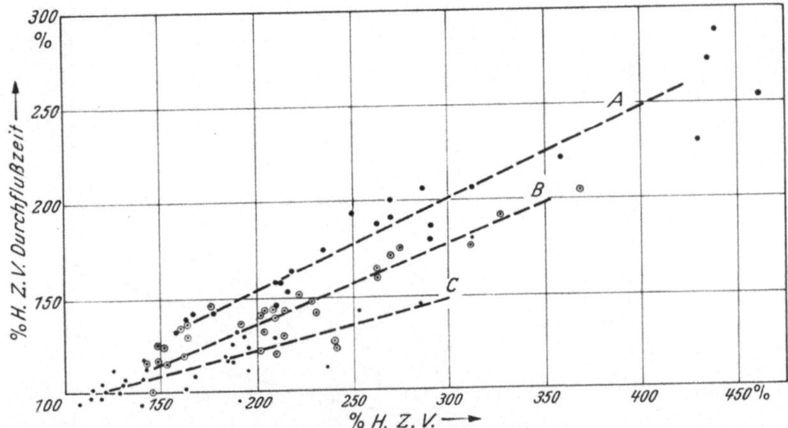

Abb. 9. Beziehung zwischen HMV und Blutfüllung des kleinen Kreislaufs (HMV × Durchflußzeit). Steigerung
des HMV durch Eröffnung künstlicher arterio-venöser Anastomosen zwischen A und V femorales bei Aufrechterhaltung des mittleren arteriellen Druckes durch Bluttransfusionen. Schlagvolumina 203—385% des Ausgang-
wertes (Mittelwert 285%) mit der Regressionsgeraden A. Schlagvolumina 140—192% (Mittelwert 157%) mit der
Regressionsgeraden B. Schlagvolumina 81—137% (Mittelwert 114%) mit der Regressionsgeraden C.

Auf Grund dieser und noch anderer Untersuchungen sind die Lunge und der
kleine Kreislauf als Blutspeicher bezeichnet worden. Man kann dies zweifellos
tun, das ist eine Frage der Übereinkunft. Das hängt davon ab, was man als
Blutspeicher verstehen will. Ein Blutspeicher ist ein Organ, das seine Blutfüllung ändern kann. Sicher ist aber nicht jede Änderung der Blutfüllung eines
Organs Blutspeicherung. Wenn ein Organ aus funktionellen Gründen für den
eigenen Bedarf den Blutgehalt erhöht, sollte dies nicht als Blutspeicherung
bezeichnet werden. Für den speziellen Fall der Lunge muß nun zur Kenntnis
genommen werden, daß mit steigender Durchblutung die Blutfüllung der Lunge
zunimmt. Aus Gründen der Gefäßfunktion benötigt sie mit steigender Durchblutung für das größere Druckgefälle eine größere Blutfüllung.

In eigenen Untersuchungen an narkotisierten Hunden haben wir vor einigen
Jahren versucht, die Beziehung zwischen Herzzeitvolumen und Blutfüllung
des kleinen Kreislaufs zu zeigen (33). In den Versuchen der Abb. 9 wurde das
HZV durch Bluttransfusionen und Eröffnung arterio-venöser Fisteln gesteigert.
Es steigt auf über 300% und auch die zentrale Blutmenge, das Produkt aus
HZV und Durchflußzeit steigt an, und zwar etwas weniger stark als das HZV.
Es zeigt sich noch eine Abhängigkeit der Blutfüllung des kleinen Kreislaufs
vom Schlagvolumen. Je größer das Schlagvolumen ist, um so größer ist die

Blutfüllung. In diesen Versuchen wurde der arterielle Mitteldruck möglichst konstant gehalten.

Steigert man das HZV durch Bluttransfusionen ohne Eröffnung von arteriovenösen Anastomosen, wobei es zu einer Steigerung des arteriellen Mitteldruckes kommt, so verhalten sich die Ergebnisse wie die Abb. 10 zeigt, die Blutfüllung steigt stärker an. Vielleicht handelt es sich hier um eine Ablagerung von Blut im kleinen Kreislauf, die über das für die Steigerung des HZV erforderliche Maß

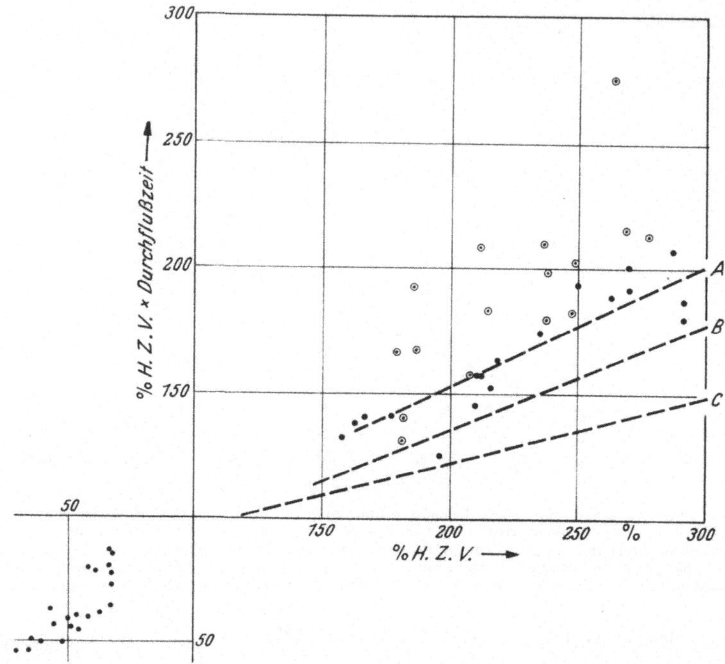

Abb. 10. Beziehung zwischen HMV und Blutfüllung des kleinen Kreislaufs nach Bluttransfusionen und Aderlässen. Die Koordinaten sind die gleichen wie in Abb. 9. Die eingezeichneten Geraden *A*, *B*, *C* sind die Regressionsgeraden der Abb. 9. Werte nach Eröffnung von arteriovenösen Anastomosen mit Schlagvolumina zwischen 161—324% des Ausgangswertes (Mittelwert 246%). ⊙ Werte nach Bluttransfusionen mit Schlagvolumina zwischen 200—318% des Ausgangswertes (Mittelwert 249%). • Werte nach Aderlässen mit Schlagvolumina von 30—67% des Ausgangswertes (Mittelwert 49%)

hinausgeht. Dieses Blut wäre dann nach der eben gegebenen Definition wirklich gespeichertes Blut.

In einer späteren Versuchsreihe (*32*) haben wir die Bluttransfusionen quantitativ genauer gemessen, und können deshalb Steigerungen der Gesamtblutmenge und Steigerungen der Blutfüllung des kleinen Kreislaufs miteinander vergleichen. Steigert man die Gesamtblutmenge durch Bluttransfusion um 13%, so steigt die Blutfüllung des kleinen Kreislaufs höchstens um 20%. Sie steigt also etwas stärker an, als die Gesamtblutmenge des Organismus. Es ist aber in keiner Weise so, daß die infundierte Blutmenge auch nur zum größeren Teil im kleinen Kreislauf eingelagert wird, sie verteilt sich im wesentlichen gleichmäßig auf den großen und den kleinen Kreislauf.

Man kann einen Blutspeicher nun noch folgendermaßen definieren: Das Organ muß dann Blut abgeben können, wenn es der übrige, der große Gesamtkreislauf benötigt. Muskelarbeit ist das Paradebeispiel dafür, daß ein Blutspeicher in Tätigkeit treten muß. Man könnte sich nun vorstellen, daß bei Muskelarbeit auf Grund des gesteigerten HZV das Blutvolumen der Lunge und des kleinen Kreislaufs ansteigt. Die Lunge könnte dann nicht als Blutspeicher in Tätigkeit treten, sie wäre das Gegenteil eines Speichers, sie benötigte Blut.

Es gibt nur wenige Untersuchungen zu diesem Problem. ASMUSSEN, CHRISTENSEN und SJÖSTRAND (1) kamen 1939 zu der Feststellung, daß bei körperlicher Arbeit die Blutmenge im Thorax unverändert bleibt. Sie schlossen dieses aus Messungen der Vitalkapazität. Leider gibt es noch keine Untersuchungen über die Blutfüllung des kleinen Kreislaufs bei körperlicher Arbeit mit anderen Methoden z. B. der Teststoff-Injektionsmethode. Es wäre interessant festzustellen, ob es zu einer Zunahme oder zu einer Abnahme des intrathorakalen Blutvolumens kommt. Man könnte auch damit rechnen, daß die Ausgangslage von Bedeutung ist, Ausgangslage meint die Ausgangsblutfüllung des kleinen Kreislaufs. Man müßte also körperliche Arbeit einmal im Liegen und einmal im Stehen bzw. im Sitzen leisten lassen.

In diesem Zusammenhang sind Untersuchungen von NAHAS und VISCHER (1954) interessant (34). Diese Autoren haben das Verhalten des intrathorakalen Volumens an trainierten Hunden bei Hypoxie gemessen. Sie finden in 7 Experimenten im Mittel eine Steigerung des HZV um 56%. Diese Steigerung des HZV geht mit einer Steigerung der zentralen Blutmenge um 25% einher, das Schlagvolumen bleibt mit $\pm 2,5\%$ praktisch unverändert. Die Hypoxie muß als eine physiologische Kreislaufaktivierung und Blutspeicheraktivierung betrachtet werden, und interessanterweise finden wir *keine* Abnahme des intrathorakalen Blutvolumens sondern eine Zunahme. Die physiologische Bedeutung der Lunge als Blutspeicher sollte deshalb vielleicht nicht überschätzt werden, ganz besonders eben wegen des Zusammenhanges zwischen Durchblutung und Blutfüllung.

Es bleibt noch eine Betrachtung darüber anzustellen, ob Blutmengen, wie sie aus dem kleinen Kreislauf unter Umständen abgegeben werden können, hämodynamisch von Bedeutung sind. Nach allen, was wir bisher diskutiert haben, können wir für diese Betrachtungen eine Zahl von 500 cm³ zugrunde legen. Das ist die Blutmenge, die maximal aus dem gefüllten kleinen Kreislauf an den großen Kreislauf abgegeben werden kann. Man müßte die Frage beantworten, welch ein Blutbedarf im großen Kreislauf entstehen kann. Als erstes kann wohl ein Blutbedarf im arteriellen Teil des großen Kreislaufs entstehen, wenn der arterielle Druck erhöht werden muß. Setzt man die Kapazität des arteriellen Schenkels des großen Kreislaufs so an, daß etwa 10% der Gesamtblutmenge normalerweise darin enthalten sind, so ist ein Mehr von 10% eine funktionell außerordentlich große und bedeutsame Menge und müßte für jede physiologisch vorkommende Drucksteigerung ausreichen.

Weiter kann man sich fragen, welcher Blutbedarf entsteht in der Peripherie bei Mehrdurchblutung z. B. im arbeitenden Muskel. Nach den Untersuchungen von ASMUSSEN u. a. (2) scheint die arbeitende Extremität kaum mehr Blut zu enthalten als die ruhende Extremität, jedenfalls zu Beginn der Arbeit und bei leichter bis mittelschwerer Arbeit. Bei schwerer Arbeit und besonders nach der Arbeit scheint aus Gründen des Wärmeaustausches die Blutfüllung zuzunehmen.

Je nach Körperlage befinden sich unter Ruhebedingungen in den unteren
Extremitäten 12—25% der Gesamtblutmenge. Die aus dem kleinen Kreislauf zur Verfügung zu stellende Menge macht auch hier einen beträchtlichen
Teil der normalerweise vor-
handenen Blutmenge aus, und
kann damit hämodynamisch
von Bedeutung sein.

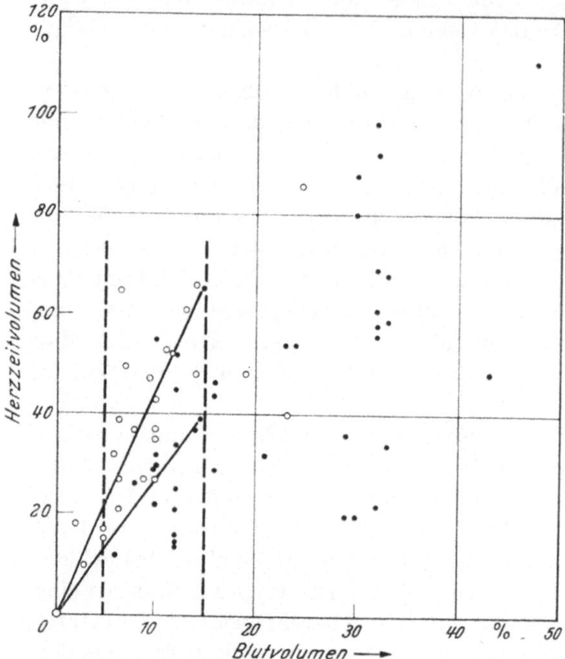

Abb. 11. Beziehung zwischen der Steigerung der Blutmenge und
der Steigerung des HZV. Untersuchungen an narkotisierten
Hunden. ● Kontrolltiere, ○ Tiere bei denen die Presso-
receptoren entnervt sind. Der für die statistische Auswertung
verwendete Bezirk ist durch die beiden gestrichelten senkrechten
Linien abgegrenzt. Die schrägen Geraden kennzeichnen den
Mittelwert der Quotienten HZV: Blutmenge für Kontrolltiere
(Q = 2,7) und für die „entnervten" Tiere (Q = 4,5)

Schließlich kann man die
Wirkung von Bluttransfusionen
auf das Herzzeitvolumen untersuchen, um einen Anhalt für die
Wirksamkeit von Blutmengen-
veränderungen zu bekommen.
Wir haben solche Untersuchungen an narkotisierten Tieren
gemacht und haben die Steigerungen des Herzzeitvolumens zu
Steigerungen der Blutmenge in
Beziehung gesetzt (31). Abb. 11
zeigt, daß bei Steigerung der
Blutmenge das HZV um das
2,7fache ansteigt. Denerviert
man die Tiere durch Vagus-
durchtrennung und Entnervung
der Sinus carotici, also durch
Ausschaltung der Kreislauf-
reflexe, so steigt das HZV sogar um mehr als das Vierfache
an. Kleine Blutmengen können
also beachtliche Kreislaufwir-
kungen entfalten.

Ich möchte abschließen und mich ganz allgemein folgendermaßen ausdrücken
und den Speicherbegriff dabei weglassen. Es können zweifellos Blutverschiebungen zwischen dem großen und dem kleinen Kreislauf vorkommen, die hämodynamisch quantitativ von Bedeutung sind.

Literatur

1. Asmussen, E., E. H. Christensen u. T. Sjöstrand: Scand. Arch. Physiol. (Lpz.) 82, 193 (1939).
2. — and M. Nielsen: Physiologic. Rev. 35, 778 (1955).
3. Atwell, R. J., J. B. Hickam, W. W. Pryor and E. B. Page: Amer. J. Physiol. 166. 37 (1951).
4. Aviado, D. M. jr., J. S. L. Ling, C. W. Quimby jr. and C. F. Schmidt: Federat. Proc. 13, 4 (1954).
5. Bartels, H., u. G. Rodewald: Pflügers Arch. 258, 163 (1953).
6. — Bücherl, E., M. Mochizuki u. G. Niemann: Pflügers Arch. 262. 478 (1956).
7. Bostroem, B., u. W. Lochner: Pflügers Arch. 260, 511 (1955).
8. Carlill, S. D., and H. N. Duke: J. of Physiol. 133, 275 (1956).

9. COURNAND, A.: In shock and circulatory homeostasis. New York: Josiah Macy, jr. Foundation 1955.
10. — Circulation 2, 641 (1950).
11. DALY, I. de BURGH: J. of Physiol. 69, 238 (1930).
12. DEXTER, L., J. L. WHITTENBERGER, F. W. HAYNES, W. T. GOODALE, R. GORLIN and C. G. SAWYER: J. Appl. Physiol. 3, 439 (1951).
13. DONALD, K. W., J. M. BISHOP, G. CUMMING and O. L. WADE: Clin. Sci. 14, 37 (1955).
14. DRINKER, C. K., E. D. CHURCHILL and R. M. FERRY: Amer. J. Physiol. 77, 590 (1926).
15. DUKE, H. N.: Quart. J. Exper. Physiol. 36, 75 (1951).
16. EULER, U. v.: Verh. dtsch. Ges. Kreislaufforsch. 17, 8 (1951).
17. — u. G. LILJESTRAND: Acta physiol. scand. (Stockh.) 12, 301 (1946).
18. FENN, W. O., A. B. OTIS, H. RAHN, L. E. CHADWICK and A. H. HEGNAUER: Amer. J. Physiol. 151, 258 (1947).
19. FISHMAN, A. P., A. HIMMELSTEIN, H. W. FRITTS and A. COURNAND: J. Clin. Invest. 34, 637 (1955).
20. GAUER, O. H., u. J. P. HENRY: Klin. Wschr. 1956, 356.
21. GLASER, E. M., and J. McMICHAEL: Lancet 239, 230 (1940).
22. HERTZ, C. W.: Verh. dtsch. Ges. Kreislaufforsch. 21, 447 (1955).
23. — Klin. Wschr. 1956, 532.
24. HICKAM, J. B., und W. H. CARGILL: J. Clin. Invest. 27, 10 (1948).
25. JONSELL, S., u. T. SJÖSTRAND: Acta physiol. scand. (Stockh.) 3, 49 (1941).
26. KUNO, Y.: J. of Physiol. 51, 154 (1918).
27. LEUSEN, J., u. G. DEMESTER: Acta. cardiol. (Bruxelles) 10, 556 (1955).
28. — — et K. VUYLSTEEK: XX. Internat. Physiol. Kongreß Brüssel 1956.
29. LEWIS, B. M., and R. Gorlin: Amer. J. Physiol. 170, 574 (1952).
30. LOCHNER, W., H. BARTELS, M. MOCHIZUKI u. G. RODEWALD: Pflügers Arch. 264, 294 (1957).
31. — u. W. SCHOEDEL: Pflügers Arch. 255, 333 (1952).
32. — — Pflügers Arch. 255, 327 (1952).
33. — — Pflügers Arch. 252, 281 (1950).
34. NAHAS, G. G., M. B. VISHER, G. W. MATHEV, F. J. HADDY and H. R. WARNER: J. Appl. Physiol. 6, 467 (1954).
35. NISELL, O.: Acta physiol. scand. (Stockh.) 23, 85 (1951).
36. — Acta physiol. scand. (Stockh.) 23, 361 (1951).
37. OCHSNER, A. jr.: Amer. J. Physiol. 168, 200 (1952).
38. PIIPER, J.: Pflügers Arch., In Vorbereitung.
39. PLUMIER, L.: Arch. internat. Physiol. 1, 176 (1904).
40. RAHN, H., and H. T. BAHNSON: J. Appl. Physiol. 6, 105 (1953).
41. RILEY, R. L., A. HIMMELSTEIN, H. L. MOTLEY, H. M. WEINER and A. COURNAND: Amer. J. Physiol. 152, 372 (1948).
42. SJÖSTRAND, T.: Acta physiol. scand. (Stockh.) 26, 312 (1952).
43. — Physiologic. Rev. 33, 202 (1953).
44. SLONIM, N. B., A. RAVIN, O. J. BALCHUM and S. H. DRESSLER: J. Clin. Invest. 33, 1022 (1954).
45. WAGNER, R.: Z. Biol. 88, 25 (1928).
46. WESTCOTT, R. N., N. O. FOWLER, R. S. SCOTT, V. D. HAUENSTEIN and J. McGUIRE: J. Clin. Invest. 30, 957 (1951).
47. WILLIAMS, M. H. jr.: Amer. J. Physiol. 179, 243 (1954).

Aus dem Physiologischen Institut der Universität Tübingen

Über Möglichkeiten und Grenzen der Beurteilung von Diffusionsbedingungen in der menschlichen Lunge

Von

H. Bartels

Es liegt nahe, für die Diffusionsbedingungen in der Lunge nach einer Größe zu suchen, die ähnlich wie das Herz-Zeit-Volumen, das Atemvolumen oder die Kurzschlußblutmenge etwas über die Güte oder das Ausmaß des Vorganges aussagt. Es ist deshalb verständlich, daß man schon lange Zeit mit Begriffen, wie Diffusionskonstante, -faktor, -kapazität usw. arbeitet, wobei man sich jedoch über die Bedeutung dieser Begriffe nicht immer einig war und ist.

Ich möchte hier versuchen, aufzuzeigen, wie man zu diesen Größen kam, die Möglichkeiten ihrer Bestimmungen im physiologischen Experiment untersuchen und abwägen, wie weit sie unsere Erwartungen, eine Aussage über das Gasaustauschvermögen in der Lunge zu machen, erfüllen.

A. Voraussetzungen

Das erste Ficksche Diffusionsgesetz besagt, daß die pro Zeiteinheit transportierte Stoffmenge proportional einer Materialkonstanten (der Diffusionskonstanten D), der Austauschfläche (q) und dem Konzentrationsgefälle $\frac{dc}{dx}$ ist

$$\frac{dn}{dt} = -Dq\frac{dc}{dx} \tag{1}$$

Exner (5) hat gezeigt, daß die für Elektrolytlösungen aufgestellte Gleichung im Prinzip auch auf die Diffusion physikalisch gelöster Gase anwendbar ist und daß die Diffusionsgeschwindigkeit proportional dem Absorptionskoeffizienten und umgekehrt proportional der Quadratwurzel des Molekulargewichtes des Gases ist. Für den Vorgang der Sauerstoffaufnahme in der Lunge wurde das erste Ficksche Gesetz wie folgt formuliert:

$$\dot{V}_{O_2} = D'\, q\, \frac{P_A - P\bar{c}}{d} \tag{2}$$

$\dot{V}_{O_2}$ ist die O_2-Aufnahme pro Minute. Für das Konzentrationsgefälle steht $\frac{P_A - P\bar{c}}{d}$, das ist die über die Lungenmembran (d) wirksam werdende O_2-Druckdifferenz zwischen Alveolarluft und Lungencapillarblut. q bedeutet die Lungencapillaroberfläche und D' eine modifizierte Diffusionskonstante in der die Löslichkeit des Sauerstoffs Berücksichtigung finden muß, da wir mit O_2-Drucken in mm Hg rechnen, außerdem muß die Zeit von 1 min Berücksichtigung finden.

$$D' = D\,\frac{60 \times \alpha}{760}$$

Es besteht kein Zweifel, daß das 1. Ficksche Gesetz in dieser Form (2) für die O_2-Aufnahme in der Lunge Gültigkeit hat. Es bestehen aber berechtigte Zweifel über die Art der Bestimmung der einzelnen Größen dieser Gleichung. An einer umgeschriebenen Form von Gl. (2) ist gut zu erklären, welche Wege die Forschung beschritten hat, um die Gleichung experimentell zu lösen.

$$\frac{\dot V_{O_2}}{P_A - P\bar c} = D'\,\frac{q}{d} = DF_{O_2} \tag{3}$$

Die so angeordnete Gleichung bezeichnete man als Diffusionskonstante, Diffusionsvermögen oder Diffusionsfaktor (DF_{O_2}). Der letzteren Bezeichnung sei hier der Vorzug gegeben und damit ein alter Vorschlag von Roughton (*22*) erneut aufgegriffen.

Der genannte Diffusionsfaktor wurde für die menschliche Lunge auf zwei prinzipiell verschiedenen Wegen zu ermitteln versucht.

a) In Tierexperimenten und am Menschen durch Bestimmung der Sauerstoffaufnahme und der mittleren O_2-Druckdifferenz ($P_A - P\bar c$).

b) Durch Ermittlung von D' in Modellversuchen, wobei man geschätzte Werte für q und d verwendete.

B. Methoden zur Bestimmung von DF_{O_2}

I. Messung von $\dot V_{O_2}$ und $PA - P\bar c$

a) O_2-Methode nach Bohr (*4*). Das Bohrsche Verfahren muß als bekannt vorausgesetzt werden. Es bestehen folgende *praktische Schwierigkeiten* bei der Bestimmung des mittleren capillaren O_2-Druckes ($P\bar c_{O_2}$):

1. Man kann die Enddruckdifferenz zwischen Alveolarluft und Blut nicht direkt messen, da man $P\bar c_{O_2}$, den O_2-Druck am Capillarende nicht bestimmen kann.

2. Wenn die Enddruckdifferenz weniger als 1 mm Hg beträgt, ist das Verfahren nicht mehr anwendbar.

Dadurch beschränkt sich die Anwendbarkeit des Verfahrens auf den Hypoxiefall, da wir dabei größere Enddruckdifferenzen als 1 mm Hg messen.

Die Schwierigkeit der Gewinnung von venösen Mischblutwerten für den Sauerstoffdruck bzw. die Sauerstoffsättigung wird gering, wenn Hypoxie angewendet wird. Außerdem sind Vereinfachungen eingeführt worden, die vernünftig erscheinen [Riley (*18*)].

Prinzipielle Bedenken gegen das Verfahren müssen geltend gemacht werden, da es auf der falschen Voraussetzung beruht, der durch die Lungenmembran (d. i. hier alle Gewebsteile vom Alveolarepithel bis zum Capillarendothel) durchgetretene Sauerstoff breite sich momentan über den gesamten Gefäßquerschnitt aus. Durch die Untersuchungen von Roughton (*9*), Pircher (*17*), und Kreuzer (*9, 12*) weiß man heute, daß nicht in dieser Membran der Hauptzeitaufwand für die Diffusion benötigt wird, sondern in der Erythrocytenmembran und im

Erythrocyten. Im Hypoxiefall scheint nach neueren Untersuchungen (*2*) allerdings der Fehler bei der Berechnung nach Bohr gering zu sein gegenüber einem neuen Verfahren [Thews (*23*)], das die wahren Verhältnisse berücksichtigt. Bei Luftatmung ergeben die beiden Verfahren (Enddruckdifferenz 1 mm Hg) erheblich differierende Ergebnisse für P_{CO_2}.

b) CO-Methode nach M. Krogh (*15*). Die meisten der genannten Schwierigkeiten bei der O_2-Methode sind lange bekannt und M. Krogh glaubte, sie umgehen zu können, indem sie einer Anregung von Bohr (*4*) folgend, mit CO arbeitete. Man nahm an, daß bei den verwendeten niederen Konzentrationen des Gases in der Einatmungsluft, den kurzen Zeiten und der großen CO-Affinität des Hämoglobins der CO-Druck im Blut so niedrig sei, daß er vernächlässigt werden könne und die CO-Konzentration in der Alveolarluft logarithmisch mit der Zeit abnehme (*14*). Dann ist

$$DF_{CO} = \frac{V_A}{(t_2 - t_1)} \ln \frac{P_{A1CO}}{P_{A2CO}} \tag{4}$$

(V_A ist das Alveolarluftvolumen, P_{A1CO} bzw. P_{A2CO} die alveolare CO-Konzentration zu Beginn bzw. am Ende der Atemanhaltezeit.) Man rechnete DF_{CO} auf DF_{O_2} um, indem man die Diffusionskoeffizienten D'_{CO} und D'_{O_2} für Bindegewebe benutzte.

$$DF_{O_2} = DF_{CO} \frac{D'_{O_2}}{D'_{CO}} \tag{5}$$

$$D'_{O_2} / D'_{CO} \cong 1{,}23$$

Auch für die CO-Methode bestehen *praktische Schwierigkeiten*.

1. Die Einzelatemzugstechnik von M. Krogh ist bei Patienten schlecht anwendbar und wurde deshalb mehrfach verbessert (*3, 7, 16*).

2. Die CO-Konzentration in der Alveolarluft nimmt nicht logarithmisch mit der Zeit ab, was man (*8*) vernünftigerweise nur auf die verschiedene Werte des Verhältnisses $\frac{DF_{CO}}{V_A}$ für verschiedene Lungenabschnitte zurückführen kann. Die Verwendung eines Totalwertes von DF_{CO} wird damit zu einem zweifelhaften Mittelwert.

Die prinzipiellen Bedenken gegen das Verfahren sind noch schwerwiegender als diejenigen gegen das O_2-Verfahren, denn für CO gilt noch mehr als für O_2, daß es sich nicht momentan über den gesamten Gefäßquerschnitt ausbreitet. Der CO-Druck im Blut ist auf keinen Fall zu vernachlässigen und man kann deshalb den alveolaren CO-Druck ($P_{A CO}$) nicht gleich der mittleren CO-Druckdifferenz setzen.

II. Messung von $D' \frac{q}{d}$

Hüfner (*11*) und später Krogh (*13*) haben versucht, Diffusionskonstanten für Wasser bzw. verschiedene Gewebe zu bestimmen und mit Annahmen von q und d den Diffusionsfaktor zu errechnen. Für exaktere Untersuchungen ist allerdings eine Betrachtung der einzelnen Teilprozesse beim Übergang von O_2 aus der Alveolarluft ins Blut erforderlich.

1. Vor allem ist es wichtig zu wissen, ob die Reaktionszeit einen die Diffusion begrenzenden Faktor darstellen kann. Messungen von ROUGHTON und HARTRIDGE (*21, 10*) schließen das mit großer Sicherheit aus. Für Lösungen von menschlichem Hämoglobin fand man (*21*) neuerdings bei 37° C und p_H 7,1 etwa 0,01 sec bis zur Halbsättigung. Da wir mit 0,1—1,0 sec Kontaktzeit des Blutes in der Lungencapillare rechnen, dürfte die Reaktionszeit $Hb + O_2 \rightarrow HbO_2$ kein limitierender Faktor sein.

2. PIRCHER (*17*), sowie vor allem KREUZER (*12*) und ROUGHTON *und Mitarbeiter* (*9, 21, 22*) haben gezeigt, daß die Hauptdiffusionsverzögerung in der Erythrocytenmembran und im Erythrocyteninneren auftritt. Bei Modellversuchen wurde mit Erythrocytensuspensionen eine 30mal längere Zeit zur Halbsättigung benötigt als mit Hb-Lösungen. Der verlangsamende Effekt sollte nur 10mal längere Zeiten ergeben, wenn man eine 33%ige Hb-Lösung in Erythrocytenschichtdicke berücksichtigt. Bei der CO-Aufnahme sind die entsprechenden Werte 8 und $3^1/_3$. Wenn die in vitro-Ergebnisse auf die Verhältnisse in der Lunge übertragen werden dürfen, verhalten sich die Diffusionszeiten Membran: Plasma : Erythrocyt wie etwa 1:10:100. Mit vielen Annahmen und Extrapolationen errechnet KREUZER für einen völligen Druckausgleich zwischen Alveolarluft und Blut in der Lungencapillare eine erforderliche Kontaktzeit von 0,6 sec.

3. THEWS (*23*) hat eine partielle Differentialgleichung entwickelt, die es gestattet, die Sauerstoffdiffusion zu berechnen, auch, wenn Sauerstoffspeicher wie das Hämoglobin im System sind. Zwar ist die praktische Anwendung unter Berücksichtigung der O_2-Dissoziationskurve kaum möglich, weil daraus eine nicht lineare partielle Differentialgleichung resultiert. Durch eine Näherungslösung mit einer Geraden ist dieses Verfahren jedoch zur Berechnung der Kontaktzeit bei Hypoxie bisher wohl dasjenige, das den wahren Verhältnissen am ehesten Rechnung trägt. Aus Werten an Gesunden (*1*) berechnet man (*2*) eine Kontaktzeit von 0,16 sec bei Hypoxie und bei Luftatmung resultiert mit dieser Kontaktzeit eine Enddruckdifferenz von 0,03 mm Hg P_{O_2}. Mit THEWS Verfahren ist auch der mittlere O_2-Druck im Lungencapillarblut und damit DF_{O_2} berechenbar. Die Werte stimmen bei Hypoxie mit denjenigen des Bohrschen Verfahrens überein, nicht jedoch bei Luftatmung.

C. Folgerungen für das praktische Vorgehen

Die so theoretisch anmutenden Erörterungen über die Methoden und ihre Voraussetzungen haben außerordentliche Bedeutung für die praktische Anwendung in der Funktionsdiagnostik.

1. Aus dem Dargelegten geht hervor, daß man bei Hypoxie die Diffusionskapazität (DF_{O_2}) richtig bestimmen kann, auch wenn man das auf falschen Voraussetzungen beruhende Bohrsche Verfahren verwendet.

2. Durch die Differentialgleichung von THEWS (*23*) zur Berücksichtigung des Hb-Faktors bei der Diffusion besitzen wir eine neue Methode zur Bestimmung der Kontaktzeit. Es ist die einzige Methode, die unter *physiologischen* Verhältnissen in vivo angewendet werden kann, wobei allerdings ein Sauerstoffmangelgemisch geatmet wird [ROUGHTON (*20*) benutzte CO]. Eine Berechnung der Enddruckdifferenz bei Luftatmung ist im Gegensatz zum Bohrschen Verfahren möglich.

3. Die Messung der Enddruckdifferenz $(P_{A_{O_2}} - P_{c'_{O_2}})$ bei Hypoxie erlaubt also eine Beurteilung der zur Verfügung stehenden Kontaktzeit und eine Beurteilung, wie die Bedingungen für die O_2-Aufnahme bei Patienten unter Belastungen (körperliche Arbeit) und nach Eingriffen, die das Gefäßbett verändern, sein werden.

4. Rodewald (*19*) und Beer haben deshalb schon länger die Enddruckdifferenz in den Mittelpunkt ihrer funktionsdiagnostischen Betrachtungen gestellt. Rodewald wird hierüber ausführlicher Berichten.

Wir haben berechtigte Hoffnungen, daß durch die Modellversuche und die Berechnungen sowohl die Diffusionsbedingungen weiter abgeklärt, als auch die Möglichkeiten ihrer Beurteilung in der Klinik ausgebaut werden können.

Literatur

1. Bartels, H., u. G. Rodewald: Pflügers Arch. **258**, 163 (1953).
2. — — u. G. Thews: In Vorbereitung.
3. Bates, D. W., N. G. Boncot and A. E. Dormer: J. of Physiol. **129**, 237 (1955).
4. Bohr, Chr: Skand. Arch. Physiol. (Lpz.) **22**, 221 (1909).
5 Exner, F.: Poggendorfs Ann. **155**, 321/443 (1875).
6. Fick, A.: Poggendorfs Ann. **94**, 59 (1855).
7. Filley, G. F., D. F. MacIntosh and G. W. Wright: J. Clin. Invest. **33**, 530 (1954).
8. Forster, R. E , W. S. Fowler, D. V. Bates and B. von Lingen: J. Clin. Invest. **33**, 1135 (1954).
9. Gibson, Q. H., F. Kreuzer, E. Meda and F. J. W. Roughton: J. of Physiol. **129**, 65 (1955).
10. Hartridge, H., and F. J. W. Roughton: Proc. Roy. Soc. London Serie B **104**, 376 u. 395 (1923).
11. Hüfner, G.: Ann. Physik N. F. **60**, 134 (1897).
12. Kreuzer, F.: Helvet. physiol. et pharmacol. Acta **11**, Suppl. IX (1953).
13. Krogh, A.: J. of Physiol. (Lond.) **52**, 391 (1918/19).
14. — and M. Krogh: Skand. Arch. Physiol. (Lpz.) **23**, 236 (1909).
15. Krogh, M.: J. of Physiol. (Lond.) **49**, 271 (1915).
16. Kruhøffer, P.: Acta physiol. scand. (Stockh.) **32**, 106 (1954).
17. Pircher. L.: Über die Diffusion des Sauerstoffes, Dissertation Fribourg 1951.
18. Riley, R. L., R. H. Shepard, J. E. Cohn, D. G. Carrol and B. W. Armstrong: J. Appl. Physiol, **6**, 573 (1954).
19. Rodewald, G.: Bad Oeynhausener Gespräche, s. S. 154.
20. Roughton, F. J. W.: Amer. J. Physiol. **143**, 621 (1945).
21. — Handbook of respiratory Physiology. S. 51. Randolph Field Texas, 1954.
22. — Thesis Cambridge 1925.
23. Thews, G.: Naturwiss. **43**, 160 (1956).

Aus dem fliegerärztlichen Institut der Abteilung für Flugwesen und Fliegerabwehr,
Dübendorf, Schweiz (Leiter: Dr. E. Hardmeier)

Physikalische Grundlagen zur Atemmechanik

Von

L. Pircher

Mit 6 Abbildungen

Das Studium der Atemmechanik hat zum Ziel, die Funktion der Lunge in Verbindung mit Thorax und Zwerchfell als Luftpumpe zu erforschen. Durch die Tätigkeit der Atemmuskulatur ist die Lunge in der Lage, Luft zur Belüftung der Alveolen anzusaugen und wieder auszustoßen. Bei dieser Tätigkeit muß die Atemmuskulatur zur Überwindung verschiedener Widerstände, wie Strömungswiderstand der Luft, Reibungswiderstand in den Geweben, elastische Widerstände von Lunge und Thorax Arbeit leisten.

Durch Messungen von Drucken und Volumina an geeigneten Orten sind wir in der Lage, über das Zustandekommen und die Größe dieser Werte Aussagen zu machen und so die Funktion des Lungen-Thorax-Systems physikalisch zu beschreiben.

An vereinfachten Modellvorstellungen sollen die prinzipiellen physikalischen Grundlagen dargelegt werden, die für die rechnerische Behandlung der einschlägigen Fragen von Bedeutung sind.

Eine erste Annäherung an die wirklichen Verhältnisse stellt das Donderssche Lungenmodell dar (Abb. 1a).

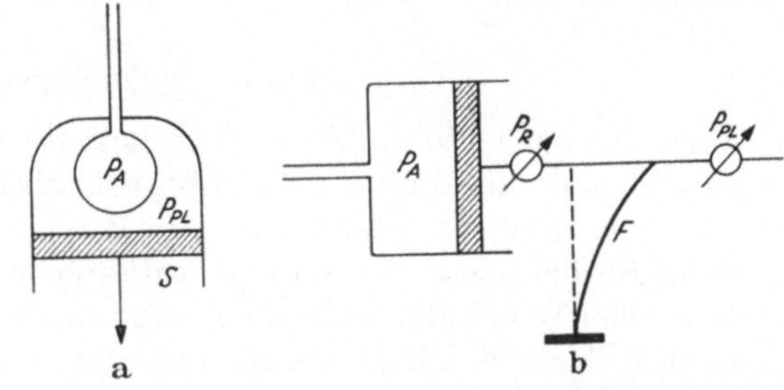

Abb. 1 a u. b. Einfaches Lungenmodell. P_A Druck im Alveolarraum, P_{Pl} Druck im Thorakalraum (Pleuradruck), P_R Druck (bzw. Zug), bedingt durch Reibungswiderstände, F Feder (Lungenelastizität), S Kolben

Ein elastischer Ballon hängt in einem Raum, in dem der Druck von außen beliebig variiert werden kann. Der Innenraum des Ballons ist mit der Außenluft durch eine Röhre verbunden. Abb. 1b, in der die elastische Komponente des Systems durch eine Feder und der im Thorakalraum herrschende Druck durch einen Kräftemesser dargestellt ist, stellt ein mechanisches Analogiemodell dar. Wird im Thorakalraum durch Bewegung des Kolbens S ein Unterdruck erzeugt, strömt von außen Luft durch die Verbindungsröhre in den Ballon ein; die Druckerniedrigung führt zu einer Dehnung der elastischen Ballonwand und zur Luftströmung im Rohr. Der Unterdruck im Thorakalraum muß also die sich aufbauende elastische Spannung im Ballon und den Strömungswiderstand der Luft im zuführenden Rohr überwinden. Diese beiden Größen sollen nun näher untersucht werden. Dabei werden alle Drucke auf den Druck in der Außenluft bezogen.

1. Elastizität des Ballons (bzw. der Lungen)

Soll das elastische Verhalten des Ballons allein untersucht werden, muß die Voraussetzung zutreffen, daß der Druck im Thorakalraum nur zur Überwindung der elastischen Spannung dient. Dies ist dann der Fall, wenn die Strömungsgeschwindigkeit der Luft null ist, d. h. wenn statische Bedingungen herrschen. Je größer der Unterdruck wird, desto größer wird auch das Luftvolumen im Ballon. Zur eindeutigen quantitativen Erfassung des elastischen Verhaltens des Ballons genügt es also, die bei verschieden großen Unterdrucken im Thorakalraum resultierenden Volumina des Ballons zu messen. Physikalisch gleichbedeutend ist es, durch einen Überdruck von außen Luft in den Ballon zu pumpen und dann Druck im Ballon und Volumen zu messen. Wesentlich ist nur, die positive Druckdifferenz zwischen Ballon-Innenluft (Alveolarraum) und Ballonaußenluft (Thorakalraum). Eine solche kann hergestellt werden, durch Unterdruck an der Ballonoberfläche oder Überdruck im Ballon. Das elastische Verhalten kann auch durch die Angabe der Steilheit der Elastizitätskurve, d. h. durch den Quotienten $\frac{\Delta P}{\Delta V}$ (Elastance) angegeben werden. Der reziproke Ausdruck $\frac{\Delta V}{\Delta P}$ wird als Compliance bezeichnet.

Im Bereich der normalen Atmung findet man beim Gesunden Werte von $3-4$ cm H_2O/l. Dies bedeutet, daß der Luftgehalt der Lunge um einen Liter zunimmt, wenn der Unterdruck im Pleuralraum um $3-4$ cm H_2O abnimmt.

2. Einfluß der Strömungswiderstände

Baut sich der Unterdruck im Thorakalraum so rasch auf, daß die Strömungsgeschwindigkeit der Luft in der Röhre endliche Werte annimmt, muß dieser Druck nicht nur die Elastizität des Ballons überwinden, sondern auch die Strömungswiderstände der Luft im zuführenden Rohr. Die Druckdifferenz, die zwischen den Rohrenden herrschen muß, um ein bestimmtes Luftvolumen in der Zeiteinheit durch das Rohr zu treiben, hängt neben den geometrischen Gegebenheiten des Strömungssystems und der Viscosität des Gases von der Strömungsgeschwindigkeit ab. Der Druck, der sich während des Strömens im Ballon (Alveolarraum) aufbaut, ist *nur* vom Strömungswiderstand der Luft im Röhrensystem verursacht. Ganz allgemein gilt deshalb

$$p_{alv} = k \cdot \dot{V} \qquad (\dot{V} = \text{Volumen/Zeit})$$

k ist also das Verhältnis $\frac{\Delta P}{\Delta V}$ und wird als Viscance bezeichnet. In dieser Konstante sind die geometrischen Gegebenheiten des Strömungssystems und die Viscosität des Gases enthalten. Bei kleinen Strömungsgeschwindigkeiten steigt in vivo der erforderliche Druck, praktisch linear mit der Strömungsgeschwindigkeit an, bei größeren Geschwindigkeiten aber wird die Abhängigkeit eher quadratisch. Dieses Verhalten erklärt sich dadurch, daß bei ganz kleinen Geschwindigkeiten praktisch überall laminare Strömung herrscht, für welche charakteristisch ist, daß die Strömungsgeschwindigkeit linear mit der Druckdifferenz ansteigt. Mit steigender Geschwindigkeit nimmt die Gesamtstrecke jener Abschnitte zu, wo turbulente Strömung herrscht und demzufolge steigt die Druckdifferenz mit dem Quadrat der Strömungsgeschwindigkeit. Die reellen Verhältnisse werden deshalb besser durch Gleichung

$$p_{alv} = k_1 \cdot \dot{V} + k_2 \cdot \dot{V}^2$$

wiedergegeben.

3. Das Druck-Volumen-Diagramm im Thorakalraum

Wird der Stempel S im Modell der Abb. 1a nach unten bewegt, ist die Größe des Druckes im Pleuralraum durch den elastischen Widerstand des Ballons und den Reibungswiderstand der Luft im Rohr bestimmt. Trägt man den Pleuradruck gegen die Volumenveränderungen des Ballons in einem Diagramm auf, so erhält man die Kurve DCB (Abb. 2). Dabei setzt sich der Gesamtdruck p_{Pl} aus dem elastischen Lungendruck p_{el} und dem durch den Strömungswiderstand verursachten Druck p_R zusammen, wobei p_R um so größer ist, je rascher die Bewegung erfolgt. Es gilt also

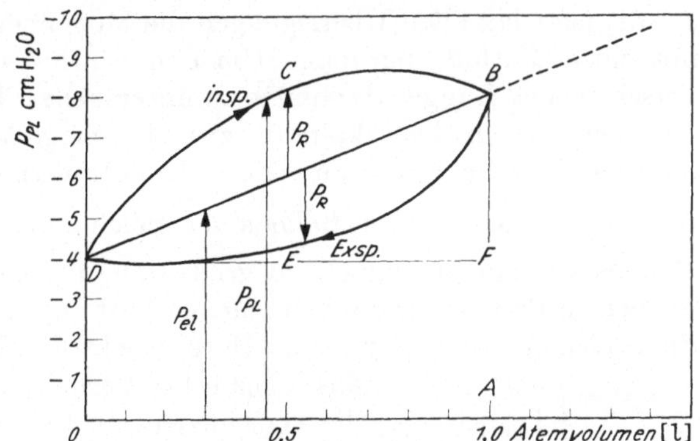

Abb. 2. Schematische Darstellung des Pleuradruck-Verlaufs während eines Atemzyklus. O Funktionelles Residualvolumen (Erklärung siehe Text)

$$p_{Pl} = p_{el} + p_R$$

Da der durch Reibung erzeugte Druck gleich ist dem Druck im Ballon (Alveolarraum) so gilt auch $p_R = p_A$.

Bei den realen Verhältnissen an der Lunge sind die Verhältnisse komplizierter. Hier haben wir noch zu berücksichtigen, daß

1. die Bewegung der Gewebe mit einer geschwindigkeitsabhängigen Reibung verbunden ist,

2. die Trägheit der Gewebsmassen jeder Bewegung einen Widerstand entgegensetzt,

3. es sich bei der Lunge nicht um ideal elastisches System handelt, das bei Volumenveränderungen plastische Deformationen erfährt (Hysteresis).

Alle diese Komponenten haben ihren Ausdruck im Pleuraldruck; mit der Messung des Pleuradruckes werden alle diese Widerstände, die irgendwo zwischen Außenluft, Zuführungssystem und Lungenoberfläche liegen, erfaßt. Die Elastizitäts- und Widerstandsverhältnisse des *Thorax* und des *Zwerchfells* hingegen haben auf den Pleuraldruck keinen Einfluß.

Die Aufteilung des Pleuradruckes in die einzelnen Komponenten ist experimentell oft nicht restlos möglich. Am einfachsten ist die Größe des elastischen Druckes p_{el} bestimmbar. Dazu dient folgende Überlegung: im Moment des

3*

Phasenwechsels, d. h. wenn die In- in die Exspiration und die Ex- in die Inspiration übergeht (D und B in Abb. 2), herrscht für einen Moment Bewegungsruhe. In diesem Moment werden alle geschwindigkeitsabhängigen Drucke null, so daß man schreiben kann $p_{pl} = p_{el}$.

Für die Zustände zwischen den Phasenwechselpunkten darf der elastische Lungendruck ohne großen Fehler linear interpoliert werden. Die Differenz $p_{Pl} - p_{el}$ ist in jedem Zeitmoment ein Maß für die Gesamtheit aller geschwindigkeitsabhängigen Widerstände zwischen Außenluft und Lungenoberfläche. Von diesen spielt meist der Strömungswiderstand der Luft in den Atemwegen die größte Rolle.

4. Die ungleichmäßige Belüftung

Bis jetzt lag allen Überlegungen die Modellvorstellung eines einzigen Ballons mit einem Zufluß zugrunde. Um den Einfluß ungleichmäßiger Belüftung der verschiedenen Lungenabschnitte zu untersuchen, bedienen wir uns eines Modells, bei dem sich im Thorakalraum zwei gleich große Ballons befinden, die durch zwei gleich weite Rohre mit der Außenluft verbunden sind (Abb. 3). Die Compliance $\dfrac{\Delta V}{\Delta P}$ der beiden Ballons sei gleich groß, dann ist diejenige der beiden Ballons zusammen doppelt so groß, d. h. bei gleicher Druckerhöhung nehmen die beiden Ballons die doppelte Menge Luft auf gegenüber einem Ballon. Werden die beiden zur Erzeugung eines Unterdrucks im Thorakalraum beatmet, so bleibt

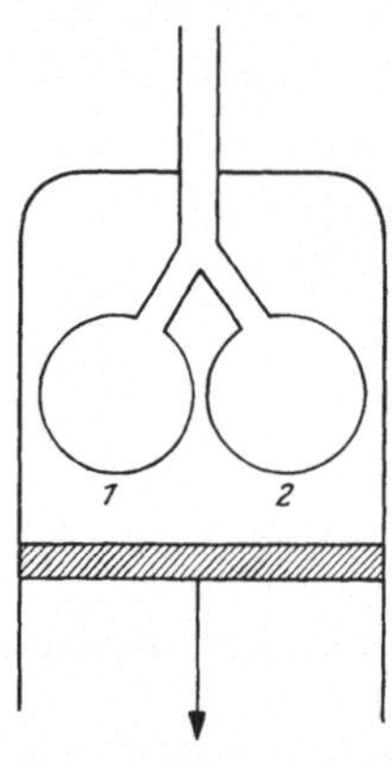

Abb. 3. Lungenmodell mit zwei Ballons

das elastische Verhalten des gesamten Systems für die verschiedensten Beatmungsfrequenzen konstant, was sich durch eine frequenzunabhängige Compliance (oder Elastance) kundtut. Nun erfahre das Zuführungsrohr des Ballons 2 eine Stenosierung. Wird jetzt das ganze System sehr langsam beatmet, finden wir wieder den gleichen Wert für die Elastance wie vor der Stenosierung, und beide Ballons blähen sich in gleicher Weise. Steigt nun die Beatmungsfrequenz und dadurch die Strömungsgeschwindigkeit der Luft an, so wirkt sich die Stenosierung in der Weise aus, daß in den Ballon 1 mehr Luft fließt als in den Ballon 2, der dadurch weniger gebläht wird. Die Elastance des Ballons 1 gewinnt im Gesamtsystem an Bedeutung, so daß sich die Elastance des Gesamtsystems der Elastance des Ballons 1 nähert und damit ansteigt.

Bei der ungleichmäßigen Belüftung wird also die Steilheit der Elastizitätskurve (DB der Abb. 2) frequenzabhängig, ohne daß am elastischen Verhalten der Wand eine Änderung eingetreten wäre.

Die unter dynamischen Verhältnissen gemessene Elastance (Compliance) des Gesamtsystems kann als dynamische oder effektive Elastance bezeichnet werden. Es ist zu beachten, daß für den einzelnen Ballon statische und dynamische Elastizität immer gleich bleibt, der Einfluß der Frequenz macht sich nur auf die Compliance des Gesamtsystems geltend. Unter den Bedingungen der ungleichmäßigen Ventilation ändert sich aber auch der Gesamtwiderstand der zuführenden Luftwege. er wird mit steigender Frequenz kleiner. Die Bedingung dafür, daß es überhaupt zu einer ungleichmäßigen Ventilation kommt, ist $C_1 \cdot R_1 \neq C_2 \cdot R_2$ C Compliance, R Strömungswiderstand).

Weitere Einzelheiten sind in der grundlegenden Arbeit von OTIS und Mitarbeitern (1) nachzulesen. Erwähnt sei noch, daß unter diesen Bedingungen ein Teil der Luft zwischen den beiden Ballons hin- und herpendelt, was seine Bedeutung für den Gasaustausch in der Lunge hat.

5. Energetische Betrachtungen

Wird in einem Ballon (Lunge) Luft gepumpt, so ist die dazu erforderliche Arbeit gegeben aus dem Produkt von Druck und Volumenvergrößerung:

$A = \int_{V_1}^{V_2} p \cdot dV$, wobei V_1 den Anfangszustand, V_2 den Endzustand darstellt. Wird während eines Atemzyklus der Druck im Thorakalraum und die Volumenveränderungen gemessen, kann dadurch die Energie berechnet werden, die dabei an der Lungenoberfläche zur Wirkung kam. Bei sehr langsamer Inspiration wird praktisch die ganze Arbeit dazu verwendet, den elastischen Energiegehalt der Lunge zu erhöhen, am Schluß der Inspiration steckt die ganze Arbeit als potentielle Energie in den elastischen Elementen der Lungengewebe. Diese Arbeit ist gleich der Fläche $OABDO$ (Abb. 2). Geht dagegen die Inspiration mit endlicher Geschwindigkeit vonstatten, so werden wegen der Überwindung der geschwindigkeitsabhängigen Widerstände (Strömungswiderstand der Luft und der Gewebe, Deformationswiderstände usw.) die zur Volumenförderung nötigen Drucks größer. Die Inspiration läuft der Kurve DCB entlang.

Die Arbeit, die unter diesen Bedingungen an der Lungenoberfläche zur Wirkung kam, ist charakterisiert durch die Größe der Fläche $CABCDO$, wobei der Anteil $DBCD$ zur Überwindung der Stömungswiderstände dient. Diese Fläche ist bei sonst gleichen Bedingungen um so größer, je größer die Inspirationsgeschwindigkeit ist.

Die in der Literatur oft anzutreffende Angabe, die Fläche $DFBCD$ entspreche der totalen Arbeit bei der Inspiration ist falsch, was aus der Definitionsgleichung der Arbeit hervorgeht. Deshalb entbehrt auch die Bezeichnung des Dreiecks $DBFD$ als „elastisches Dreieck" jedes physikalischen oder physiologischen Sinnes. Während der Exspiration verändert sich der Pleuradruck entsprechend der Linie DED, die während der Inspiration erhöhte potentielle Energie der elastischen Komponente der Lunge ist nun während der Exspiration in der Lage, Arbeit zu leisten. Die Größe dieser verfügbaren Energie ist wiederum gegeben durch die Fläche $OABDO$. Bei sehr langsamer Exspiration, d. h. wenn die Strömungswiderstände vernachlässigt werden können, gibt die Lunge diese gespeicherte Energiemenge wieder an das System ab, das diese langsame Bewegung erzwingt. Geht die Exspiration mit endlicher Geschwindigkeit von sich, wird von der gesamten verfügbaren Energie der Betrag der Fläche $DEBD$ zur Überwindung der Strömungswiderstände verbraucht, d. h. in Wärme umgesetzt.

6. Beziehungen zwischen Lunge und Thorax

Bis jetzt wurde entsprechend dem Modell der Abb. 1 die Lunge allein betrachtet und die Druckveränderungen im Thorakalraum als gegeben hingenommen. In Wirklichkeit liefert die Atemmuskulatur (Intercostalmuskulatur, Zwerchfell usw.) die für die Atemtätigkeit nötige Energie. Unter Thorax soll für die weiteren Überlegungen Rippen, Zwerchfell, Bauchdecke und Eingeweide, soweit sie die Bewegung des Zwerchfells beeinflussen, verstanden werden. Das mechanische Analogon des gesamten Lungen-Thorax-System stellt Abb. 4 dar. Die Elastizität der Lunge sei durch die Feder F_1, diejenige des Thorax durch die Feder F_2, die Atemmuskulatur durch M dargestellt. p_R entspricht dem durch Reibungsverluste bedingten Druck, p_{Pl} dem Pleuradruck, und p_{Kl} demjenigen Druck (bzw. Zug) den die Atemmuskulatur zu liefern hat.

In Abb. 4 sei der Endexspirations-Moment der normalen Atmung festgehalten. In diesem Moment ist die Muskulatur definitionsgemäß erschlafft, der Spannungsmesser bei p_{Kl} zeigt die Spannung null an. Die Lunge enthält das funktionelle Residualvolumen (Relaxationsvolumen). Dabei ist sie aber immer noch beträchtlich gedehnt und hat die Tendenz, sich auf ein kleineres Volumen zusammenzuziehen. Da aber das ganze System in Ruhe ist, muß eine andere Kraft der elastischen Kraft der Lunge die Waage halten. Diese Gegenkraft sitzt in der Elastizität des Thorax,

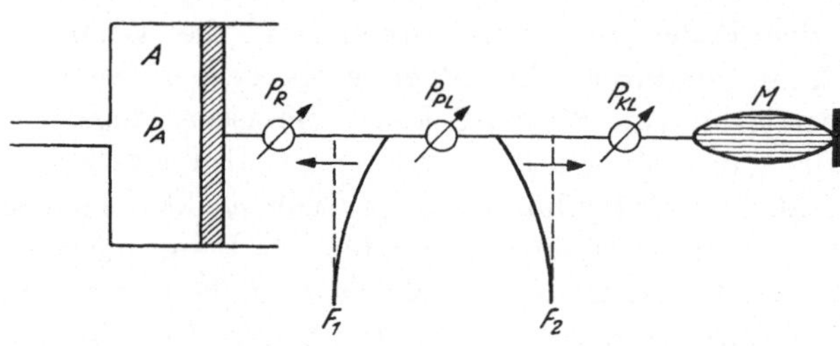

Abb. 4. Modell des Lungen-Thoraxsystems. A Alveolarraum, F_1 Lungenelastizität, F_2 Thoraxelastizität, M Atemmuskulatur, P_R Druck (Zug) zur Überwindung der Strömungswiderstände, P_{Pl} Pleura-(Thorakal)Druck, P_{Kl} Druck (Zug), der von der Atemmuskulatur zur Überwindung aller Atemwiderstände nötig ist

gekennzeichnet durch die Feder F_2, die der Feder F_1 entgegengesetzt gespannt ist. Der aus diesen Spannungen resulierende Pleuradruck ist durch den Spannungsmesser p_{Pl} dargestellt. Was geschieht nun bei der Inspiration? Die Inspirationsmuskulatur vergrößert den Unterdruck im Thorakalraum und dadurch auch das Lungenvolumen, wodurch die elastische Spannung im Lungengewebe ansteigt. Bei dieser Vergrößerung leistet nicht nur die Muskulatur, sondern auch die Thoraxelastizität an der Lunge Arbeit, denn die gespannte Feder F_2 bewegt sich gegen ihre Ruhelage hin und gibt dadurch Energie ab. Da die inspirationsunterstützende Kraft der Feder F_2 im Verlauf der Inspiration abnimmt, steigt die gesamte elastische Gegenkraft, die von der Muskulatur überwunden werden muß, steiler an, als dies dem elastischen Verhalten der Lunge allein entsprechen würde. Die elastische Kraft des Gesamtsystems ist in jedem Moment die Summe der elastischen Kräfte der Lunge und des Thorax, da die Elastizitäten gewissermaßen in Serie liegen. (vgl. Abb. 4).

Zur Erfassung der Elastizität und des Energieumsatzes des Gesamtsystems muß am Modell (Abb. 4) die Spannung bei p_{Kl} gemessen werden. Dies ist am wirklichen Thorax nicht möglich, da die Muskulatur von den elastischen Elementen des Thorax nicht durch einen dem Pleuraspalt analogen Verbindungsraum getrennt ist. Die Aufnahme der Elastizitätskurve des Gesamtsystems ist aber dadurch möglich, daß der Druck im Alveolarraum A, der sich bei Verschluß der Luftröhre (des Mundes) bei verschiedenen Inspirationsvolumina einstellt, gemessen wird. Unter diesen Umständen ist es die elastische Spannung von

Lunge und Thorax, die im geschlossenen Luftraum (Alveolen, Bronchialbaum, Mund) den entsprechenden Druck erzeugt. Eine andere Möglichkeit ist dadurch gegeben, daß bei gelähmter Atemmuskulatur die Atemtätigkeit durch eine eiserne Lunge übernommen wird. Der Druck in der eisernen Lunge entspricht dann dem p_{Kl} der Abb. 4.

In Abb. 5 sind die einzelnen Druck-Volumen-Beziehungen dargestellt. L stellt die Elastizitätskurve der Lunge, T des Thorax, $L + T$ diejenige des Gesamtsystems dar. Im Punkt, wo die Linie der Gesamtelastizität die Abszisse scheidet, ist das Volumen der normalen Endexspiration (Relaxationsvolumen) erreicht.

In diesem Punkt erzeugen Lungenelastizität und Thoraxelastizität die gleich große, aber entgegengesetzt errichtete Kraft.

In Abb. 2 waren die Pleuradrucke in ihrer Beziehung zum Lungenvolumen aufgetragen. Mit Hilfe dieses Diagramms können die Energiemengen berechnet werden, die an der Lungenoberfläche angreifen. Diese Energien dienen zur Überwindung der Luftströmungswiderstände in den Atemwegen, der viscösen Widerstände im Lungengewebe selbst, der plastischen Deformationswiderstände des

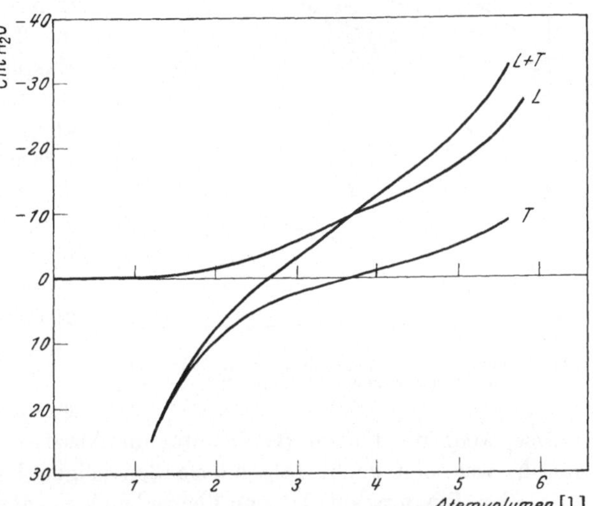

Abb. 5. Schematische Darstellung der Elastizitätsverhältnisse. *T* Elastizitätskurve des Thorax, *L* Elastizitätskurve der Lunge, *L + T* Elastizitätskurve des Gesamtsystems

Lungengewebes und des elastischen Widerstandes der Lunge. Sie ist aber *nicht* gleichbedeutend jener Energie, die von der Atemmuskulatur beim Atemzyklus geleistet werden muß und die ja letztlich interessiert. Um diese Energiemenge zu erfassen, muß die Druck-Volumen-Beziehung des Gesamtsystems aufgetragen werden, was in Abb. 6 geschehen ist. DB ist die Elastizitätskurve der Lunge, gemessen im Thorakalraum, OB diejenige des Gesamtsystems, daraus folgt HA als Elastizitätskurve des Thorax allein. Die Arbeit, die die Atemmuskulatur unter statischen Bedingungen ($\dot{V} \to O$) zu leisten hat, um das Gesamtsystem von Punkt O auf den Punkt B zu bringen, ist durch die Fläche $OABO$ gegeben, die elastische Energiezunahme an der Lunge allein durch $OABDO$. Es ist aus Abb. 6 ersichtlich, daß die Energie, die an der Lunge allein zur Wirkung kommt, größer ist als diejenige, die die Muskulatur am Gesamtsystem zu leisten hat. Die Erklärung für diese Tatsache liegt darin, daß bei diesem Vorgang (Inspiration) auch die Elastizität des Thorax einen Teil dieser Arbeit leistet, charakterisiert durch die Fläche $OHAO$.

Beim Übergang vom Zustand B zu D hingegen (Exspiration) gibt die Elastizität der Lunge den Energieanteil $OHAO$ wieder an den Thorax ab und erhöht dadurch dessen potentielle elastische Energie wieder um diesen Betrag. Diese

Energiemenge pendelt also über den Thorakalraum hin, pendelt also zwischen Lunge und Thorax und muß nicht von der Muskulatur geleistet werden: Energiebeträge, gemessen an der Lungenoberfläche, d. h. im Thorakalraum, dürfen nicht der von der Muskulatur zu leistenden Arbeit gleichgesetzt werden.

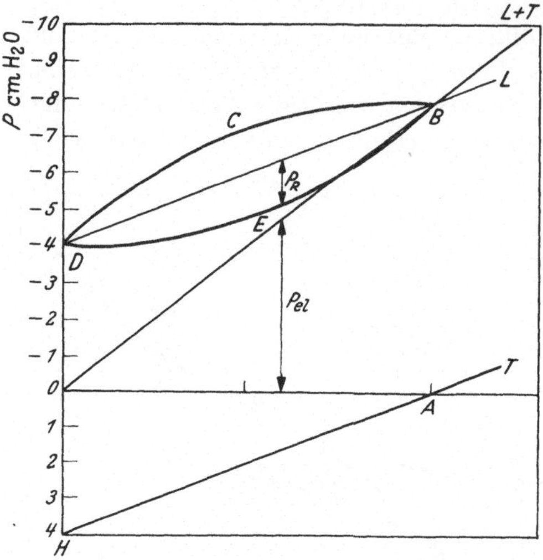

Abb. 6. Lungen- und Thoraxelastizität im Bereich der normalen Atemexkursion (Erklärung siehe Text)

Diese Betrachtungsweise gestattet auch die Frage zu entscheiden, bei welchen Pleuradrucken bei einer Exspiration mit endlicher Geschwindigkeit die Atemmuskulatur Exspirationsarbeit verrichten muß. Der Druck im Thorakalraum verlaufe bei der Exspiration gemäß der Linie BED. Solange p_R in irgendeinem Moment kleiner ist als p_{el} genügt der Energievorrat der elastischen Elemente, um die Exspirationsarbeit ohne Beteiligung der Muskulatur zu verrichten. Ist p_R in einem bestimmten Moment größer als p_{el}, so muß die Druckdifferenz von der Exspirationsmuskulatur geleistet werden.

Die Ansicht, daß erst dann aktive Exspirationsarbeit geleistet werden müsse, wenn die Kurve BED unter die Abszisse zu liegen komme, ist demnach falsch, was sich leicht folgendermaßen zeigen läßt: Im Moment D (Ende der normalen Exspiration) ist der Pleuradruck negativ und dennoch ist eine weitere Exspiration nicht möglich ohne exspiratorische Muskelarbeit.

Zusammenfassung

Mit Hilfe von Modellvorstellungen werden die physikalischen Grundlagen für die Mechanik der Atmung dargelegt, wobei sich das Modell für das ganze Lungen-Thorax-System für viele Überlegungen besonders eignen dürfte.

Literatur

Übersicht: Fenn, W. O.: Amer. J. Med. **10**, 77 (1951). — Rahn, H., A. B. Otis, L. E. Chadwick and O. W. Fenn: Amer. J. Physiol. **146**, 161 (1946).

Spezielles: Otis, A. B., C. B. McKerrow, R. A. Barlett, J. Mead, M. B. McIlroy, N. J. Serverstone and E. P. Radord: J. Appl. Physiol. **8,** 427 (1956).

Aus dem Institut f. Exper. Pathologie, Universität Halle (Direktor Prof. Dr. Palme) und der
Tbc-Heilstätte Bad Reiboldsgrün/Vgtl. (Chefarzt Dr. Rusch)

Diskussion

zum Vortrag von Dr. Pircher, Zürich: Physikalische Grundlagen zur Atemmechanik

Von

J. Vogel

Mit 4 Abbildungen

Im Zusammenhang mit Untersuchungen über die sog. neuromuskulären Vorgänge an
der Lunge haben wir Analysen der Atemmechanik versucht, indem wir, abweichend von der
bisherigen Methodik[1], die auf der Analyse eines einzelnen repräsentativen Atemzuges

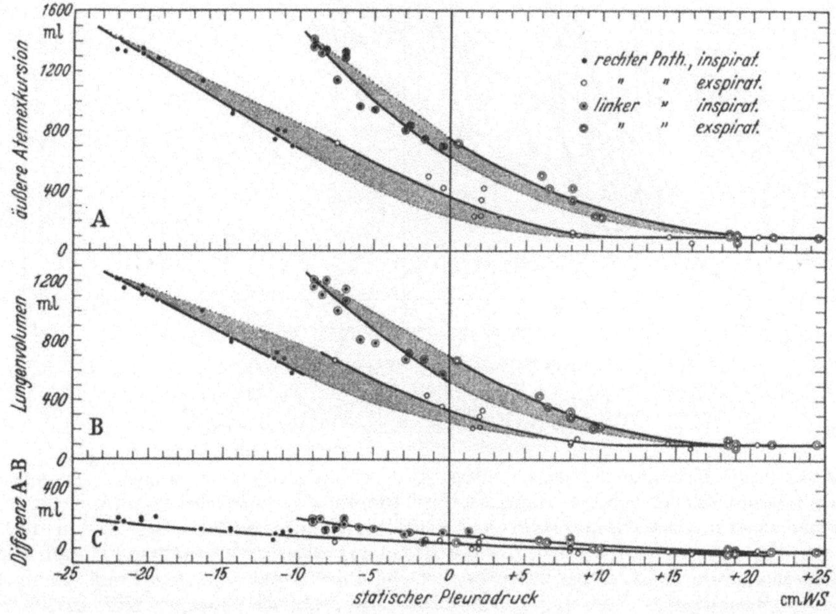

Abb. 1. A: Elastizitätscharakteristik von Lunge und Pneumothorax, gewonnen aus statischem Pleuradruck und
plethysmographisch registrierter Atemexkursion; B: Elastizitätscharakteristik der Lunge, gewonnen aus statischem
Pleuradruck und spirographisch registriertem Lungenvolumen; C: Druck/Volumen-Diagramm der Pneumothoraxluft,
gewonnen als Differenz der Kurven A und B

basiert, grundsätzlich mehrere Atemzüge über verschiedene Bereiche der möglichen Thoraxexkursion untersucht haben. Wir stießen dabei auf eine Größe, der in der Analyse der Atemmechanik bisher kaum wesentliche Beachtung geschenkt wurde, die jedoch sowohl für die

---

[1] Neergaard u. Wirz; Bayliss u. Robertson; Dean u. Visscher; Buytendijk;
Dornhorst u. Leathart; McIlroy u. Christie; Fry u. Mitarb.; Pircher; Scherrer u.
Mitarb. sowie Vuiliemier; Otis, Fenn u. Rahn; Mead u. Whittenberger; Dirnagl u. a.

Bestimmung der Lungenelastizität wie auch für die Bestimmung der Bronchialwiderstände von Bedeutung ist, nämlich die Plastizität der Lunge.

Unter Spontanatmung einerseits und passiver Überdruck-Unterdruck-Beatmung während Bronchospirometrie in Narkose andererseits haben wir bei Patienten mit doppelseitigem oder einseitigem Pneumothorax folgende Meßgrößen analytisch verwertet:

1. Die spirographisch registrierten Veränderungen der Lungenvolumina,

2. die durch Totalplethysmographie registrierte volumetrische Atemexkursion,

3. die mittels Frankscher Kapseln registrierten Veränderungen des Pleuradruckes beider Seiten,

4. die mittels Pneumotachograph registrierte Atemgeschwindigkeit.

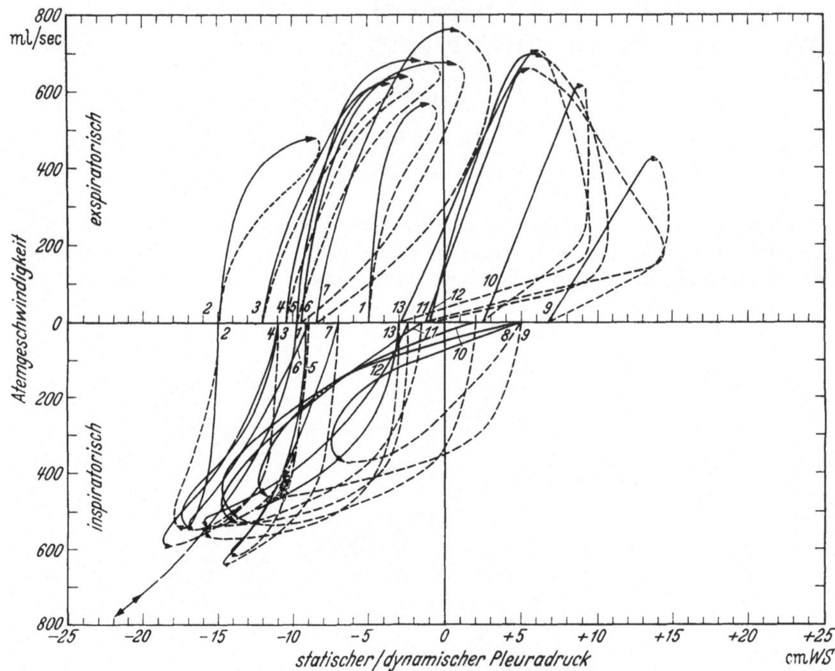

Abb. 2. Charakteristik der Bronchialwiderstände aus Druck/Geschwindigkeits-Kurven der einzelnen Atemzüge, zur Eliminierung der statischen Komponente wurde lineare Beziehung zwischen Lungenvolumen und statischem Pleuradruck entspr. $\Delta V/\Delta p$ des einzelnen Atemzuges angenommen. Die Einzelkurven wurden nach dem mittleren statischen Pleuradruck des betr. Atemzuges geordnet

Läßt man den Patienten in Form einer sog. Stufenatmung Atembewegungen über das gesamte Bereich seiner möglichen Thoraxexkursion durchführen, so können unter Zugrundelegung der Meßwerte der Phasenwechselpunkte die Elastizitätsverhältnisse der Lunge in einem Druck-Volumen-Diagramm erfaßt werden, das die Beziehung zwischen statischem Pleuradruck und Lungenvolumen darstellt (Abb. 1). Im Bereich der für Normalatmung in Frage kommenden negativen Pleuradruckwerte ergibt sich dabei ein praktisch linearer Kurvenanteil. Im Bereich positiver intrapleuraler Druckwerte verläuft die Kurve jedoch gekrümmt, um sich asymptotisch einer Linie parallel der Abszissenachse zu nähern; ebenso neigt sie im Bereich maximaler Inspiration zur Abflachung. Die Neigung oder der Differentialquotient dieser Druck/Volumen-Kurve entspricht dem Dehnbarkeitskoeffizienten der Lunge (compliance) bei der jeweiligen Dehnungslage, d. h. dem Verhältnis Volumenzuwachs pro Spannungszuwachs.

Den Meßwerten der inspiratorischen Atemendlagen einerseits und der exspiratorischen Atemendlagen andererseits kommen in unseren Versuchen getrennte Kurven zu. Da dieser Befund auch an der Druck/Volumen-Kurve etwa einer einfachen Gummiblase zu beobachten ist, glauben wir nicht fehlzugehen, wenn wir ihn auf die elastische Histerese des Lungengewebes zurückführen. Die Lunge verhält sich im Bereich zwischen inspiratorischer und exspiratorischer Teilkurve also plastisch.

Die Plastizität der Lunge ist für die Analyse der Atemmechanik zunächst in dreifacher Hinsicht von Bedeutung.

1. Sie beeinflußt in der bisher geübten Methodik der Analyse des einzelnen Atemzuges die Bestimmung der Lungenelastizität, da bisher aus der Schar der möglichen Meßpunkte der inspiratorischen und exspiratorischen Teilkurven jeweils nur ein inspiratorischer und ein exspiratorischer Meßpunkt berücksichtigt wurden. Der daraus ermittelte Dehnbarkeitskoeffizient der Lunge (compliance) $\Delta V/\Delta p$ wurde bisher um den Fehler der Plastizität zu klein gemessen.

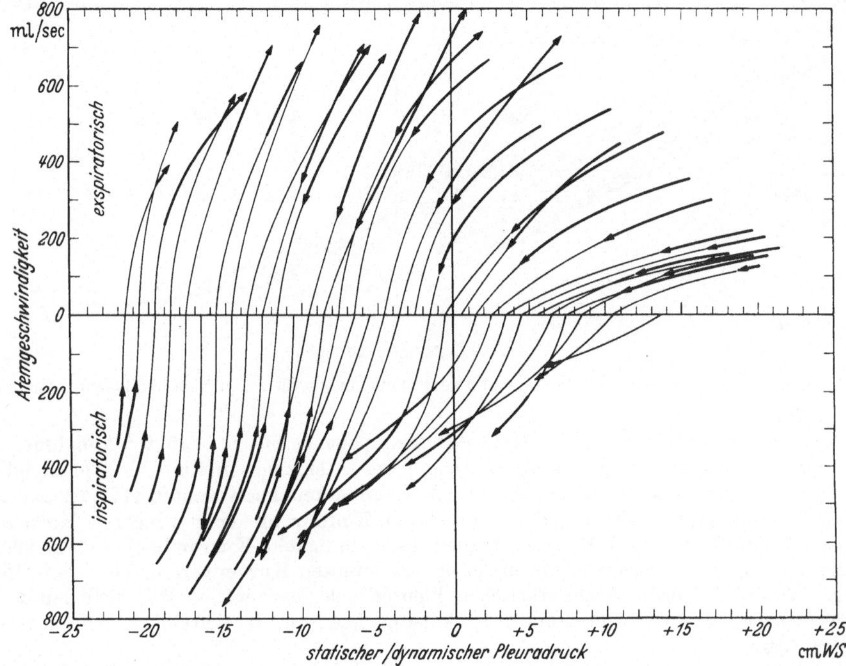

Abb. 3. Charakteristik der Bronchialwiderstände aus Druck/Geschwindigkeits-Kurven, die jeweils gleichem statischem Pleuradruck entsprechen, gewonnen aus sämtlichen Atemzügen der Abb. 2. Die Eliminierung der statischen Komponente wurde nach der gleichzeitig bestimmten Elastizitätscharakteristik der Lunge unter besonderer Berücksichtigung der Plastizität als alineare Korrektur durchgeführt. Die Einzelkurven wurden nach ihrem jeweiligen statischen Pleuradruck geordnet

2. Für den statischen Anteil der Atemarbeit muß bei jedem Atemzug neben der rein elastischen Deformationsarbeit auch ein bestimmter Betrag plastischer Deformationsarbeit in Rechnung gestellt werden, der durch ein entspr. Flächenstück zwischen inspiratorischer und exspiratorischer Teilkurve des Druck/Volumen-Diagrammes gegeben ist. Während der elastische Anteil im Verlauf der Inspiration als potentielle Energie gespeichert wird und im Verlauf der Exspiration teilweise in Form dynamischer Energie zurückgewonnen wird, kann der Anteil der plastischen Deformationsarbeit nicht gespeichert werden.

3. Die plastische Deformation der Lunge ist besonders von Bedeutung für die Bestimmung der Bronchialwiderstände. Diese wurden bisher in Form von Druck/Geschwindigkeits-Kurven des einzelnen Atemzuges erfaßt, wobei der dynamisch wirksame Pleuradruckanteil zur jeweiligen Atemgeschwindigkeit in Beziehung gesetzt wurde. Dabei mußte besonders im Bereich exspiratorischer Atemmittellagen ein schleifenförmiges Kurvenbild in Kauf genommen werden, das bisher nicht befriedigend interpretiert werden konnte (Abb. 2). Es gelang uns, für die genannte Schleifenform insbes. zwei Ursachen nachzuweisen und nach entspr. Korrektur die Druck/Geschwindigkeits-Kurven in ein eindeutiges Kurvenbild überzuführen.

a) Da sich die Bronchialweite mit der Dehnungslage der Lunge und damit gerade im Verlauf eines einzelnen Atemzuges verändert, kann von der Druck/Geschwindigkeits-Kurve des einzelnen Atemzuges eine eindeutige Definition des Bronchialwiderstandes gar nicht erwartet werden. Eine eindeutige Bestimmung wäre nur möglich für den Bronchialwiderstand bei bestimmter Dehnungslage. Dazu müssen Druck/Geschwindigkeits-Kurven aus solchen Werten konstruiert werden, die jeweils gleichem statischem Pleuradruck entsprechen. Die Werte können nur aus mehreren Atemzügen, die über verschiedene Bereiche der möglichen Thoraxexkursion durchgeführt wurden, gewonnen werden.

b) Die plastische Deformation der Lunge ist sicher nicht über den ganzen Atemzug gleichförmig anzusetzen, sondern fällt mit großer Wahrscheinlichkeit in den ersten Teil jeder Atemphase. Für die Bestimmung des dynamisch wirksamen Pleuradruckanteiles erweist

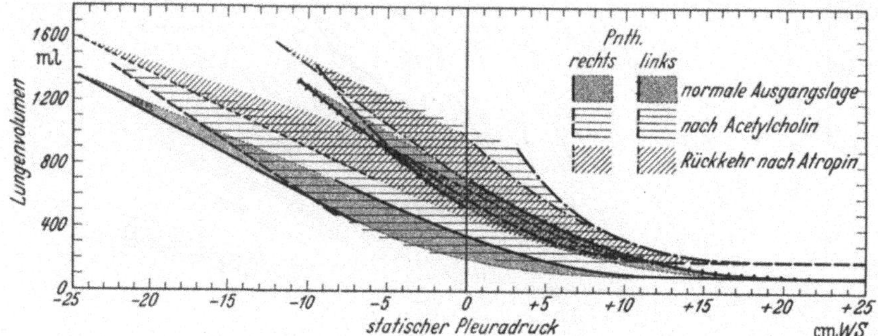

Abb. 4. Wirkung von Acethylcholin 100 mg i.m. und Atropin 1 mg i.m. auf die Elastizitätscharakteristik der Lunge

sich damit die zur Eliminierung der statischen Komponente bisher benützte Annahme, der statische Pleuradruck verändert sich während eines Atemzuges in linearer Abhängigkeit vom Lungenvolumen, entspr. einem konstanten Dehnbarkeitskoeffizienten $\Delta V/\Delta p$, als eine zu grobe Vereinfachung, die in jedem Fall durch Einführung einer alinearen Korrektur ersetzt werden muß. Die so bestimmten Druck/Geschwindigkeits-Kurven bei jeweils gleichem statischem Pleuradruck zeigen einen eindeutig gekrümmten Kurvenverlauf ohne Schleifenbildung. Werden sie nach ihrem statischen Pleuradruck geordnet, so läßt sich damit die Veränderung des Bronchialwiderstandes in Abhängigkeit von der jeweiligen Dehnungslage darstellen (Abb. 3).

Wir konnten in unseren Untersuchungen weiter nachweisen, daß bei doppelseitigem Pneumothorax jeder Lungenseite ein eigenes Druck/Volumen-Diagramm im Sinne einer Elastizitätscharakteristik zukommt, da praktisch nie Symmetrie der Elastizitäts- bzw. Ventilationsverhältnisse gegeben ist.

Akute Veränderungen von Elastizität und Plastizität der Lunge konnten wir sowohl nach pharmakologischer Einwirkung wie z. B. nach Applikation von Acetylcholin (Abb. 4) als auch nach mechanischer Irritation durch Pneumassage (mehrmalige Füllung und Absaugung eines genau eingehaltenen Luftvolumens) nachweisen. Als deren Ursache kommen in Betracht Veränderungen im Kontraktionszustand der Lungenmuskulatur, Veränderungen der Lungendurchblutung oder Veränderungen der alveolaren Oberflächenspannung.

Aus dem Pathologischen Institut der Universität Münster (Direktor: Prof. Dr. W. GIESE)

Über die Endstrombahn der Lunge

Von

W. GIESE

Mit 8 Abbildungen

Bei den Vorbereitungen für das Referat über Lungenemphysem, das ich in diesem Jahr auf der Tagung der Gesellschaft für Innere Medizin in Wiesbaden gehalten habe, bin ich auf die Frage gestoßen, warum beim Emphysem ein Cor pulmonale entsteht. Es werden drei Erklärungen diskutiert:

1. Die Reduktion des Capillarbettes infolge des inneren Umbaues des Acinus zu einer ungegliederten Blase.

2. Die Tonuserhöhung der Arteriolen infolge des Absinkens der Sauerstoffspannung und des Anstiegs der Kohlensäure in der ungenügend ventilierten Alveolarluft (Eulersches Prinzip).

3. Ein vermehrter Blutzustrom zur Arteria pulmonalis aus der Bronchialarterie über erweiterte arterio-arterielle Anastomosen mit den Folgeerscheinungen, die MEESSEN als Aortalisation des kleinen Kreislaufs bezeichnet hat.

Das Eulersche Prinzip ist von BÜHLMANN u. ROSSIER in seiner pathogenetischen Bedeutung für eine Drucksteigerung im kleinen Kreislauf anerkannt, von LOCHNER in seinem gestrigen Vortrag aber in Frage gestellt worden. Vom pathologisch-anatomischen Standpunkt läßt sich zur Klärung dieser Frage nichts Neues beitragen.

Die Aortalisation des kleinen Kreislaufs, die ich als ausreichende Erklärung für das Cor pulmonale beim Emphysem gelten lassen möchte, wird von MATTHES nicht als ausreichend angesehen, da die zusätzliche Blutmenge, die durch die kleinen Bronchialarterien der Lunge zugeführt wird, im Gesamtvolumen des Lungenblutes keine entscheidende Rolle als drucksteigernder Faktor spielen könne.

Ich habe deshalb dieses Problem noch einmal aufgegriffen und mich mit den Verhältnissen in der Endstrombahn der Lunge beschäftigt. Unter Endstrombahn wollen wir den Abschnitt des Kreislaufs verstehen, der mit der Arteriole beginnt und mit der Venole endet. Zur Darstellung wurde die Arteriographie verwandt, die auch in der Klinik angewendet wird und die von SCHOENMACKERS mit großem Erfolg für die Darstellung von Kreislaufstörungen an der Leiche benutzt worden ist. Ich habe diese Methodik, die bisher nur über das Verhalten der größeren Gefäße Aufschluß gibt, gemeinsam mit meinem Mitarbeiter JUNGHANSS so ausgebaut, daß sie auch einen Einblick in die Gefäßabschnitte der Endstrombahn bis zum Capillarbereich erlaubt. Entscheidend ist dabei die Wahl des Kontrastmittels. Mit einem dünnflüssigen, wenig viscösen Kontrastmittel, etwa dem

Joduron, füllen sich alle Gefäße bis in die kleinsten Capillaren an, es entsteht rasch eine diffuse Parenchymfüllung, in der Einzelheiten nicht mehr zu erkennen sind. Wählt man aber ein dickflüssiges hochviscöses Kontrastmittel — als solches hat sich uns das 40%ige Jodipin-Öl bewährt —, dann stellt sich ein scharf gezeichnetes stereoskopisch einwandfrei analysierbares Gefäßnetz dar, das sich vom arteriellen bis in den venösen Schenkel der Endstrombahn verfolgen läßt. Man erhält auf diese Weise ein selektives Füllungsbild, in dem das Netz der feinsten Blutcapillaren, die für dieses Kontrastmittel nicht durchgängig sind, ausgespart bleibt. Von der Größenordnung der dargestellten Gefäße gewinnt man einen Eindruck, wenn

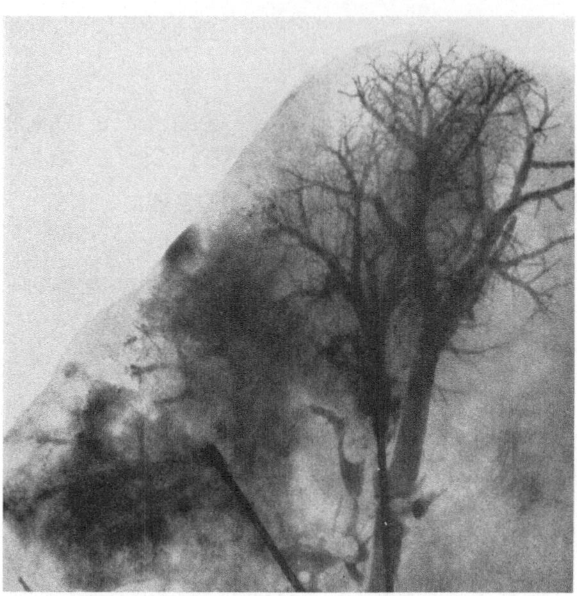

Abb. 1. links: diffuse Parenchymfüllung mit *Judoron*; rechts: selektive Darstellung bis in das Stromcapillarnetz mit 40%igem *Jodipin*

man in den Abbildungen von der eingebundenen Kanüle ausgeht, deren Durchmesser etwas mehr als 1 mm beträgt (Abb. 1).

Bei dem Versuch, möglichst kleine Lungenabschnitte zu füllen, hat sich herausgestellt, daß man einen Lobulus von der Arterie her für sich isoliert darstellen kann. Es bestehen keine Verbindungen zur Arterie des Nachbarlobulus und auch keine Überschneidungen der Versorgungsfelder. Die Lobulusarterien sind also Endarterien. Sie liegen centrolobulär, ihre in spitzen Winkeln abgehenden Äste reichen bis zum Rand des Lobulus, in dessen Septen die rücklaufenden gewöhnlich 2 oder mehr Venen liegen (Abb. 2.)

Das zweite wichtige Ergebnis dieser Versuche ist, daß der venöse Rückfluß ohne eine vorausgegangene Parenchymfüllung erfolgt. Das Kontrastmittel kann also von der Arterie zur Vene übertreten, ohne die feinen Blutcapillaren zu durchlaufen, die in der Alveolarwand liegen. Man kann mit dieser Methode also im

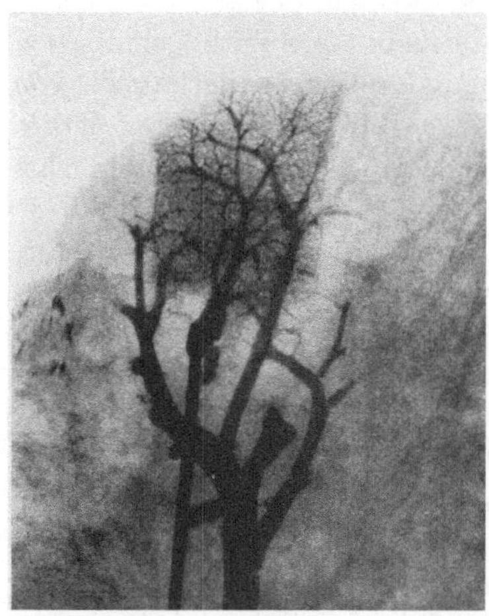

Abb. 2. Lobulus bei Arteriographie mit 40%-igem *Jodipin*, Kanüle in der zentral liegenden Lobulusarterie, randständig die rückläufig gefüllten Venen

Endstrombahngebiet einen Blutkreislauf darstellen, der an den Alveolarcapillaren vorbeiläuft, ohne daß arterio-venöse Kurzschlüsse benutzt werden.

Macht man einen umgekehrten Durchströmungsversuch und füllt mit gleicher Technik von der Vene aus, dann stellt sich im Bereich des Subsegmentes und Lobulus gleichfalls ein scharf begrenzter, in der Regel kantiger Lungenabschnitt dar. Dieser ist zunächst kaum von einem arteriellen Füllbild zu unterscheiden. Man sieht nur eine etwas dichtere Gefäßzeichnung und größere Verzweigungswinkel als bei den Arterien. Überraschend war für mich, daß auch die Vene ihr eigenes scharf begrenztes Versorgungsfeld hat und daß keine veno-venösen Anastomosen zum Nachbarfeld bestehen (Abb. 3a). Der Rückfluß in die Arterie erfolgt langsamer als bei arterieller Füllung, man muß mehr Kontrastmittel hineingeben und einen etwas größeren Druck anwenden. Der rückläufige Weg ist für das Kontrastmittel schwer passierbar. Trotzdem bleibt eine diffuse Parenchymfüllung aus, der Rückfluß erfolgt nicht über die feinen Capillaren der Alveolarwand (Abb. 3b).

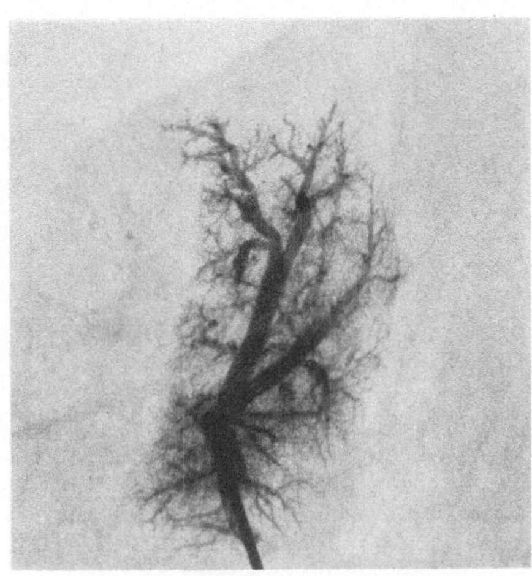

Abb. 3a. Venöses Füllungsbild im Lobulusbereich, scharfe Begrenzung des gefüllten Feldes

Prüft man nun die Topographie der arteriellen und der venösen Füllungsfelder, so sieht man, daß sie nicht identisch sind, sie überdecken sich jeweils nur zur Hälfte. Eine Vene nimmt das Blut aus den benachbarten Hälften der zugehörigen Arterien auf, eine Arterie gibt ihr Blut in je zwei benachbarte Venen ab. Die Arterienäste reichen jeweils bis zum Stamm der zugehörigen Interlobularvenen und schneiden hier scharf mit den Lobularsepten ab. Ebenso reichen die Venenäste jeweils bis zum Stamm der benachbarten Lobulararterien und schneiden hier scharf ab, obwohl an dieser Stelle kein Septum vorhanden ist. In der ersten Phase des arteriellen Füllbildes, also bevor der venöse Rückfluß einsetzt, findet sich ein heller gefäßloser Streifen zwischen den Lobuli, der in der zweiten Füllungsphase von

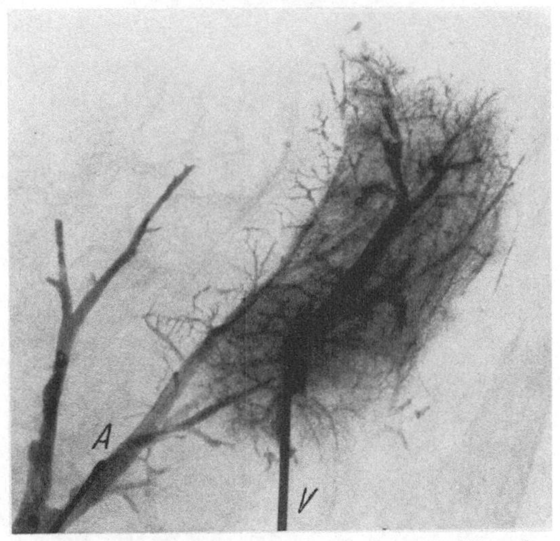

Abb. 3b. Rückfluß in die Arterien = A; zentral liegende Vene = V mit Kanüle

der Vene eingenommen wird (Abb. 4a u. b). Für das flächenhafte Röntgenbild gewinnt man einen Eindruck der Beziehungen zwischen arteriellem und venösem Feld, wenn man sich zwei Spielkarten nebeneinandergelegt denkt und eine dritte so darüberlegt, daß sie die beiden unteren je zur Hälfte überdeckt. Für die räumliche Vorstellung kann man als Vergleich zwei Bäume nehmen, etwa einen Birnbaum, der mit seinen steil ansteigenden Ästen im Röntgenbild der Arterie gleicht und einen Apfelbaum, dessen mehr hängende Äste dem Bild der Vene entsprechen. Die Äste beider Bäume schieben sich dann so weit ineinander, daß sie bis zum Stamm des Nachbarbaumes reichen.

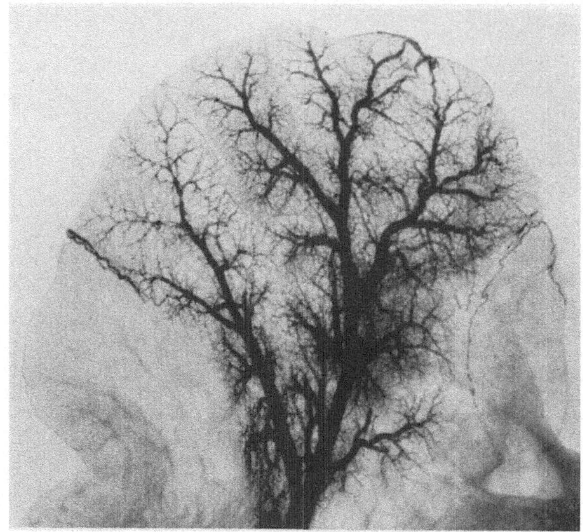

a

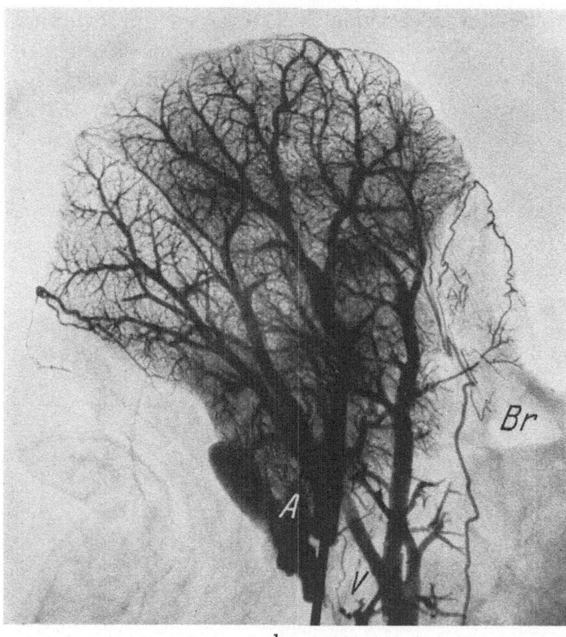

b

Abb. 4 a u. b. a) Arterielle Füllungsphase eines Subsegmentes, b) Phase des venösen Rückflusses. *A* Arterie, *V* Vene, *Br* Bronchialarterie

In den Abb. 4a u. b haben sich außer den Pulmonalarterien und Pulmonalvenen auch feine Gefäße mit vielfachen schraubenförmigen und spiralen Windungen dargestellt. Diese Gefäße sind Bronchialarterien, die sich von der Arteria pulmonalis aus vorwiegend über Pleuraanastomosen auffüllen lassen. Sie liegen in den Lobularsepten und verlaufen oft neben den Pulmonalvenen. Sie sind oft sehr kräftig entwickelt. Ich erwähne sie in diesem Zusammenhang nur, weil sie die einzigen mit dieser Technik festgestellten Anastomosen sind, die wir bisher im Bereich des Subsegmentes und Lobulus haben darstellen können. Über ihre Bedeutung im Pulmonalkreislauf läßt sich aus diesen Bildern über das bisher Bekannte hinaus noch nichts sagen.

Mit dieser Vorstellung sind die räumlichen Beziehungen der innerhalb eines Läppchens liegenden kleinen Arterien und Venen bis herab zu den Arteriolen und Venolen geklärt. Wir können aber noch keine Aussage darüber machen, wie Arterie und Vene im

Endstrombahngebiet ineinander übergehen. Hier hilft das Röntgenbild nicht mehr viel, weil seine Auflösung nicht weit genug reicht, man muß mikroskopisch untersuchen.

Die bisherige Vorstellung läßt sich etwa dahin zusammenfassen, daß zwischen Präcapillare (Weite etwa $40-15\,\mu$) und Postcapillare (Weite etwa $50\,\mu$) das eigentliche Capillargebiet (Weite etwa $6-11\,\mu$) eingeschaltet ist. Das Blut kann nach dieser Vorstellung nur dann von der Präcapillare in die Postcapillare gelangen, wenn es dieses $6-11\,\mu$ weite Capillargebiet passiert hat, eine direkte Verbindung zwischen Prä- und Postcapillare soll es nicht geben (vgl. von Hayek, Abb. 198).

Diese Vorstellung ist mit unseren Injektionsversuchen nicht vereinbar. Das dickflüssige Jodipinöl verstopft rasch die engen Capillaren der Größenordnung von $6-11\,\mu$, tritt aber trotzdem leicht in die Venen über. Es muß also noch einen anderen Weg mit Verbindungen größeren Kalibers geben. Dieser liegt nach unseren Messungen in der Größenordnung von etwa $20-40\,\mu$. Die Gefäße dieses Kalibers sind in unseren mit der Feinstfocusröhre aufgenommenen Röntgenbildern eben noch erfaßbar, besonders, wenn man primär vergrößert photographiert oder sekundär nachvergrößert.

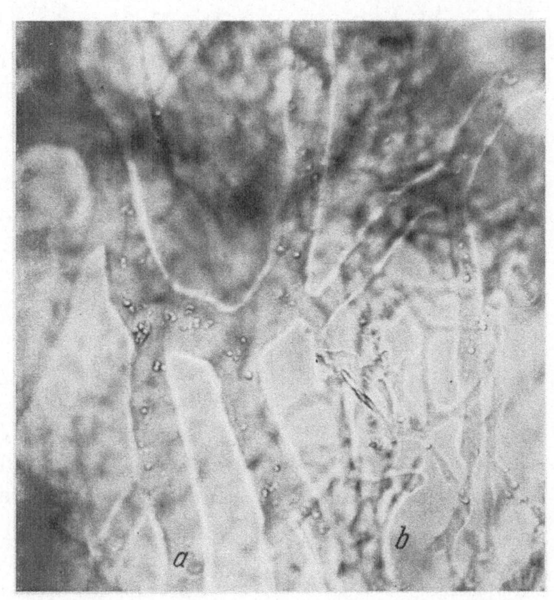

Abb. 5. Plastoid-Ausguß des Lungencapillarnetzes. *a* grobmaschiges, großkalibriges Stromcapillarnetz; *b* feinmaschiges, kleinkalibriges Netzcapillarsystem

Diese aus dem Füllungsbild zu schließenden großkalibrigen Gefäßverbindungen sind in mikroskopischen Schnitten nur schwer erfaßbar, für ihre Darstellung müßten noch Modelle aus größeren Schnittserien angefertigt werden. Wir haben deshalb Plastoid-Ausgüsse untersucht, die von zahlreichen normalen und krankhaft veränderten Lungen angefertigt wurden. Das Plastoid dringt auch in die feinen Capillaren ein und gibt so im Korrosionspräparat einen vollen Einblick in die Beziehungen der Gefäße untereinander, wenn man die Präparate im Mikroskop stereoskopisch betrachtet. Wir haben an Plastoid-Ausgüssen netzförmige Verbindungen von capillaren Gefäßen der Größenordnung zwischen 20 und $40\,\mu$ gesehen und im Mikrophotogramm festhalten können (Abb. 5).

Aus diesen Befunden glauben wir uns zu dem Schluß berechtigt, daß es in der Lunge zwei Capillarnetze gibt, ein grobmaschiges in der Größenordnung von etwa $20-40\,\mu$ und ein engmaschiges kleinkalibriges in der Größenordnung von $6-11\,\mu$.

Das grobmaschige Gefäßnetz führt stets Blut, diese Gefäße kann man in Anlehnung an Krogh als Stromcapillaren bezeichnen. Glasperlen dieser

Größenordnung, die man dem strömenden Blut beimischt, werden auf diesem Weg also in die Venen übertreten können, ohne daß man dafür arterio-venöse Anastomosen in Anspruch zu nehmen braucht. Diese Capillaren liegen vorwiegend an der Basis der Alveolen, durchlaufen an dieser Stelle eine Strecke weit die Alveolarwand und sind für den Gasaustausch verwertbar. Die notwendige Kontaktzeit von 0,1 — 1 sec, die für den Gasaustausch erforderlich ist, dürfte auf dieser Strecke erreicht sein, zumal die Capillaren die Wand vieler Alveolen durchlaufen. Elektronenoptische Untersuchungen haben weiterhin ergeben, daß die Gefäßwand nicht dicker ist als die der kleinen Alveolen. Der Feinbau beider Capillarklassen ist der gleiche.

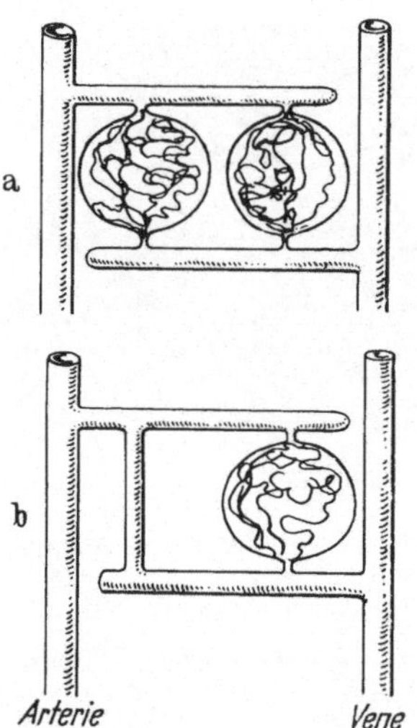

Abb. 6a u. b. Schematische Darstellung der Endstrombahn. a) Blutströmung nur über das Netzcapillarsystem möglich, b) Blutströmung sowohl über Netzcapillaren, als auch über Stromcapillaren möglich

Die kleinen Capillaren der Größenordnung von $6-11\,\mu$ umspinnen als enges Netz die gesamte Alveolarwand, ich möchte sie als Netzcapillaren bezeichnen. Sie sind die Arbeitscapillaren von Krogh und werden je nach Bedarf einmal mehr, einmal weniger durchströmt, in ihnen kann bei verlangsamter Strömung auch zeitweilig Blut gespeichert werden.

Das System der Netzcapillaren ist vielfach an das Stromcapillarnetz angeschlossen. Die wechselnde Durchblutung wird durch Sphinkteren an den Arteriolen und Venolen (von Hayek) und durch Pförtnerzellen am Abgang der Netzcapillaren geregelt.

In diese Vorstellung, die sich in die gegenwärtige Auffassung vom Capillarkreislauf an anderen Organen einfügt (Illig, Ehrich, Lit., Shorr) passen auch gut die Beobachtungen über den Lungenkreislauf während des Lebens (Wearn, Barr u. German), die von Hayek in der Abb. 200 seines Buches wiedergibt.

Wir werden also neben die bisherige Auffassung, daß alles Lungenblut die Netzcapillaren passieren müsse, die neue Ansicht stellen dürfen, daß das Netzcapillarsystem als Arbeitskreislauf nur fakultativ, das Stromcapillarsystem aber obligat von Blut durchflossen wird. Das Netzcapillarsystem überlagert die Stromcapillaren (siehe Schema Abb. 6a u. b).

Diese in der normalen Lunge regelmäßig und in allen Lungenabschnitten reproduzierbaren Ergebnisse unserer Untersuchungen über die Endstrombahn haben wir auf pathologische Verhältnisse übertragen. Ich zeige als erstes Beispiel ein hypostatisches Lungenödem. Das Füllungsbild erscheint bei dem geringen Luftgehalt der Lunge dicht, die Gefäße sind gedrückt, es läuft verhältnismäßig viel Kontrastmittel in das kleinere Lungenstück, obwohl keine Parenchymfüllung eintritt. Das Subsegment ist scharf begrenzt, arterielle Verbindungen zu Nachbarlobuli bestehen auch hier nicht. Auffällig ist, daß in allen Fällen von Ödem der venöse Rückfluß immer erst in einer späten Füllungsphase zu erzielen ist und gering bleibt. Die Passage ist im Zustand des hypostatischen Ödems erschwert. Ähnliche Ergebnisse haben die Durchströmungsversuche bei anderen Formen des Ödems gebracht (Abb. 7).

Als nächstes Beispiel wähle ich das Emphysem, das wir in vielen Graden seiner Ausprägung vorwiegend am Altersemphysem studiert haben.

In den kleineren Dimensionen des Subsegmentes und Lobulus wiederholt sich zunächst das aus der Klinik bekannte Bild der Aufhellung der gesamten Struktur und der Vergrößerung der Verzweigungswinkel an den Blutgefäßen (siehe auch SCHOENMACKERS). Darauf und auf andere Einzelheiten will ich hier nicht eingehen, sie werden später von meinem Mitarbeiter JUNGHANSS dargestellt.

Füllt man beim Emphysem vorsichtig und ohne Anwendung von nennenswertem Druck, dann tritt bereits in einer frühen Phase der Füllung ein venöser Rückfluß ein. Die abführenden Venen sind schon zu erkennen, obwohl das ganze Füllungsfeld noch hell ist. Auch in einer späteren Füllungsphase, in der mehr Kontrastmittel hineingegeben ist, ändert sich dieses Bild nur insoweit, als die Venenzeichnung deutlicher wird. Eine diffuse Parenchymverschattung, die als Zeichen einer Füllung der Netzcapillaren zu deuten wäre, tritt nicht ein (Abb. 8a u. b).

Am Lebenden hat RINK bei Emphysem die Beobachtung gemacht, daß das Arteriensystem sich bei der Arteriographie gut darstellen läßt, ebenso auch der venöse Abschnitt; eine capillare Füllungsphase wird aber nicht faßbar. Wir dürfen auf Grund unserer anatomischen Bilder, die bei jedem Emphysem in gleicher Weise zu erzielen sind, die Beobachtung von RINK damit erklären, daß dieser Effekt mit der Reduktion der Netzcapillaren zusammenhängt. Durch den

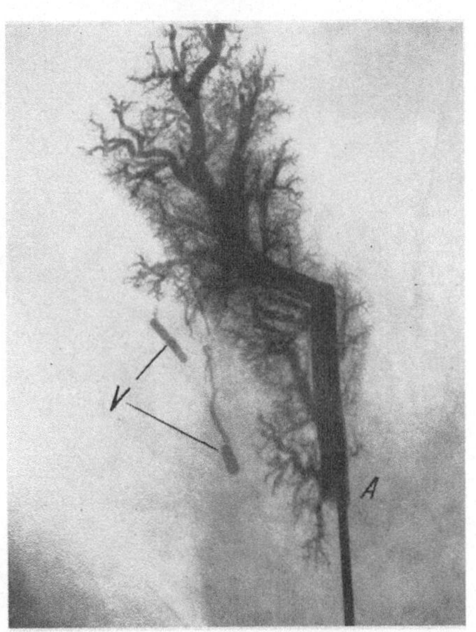

Abb. 7. Arteriogramm bei hypostatischem Lungenödem. *A* Arterie, *V* beginnender venöser Rückfluß

Schwund der Alveolen geht das alveoläre feinmaschige Capillarnetz bis auf geringe Reste verloren, es bleiben nur die Stromcapillaren übrig, durch die das Blut sehr rasch in die Venen übertritt.

Die Reduktion des Capillarnetzes bei Emphysem zeigt sich besonders deutlich bei der venösen Injektion. Das Füllungsfeld bleibt hell, auch wenn man erhebliche Mengen des Kontrastmittels injiziert und erhöhten Druck anwendet. Ein Übergang in die Arterien ist nur schwer zu erzielen.

Dieses Füllungsbild deckt sich mit den Befunden am Gewebsschnitt. Auch hier sehen wir beim Emphysem den Schwund der Alveolarstruktur durch Überdehnung des Acinus. Stromcapillaren finden sich nur noch in den Stümpfen der Alveolarsepten, die in die Emphysemblase hineinragen. Das Ausbleiben der capillaren Füllungsphase in der Arteriographie am Lebenden ist daraus leicht erklärbar.

Schwieriger ist die Beantwortung der Frage, ob diese Capillarreduktion zum Cor pulmonale in Beziehung steht. Eine einfache quantitative Relation in dem Sinne, daß die Entwicklung eines Cor pulmonale von einer bestimmten Grenze

4*

der Reduktion von Netzcapillaren an eintritt, scheint nicht zu bestehen. Wir sehen schweres Emphysem ohne Cor pulmonale und geringeres Emphysem mit deutlicher Rechtshypertrophie. Es hat den Anschein, als ob das Netzcapillar-

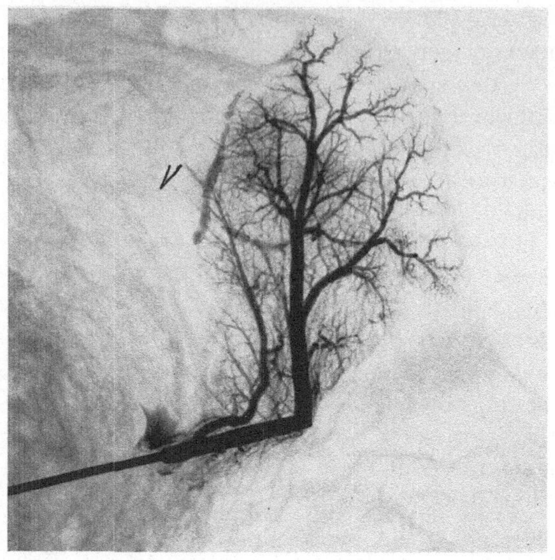

a

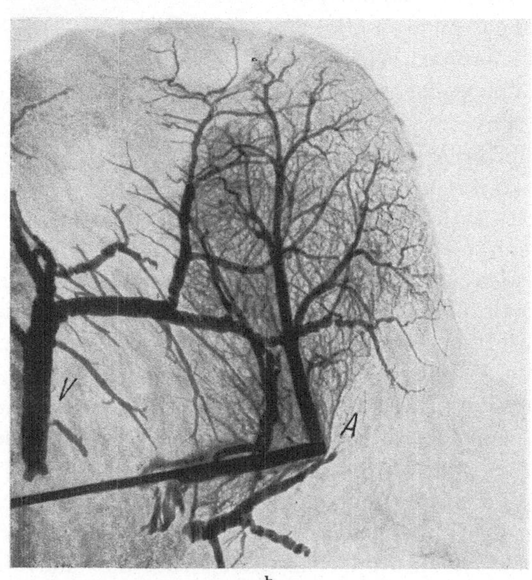

b

Abb. 8 a u. b. Subsegment bei Emphysem. a) früher venöser Rückfluß bei hellem Lungenfeld, b) geringe weitmaschige Stromcapillarzeichnung bei vollem venösem Rückfluß. *A* Arterie, *V* Vene

system nicht so viel mit dem Cor pulmonale zu tun hat, wie bisher angenommen wurde. Wollte man im Schwund der Netzcapillaren den Hauptgrund für die pulmonale Hypertonie sehen, dann müßte man sich wohl zunächst die Frage vorlegen, warum das Cor pulmonale so selten festgestellt wird (nach DELIUS in etwa 15%). Es scheint vielmehr, daß eine Erhöhung des Widerstandes im kleinen Kreislauf erst dann eintritt, wenn die Stromcapillaren in Mitleidenschaft gezogen werden. Hier werden wir auf die Hilfe der Physiologen angewiesen sein, wenn wir eine Aussage darüber machen sollen, von welchem Grad der Reduktion des Stromcapillarbettes an mit einer Erhöhung des Widerstandes im kleinen Kreislauf zu rechnen ist.

In den Erklärungsversuchen für das Cor pulmonale beim Emphysem müssen wir bei dieser Sachlage die Aortalisation des kleinen Kreislaufes als mögliche Ursache weiter gelten lassen. In diesem Punkt haben unsere Untersuchungen noch keine neuen Ergebnisse gebracht.

Zusammenfassung

Das Endstrombahngebiet der Lunge teilt sich in Netzcapillaren mit einer Weite von 6 bis 11 μ und in Stromcapillaren mit einer Weite von 20 bis 40 μ.

Die Netzcapillaren werden als Arbeitscapillaren fakultativ durchströmt. der Zustrom wird durch Sphinktermechanismen an ihren Abgängen aus den Stromcapillaren geregelt.

Die Stromcapillaren sind unter physiologischen Bedingungen ständig durchströmt, ihr Blut kann aus den Alveolen Sauerstoff aufnehmen.

Innerhalb der Lobuli sind bei der Jodipin-Durchströmung der Leichenlunge röntgenographisch keine weiteren Gefäßanastomosen darstellbar.

Die Lobulararterien sind Endarterien. Im Lungenmantel bestehen keine arteriellen Verbindungen zwischen benachbarten Lobuli.

Bronchialarterien lassen sich über intrapleurale Anastomosen von der Arteria pulmonalis auffüllen.

Im Lungenödem ist die Passage des Kontrastmittels durch die Stromcapillaren erschwert und verlangsamt, in der Emphysemlunge erleichtert und beschleunigt.

Der am Lebenden festgestellte rasche Durchfluß des Kontrastmittels bei Emphysem ist Folge der Reduktion der Netzcapillaren.

Literatur

DELIUS, L.: Verh. dtsch. Ges. Kreislaufforsch. **21**, 337 (1955).
EHRICH, W.: Entzündung, Handbuch der Allgemeinen Pathologie, VII, 1, 1956.
GIESE, W.: Verh. Ges. inn. Med. **1956**, 12 (dort weitere Lit.).
HAYEK, H. v.: Die menschliche Lunge. Springer-Verlag 1953.
ILLIG, L.: Klin. Wschr. **1953**, 366.
KROGH, A.: Anatomie und Physiologie der Kapillaren. Monographien der Physiologie 1924.
MATTHES, K.: Verh. Ges. inn. Med. 1956, Diskussionsbemerkung.
MEESSEN, H.: Verh. dtsch. Ges. Kreislaufforsch. **17**, 25 (1951).
ROSSIER, PH.. A. BÜHLMANN u. K. WIERINGER: Physiologie und Pathophysiologie der Atmung. Springer-Verlag 1956.
SCHOENMACKERS, J., u. H. VIETEN: Fortschr. Röntgenstr. **76**, 24 (1952).

Aus dem Pathologischen Institut der Medizinischen Akademie in Düsseldorf
(Direktor: Prof. Dr. med. H. MEESSEN)

Elektronenmikroskopische Untersuchungen des experimentellen Lungenödems *

Von

H. MEESSEN und H. SCHULZ

Mit 5 Abbildungen

In der Entwicklung eines Lungenödems sind die Transsudation und die Ansammlung von Flüssigkeit im Blut-Luft-Weg von besonderer Bedeutung für die Erschwerung des Gasaustausches zwischen Capillarblut und Alveolarluft. Das Lungenödem ist verursacht durch das Zusammenwirken von verschiedenen pathophysiologischen Faktoren, die untereinander in komplexer Beziehung stehen. Die aus den Lungencapillaren filtrierte Flüssigkeitsmenge wird von der Höhe des Capillardruckes, von der Oberfläche des Capillarbettes, vom capillären Blutstrom je Zeiteinheit, vom onkotischen Druck des Plasmas und von der Capillarpermeabilität bestimmt; außerdem gehört zu diesen Faktoren der Lungengewebsdruck, der bei der Lungenstruktur niedrig ist.

Über das experimentelle Lungenödem liegt ein umfangreiches Schrifttum vor. In hämodynamischen Studien betonen HAYWARD, COURTICE und KORNER sowie PAINE, BUTCHER, HOWARD und SMITH, daß ein Lungenödem erst dann auftrete, wenn der Filtrationsdruck der Lungencapillaren den kolloidosmotischen Druck übersteige. Die Wirkung einer veränderten Lungencapillarpermeabilität für die Entstehung eines Lungenödems untersuchten DRINKER, CHAMBERS und ZWEIFACH. Über die Beziehungen zwischen Permeabilität und Eiweißdurchlässigkeit der Capillaren berichten PAPPENHEIMER, CONWAY, TAKEO sowie GEYER, KEIBL und KÖLBL. RICHTER, TENNEKOON sowie HESSE und LOOSLI nehmen an, daß bei α-Naphthylthioharnstoff- und Thiosemicarbazidvergiftung das Lungenödem durch eine zeitlich begrenzte Capillarschädigung verursacht werde. Zahlreiche Autoren (KOENIG, KRAMER, JAQUES, MACKAY und JORDAN, GALLINI und BEANI, WRIGHT und WHITTEN, DE VITA und MANNINO, GOTTSEGEN, SZAM und CSORNAY) konnten in Experimenten nachweisen, daß durch die Verabreichung von pharmakologisch wirksamen Substanzen sich entweder ein Lungenödem hervorrufen läßt oder die Entwicklung des Ödems abgeschwächt oder gar verhindert wird. Auch neurogene Faktoren sind für die Entstehung eines experimentellen Lungenödems angeführt worden (MACKAY, NOORDENBOS, CAMERON und DE). Für die

---

* Aus dem Referat von MEESSEN werden hier nur die Untersuchungen über das Lungenödem gebracht; für die Ausführungen über die Lunge bei Mitralstenose und für die Befunde nach Versuchen mit O_2- und CO_2-Atmung wird auf folgende Arbeiten verwiesen: MEESSEN, H.: Die Lunge bei Mitralstenose. Dtsch. med. Wschr. 1956, 1445. — BAYER, O., F. GROSSE-BROCKHOFF, F. LOOGEN u. H. MEESSEN: Vergleichende klinische pathophysiologische und pathologisch-anatomische Untersuchungen bei Mitralstenose. Arch. Kreislaufforsch. 26, 238—256 (1957). — SCHULZ, H.: Elektronenoptische Untersuchungen der normalen Lunge und der Lunge bei Mitralstenose. Virchows Arch. 328, 582 (1956). SCHULZ, H.: Über den Gestaltwandel der Mitochondrien im Alveolarepithel unter O_2- und CO_2-Atmung. Naturwiss. 43, 205 (1956).

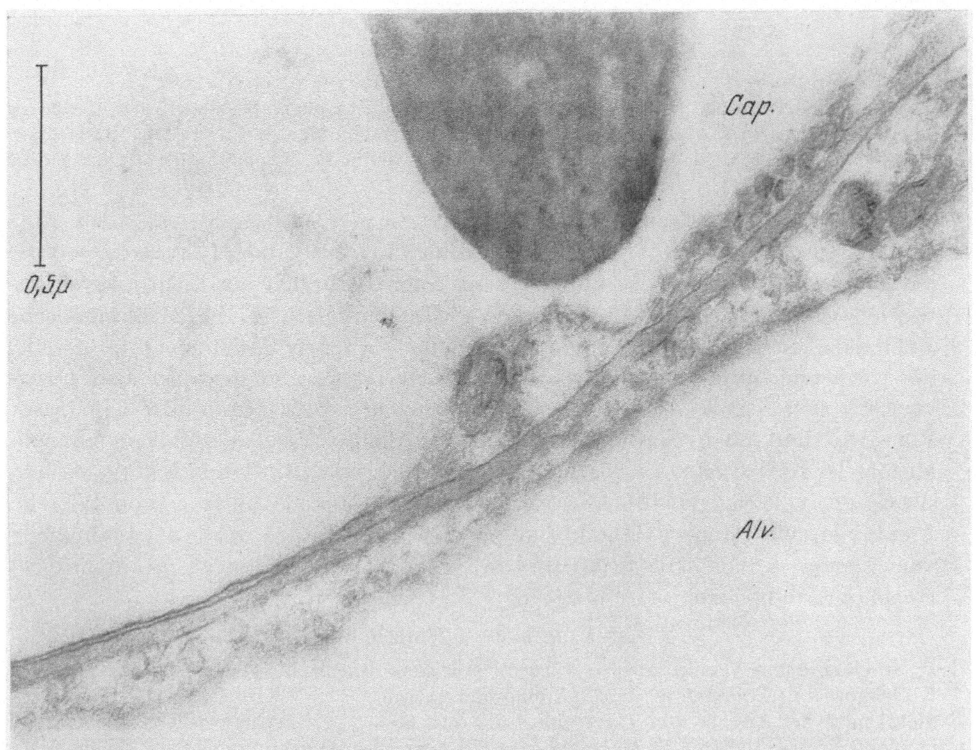

a

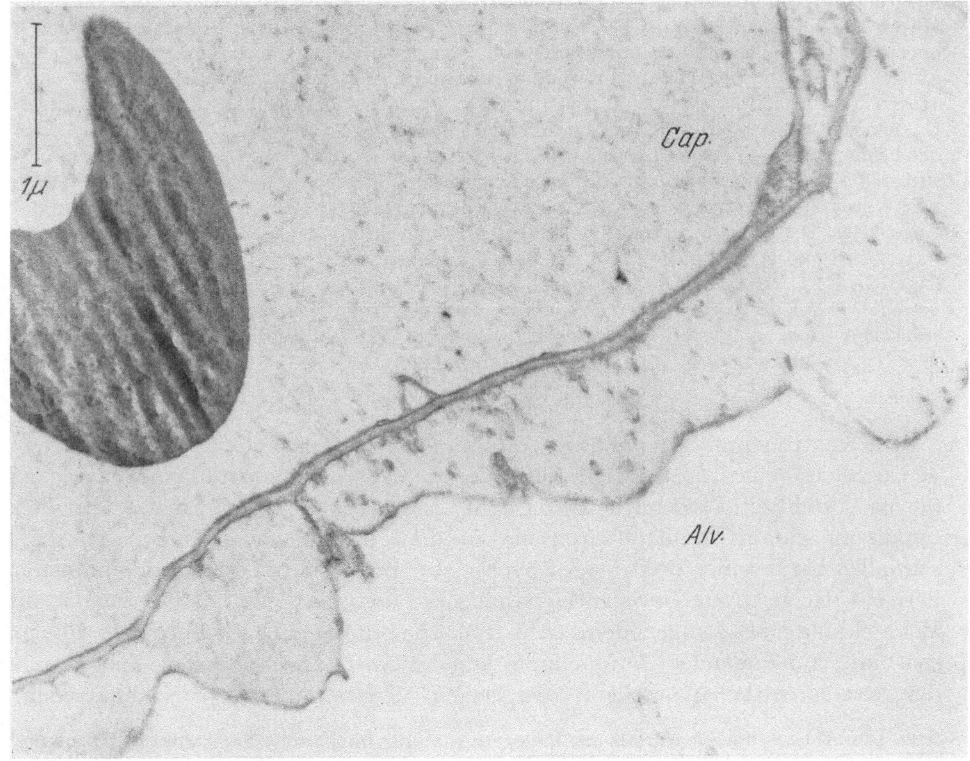

b

Abb. 1 a u. b. a) Normale Rattenlunge. Blut-Luft-Weg. Die Bezeichnungen der Membranen sind aus der schematischen Darstellung ersichtlich. Archiv-Nr.: 911/56. Elektronenoptisch: 32700:1, Abb.: 66000:1. b) Rattenlunge. Intraepitheliales Ödem. CO₂-Versuch. Schwellung der Alveolarepithelzelle mit intakten Membranen. Archiv-Nr.: 1353/56. Elektronenoptisch: 7900:1, Abb.: 24000:1. *Cap.* Capillarlumen. *Alv.* Alveolarlumen

Kompensationsvorgänge beim Ödemgeschehen ist das Lymphgefäßsystem wichtig, weil es das Gewebswasser abtransportiert. Nach den Untersuchungen von Földi, Rusznyak, Szabo und Kepes wird das Lungenödem manifest, wenn die Kapazität der Lymphgefäße überschritten wird.

Umfassende Darstellungen zur Pathogenese des Lungenödems geben Altschule, Hayward, Voegtlin, Mordeglia, Levere und Hilden. Über die pathologische Anatomie des Lungenödems nach Befunden der Lichtmikroskopie wurde ausführlich von Ceelen und von v. Hayek berichtet. Submikroskopische Befunde über das experimentelle Lungenödem wurden bisher nicht mitgeteilt; die Ultrastruktur der normalen menschlichen Lunge und der normalen Lunge verschiedener Tierarten wurde schon untersucht. Swigart und Kane, Low. Policard und auch Schlipköter befaßten sich vor allem mit der Lungenalveole der Ratte; Kisch sowie Karrer und auch Bargmann und Knoop berücksichtigten vorwiegend die Ultrastruktur der Lungencapillaren von Vögeln. Amphibien und Säugern. Die normale menschliche Lunge wurde — unabhängig voneinander — von Gieseking und in eigenen Untersuchungen (Schulz) elektronenoptisch beobachtet.

Untersuchungsmethodik

In einer ersten Versuchsgruppe wurden erwachsene Ratten intraperitoneal mit 30 mg/kg Körpergewicht Thiosemicarbazid (Aminothioharnstoff, $H_2N \cdot NH \cdot CS \cdot NH_2$, Mol.-Gew. 91,12) nach der Angabe von Tennekoon und mit 50 mg/kg Körpergewicht α-Naphtylthioharnstoff (Antu, $C_{11}H_{10}N_2S$, Mol.-Gew. 202,27) nach der Angabe von Richter behandelt. Die Tiere wurden 10, 20 und 50 min nach der Injektion getötet. In einer zweiten Versuchsgruppe erzeugten wir an Ratten in Nembutalnarkose ein mechanisches Stauungsödem durch operative Abschnürung des Hauptstammes der Vena pulmonalis eines Lungenlappens. Die Lungenlappen wurden einmal nach 5 min, ein anderes Mal nach 15 min entfernt. In einer dritten Versuchsreihe wurden Ratten desselben Stammes bei normalem Luftdruck einem Gasgemisch von 3% CO_2 mit Luft oder konzentriertem O_2 ausgesetzt. Die Lungenstückchen der beiden ersten Versuchsgruppen wurden nach Sjöstrand (p_H: 7,4), die der dritten Versuchsreihe nach Palade (p_H: 7,4) fixiert. Die Gewebsstückchen wurden nach dem Verfahren von Newman, Borysko und Swerdlow in n-butyl-methyl-Methacrylat (Mischung 10:1) eingebettet. Die Schnitte fertigten wir mit den Ultramikrotomen nach Sjöstrand und nach v. Borries und Huppertz an. Für die Aufnahmen benutzten wir das Siemens ÜM 100 und das RCA EMU 2 c[1]. Die Originalvergrößerung der elektronenmikroskopischen Aufnahmen beträgt 7900 : 1 bis 32700 : 1. Zu lichtmikroskopischen Kontrollen wurden von allen Lungenstückchen Teile in Paraffin eingebettet, geschnitten und mit Hämatoxylin-Eosin, nach van Gieson und mit der Elasticafärbung dargestellt.

Elektronenmikroskopische Befunde

Die elektronenmikroskopischen Aufnahmen zeigen pathologische Veränderungen an allen Strukturen des Blut-Luft-Weges. In den Anfangsstadien des Lungenödems besteht ein intraepitheliales Ödem. Die Alveolarepithelfortsätze über den Capillaren, die in Kontrolltieren bis zu 0,1 μ schmal sein können (Abb. 1 a), schwellen bis zu einer Breite von 2,5 μ an. Im Bereich der Capillarvorwölbungen herrscht der geringste Gewebswiderstand, und deshalb kommt es hier zuerst zur Entwicklung eines Lungenödems (Abb. 1 b). Die schmalen Epithelfortsätze wölben sich mit zunehmender Aufquellung kugelig vor. Die seitlichen Zellgrenzen der Alveolarepithelien verlieren den engen Kontakt zu den Nachbarzellen.

---

[1] Die Abb. 2 und 3 wurden im Laboratorium für biologische Feinstruktur-Forschung (Leiter: Dr. F. S. Sjöstrand) der Anatomischen Abteilung des Karolinska Institutes in Stockholm angefertigt.

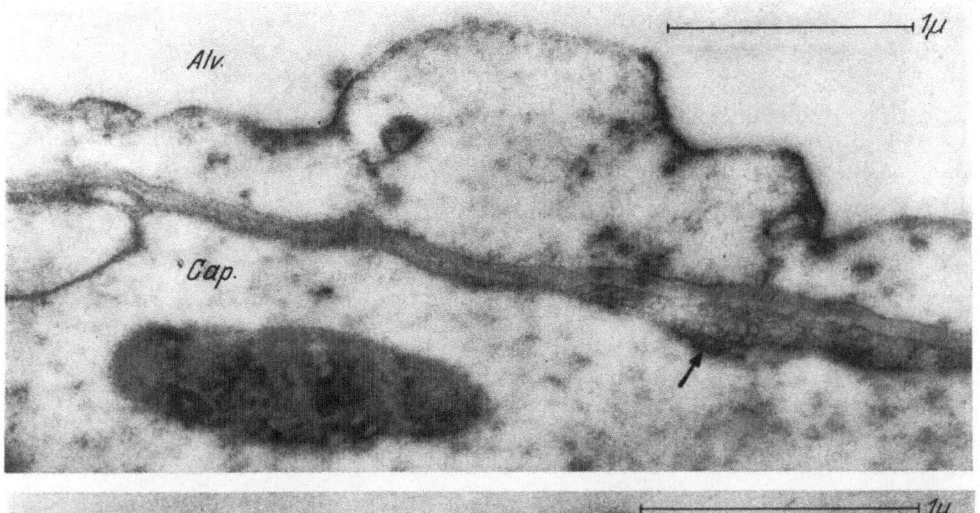

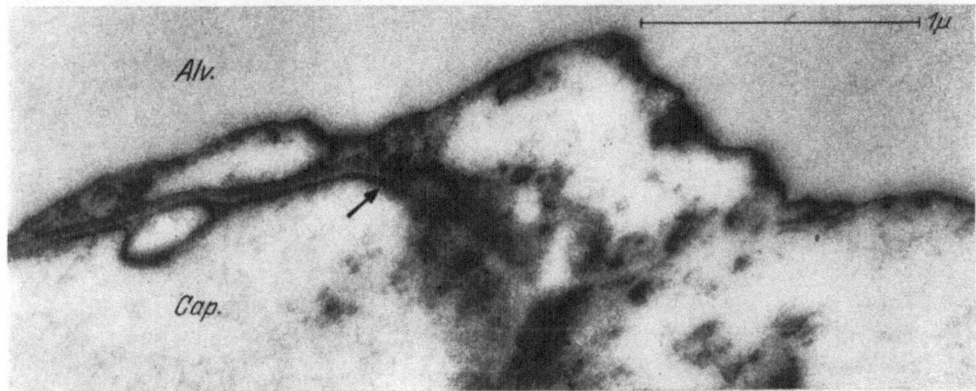

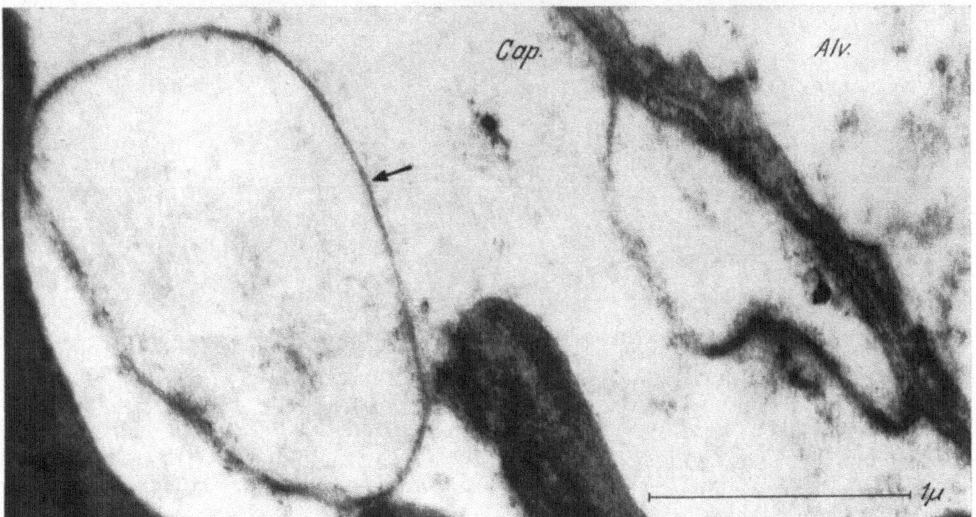

Abb. 2 a—c. Rattenlunge. Veränderungen des Endothels und des periendothelialen Streifens. a) Bei → viele kleine Vacuolen des Endothels. Links zwei größere Vacuolen. Die zum Capillarlumen vorgewölbte Vacuole besitzt zwei Membranen. Beginnendes Ödem des Epithels. Archiv-Nr.: 12045 A/56. Elektronenoptisch: 11200:1, Abb.: 40800:1. b) Auflösung des Membransystems der Capillarwand mit homogener Aufquellung und Verbreiterung des periendothelialen Streifens. Beginn der Auflösung bei →. Links eine Endothelblase mit sekundärer Membran. Archiv-Nr.: 13080 D/56. Elektronenoptisch: 8600:1, Abb.: 45800:1. c) Zwei große Endothelblasen. Bei → sind zwei Membranen einer Endothelblase zu erkennen. Ödemflüssigkeit in der Alveole. Archiv-Nr.: 12043 B/56. Elektronenoptisch 11200:1, Abb.: 43700:1

Sind die Aufquellung und die kugelige Abrundung der Alveolarzellen sehr
ausgeprägt, so können die Capillarwände frei zur Alveolarlichtung liegen
(Pfeil Abb. 4); die unter normalen Bedingungen kontinuierliche Auskleidung
der Lungenalveole besteht dann nicht mehr. Entsprechende Formveränderungen

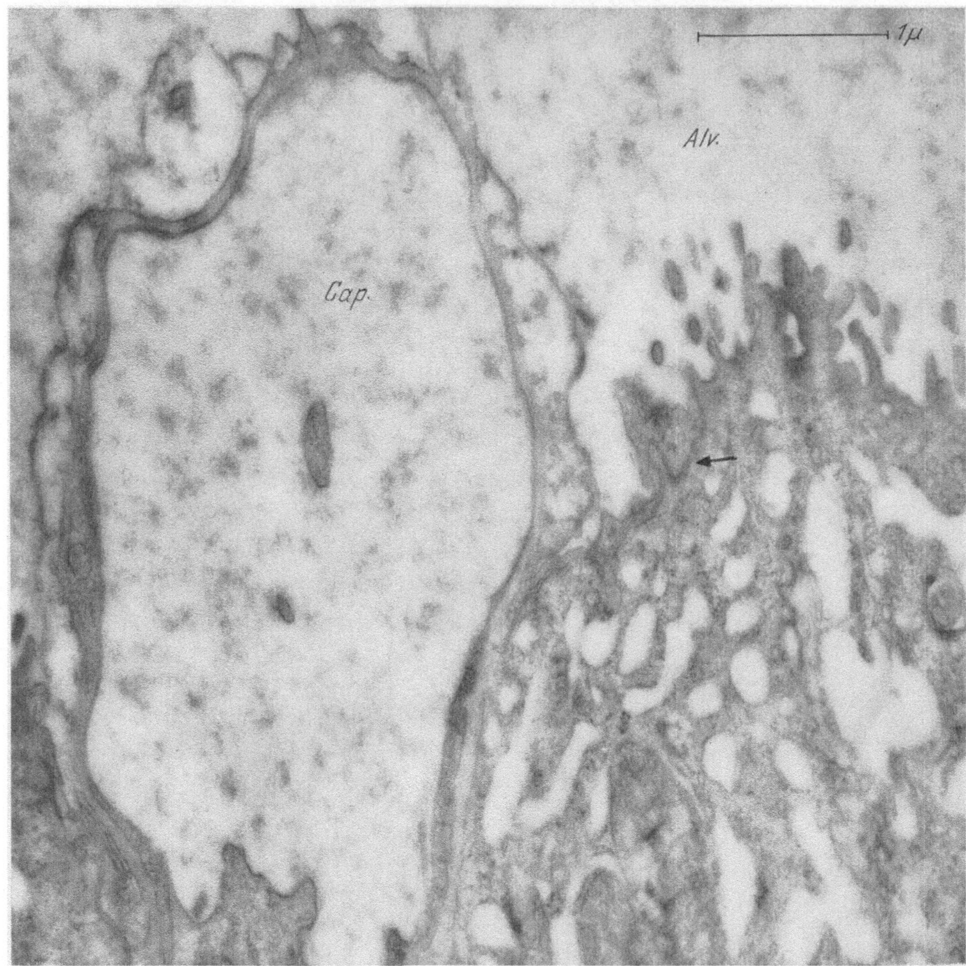

Abb. 3. Lungencapillare und Alveolarepithelzelle im Querschnitt. Tubuläre und vacuoläre ödematöse Durchsetzung
der in der Alveolarbucht liegenden Epithelzelle. Zellgrenze des Epithels durch Pfeil markiert. Archiv-Nr.: 12260
A/56. Elektronenoptisch: 8600:1. Abb. 31000:1

der Alveolarzellen konnte v. HAYEK beim Lungenödem schon in lichtmikroskopischen Untersuchungen feststellen. In der Entwicklung des Ödems kommt
es primär nicht zu einer Abhebung der Epithelzellen von den Capillarwänden.
die basale Membran der Epithelzellen bleibt auch beim Ödem eng an den periendothelialen Streifen gebunden. Die zur Alveole gerichtete Epithelmembran ist in
den Anfangsstadien des Lungenödems nicht unterbrochen; erst wenn durch
maximale Schwellung der Epithelzellen die zum Luftraum gerichteten Alveolar-
membranen reißen, kann sich ein intraalveoläres Ödem entwickeln. Ein typisches

intraalveoläres Ödem findet sich elektronenoptisch auch in Alveolen, an denen die im Schnitt getroffenen Alveolarepithelien nicht gequollen sind; hier kommt das Ödem entweder von anderen Alveolen oder von gerissenen Membranen anderer Alveolarseiten her.

Die cytoplasmatische Matrix der Alveolarepithelzellen zeigt bei der Entwicklung des Lungenödems ein unterschiedliches Verhalten; sie ist in den Epithelfortsätzen über den Capillarvorwölbungen aufgehellt, enthält keine Mitochondrien

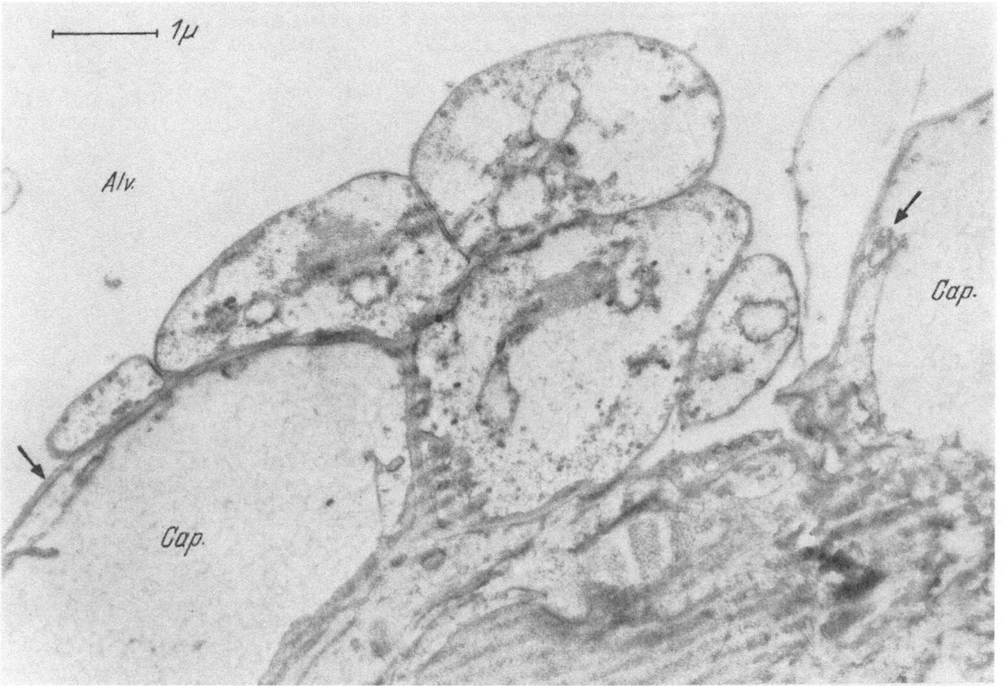

Abb. 4. Schwellung und Abrundung der Alveolarzellen beim experimentellen Lungenödem. Rechts: Abhebung der zur Alveole gerichteten Alveolarmembran. Pfeil rechts: Zerstörung der Endothelzelle. Pfeil links: Capillarwand liegt „nackt" zur Alveole. Archiv-Nr.: 1345/56. Elektronenoptisch: 7900:1, Abb.: 16600:1

und besteht nur aus feinen fädigen Strukturen und einzelnen, sehr kleinen ovalen Gebilden, die den Zellgrenzen anliegen. Die in den Alveolarbuchten liegenden kernhaltigen Abschnitte der Alveolarzellen enthalten Tubuli und Vacuolen (Abb. 3). Andere Alveolarepithelien haben den Charakter von Plasmazellen und weisen ein ausgeprägtes Ergastoplasma auf. In einigen Alveolarzellen finden sich Reste von umgewandelten Mitochondrien sowie opake und osmiophile Körper mit kontrastreichen Granula.

Am periendothelialen Streifen sind bei den mit Thiosemicarbazid behandelten Tieren Unterbrechungen der basalen Membran der Alveolarepithelien und der Capillarendothelien nachzuweisen. Die basale Membran des Alveolarepithels besitzt 210—315 Å weite schleusenartige Öffnungen (vgl. Schema. Abb. 5). Der periendotheliale Streifen ist nicht von Poren durchsetzt, er besteht aus einer dichten homogenen Substanz von geringer Osmiophilie. Auf anderen Bildern zeigt der periendotheliale Streifen eine homogene Aufquellung und eine Verbreiterung bis zu $0,4\,\mu$. Wir rechnen diese Veränderung zu den Spätstadien des Lungenödems, da die normale Struktur der Capillarwand mit ihren scharf konturierten Membranen nicht mehr zu erkennen ist (Abb. 2b).

Im Capillarendothel lassen sich bei den Kontrollfällen und im Beginn des Lungenödems an den Tieren der Versuchsgruppen zahlreiche dicht aneinander-

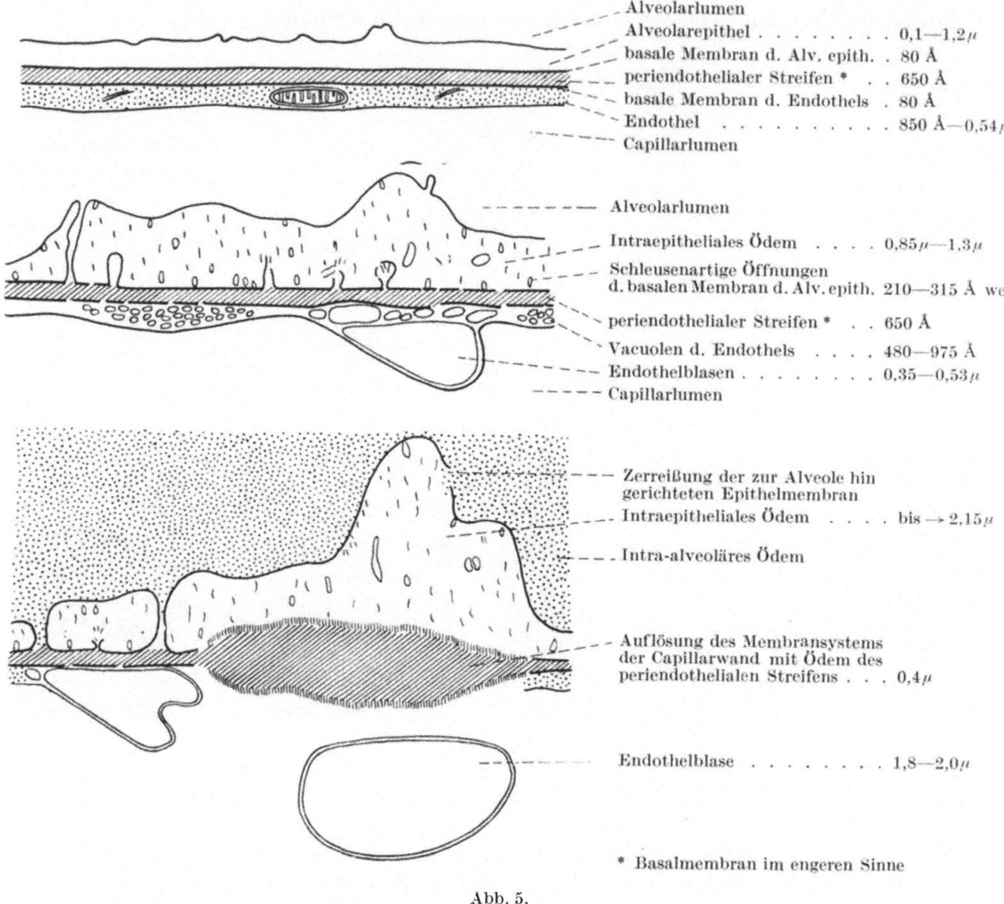

Abb. 5.
Schema: Stadien der Entwicklung eines experimentellen Lungenödems im Bereich des Blut-Luft-Weges bei der Ratte

liegende, etwa 500—1000 Å große Vacuolen nachweisen, die zum Cytoplasma durch einfach-konturierte Membranen begrenzt sind (Pfeil Abb. 2a). Die kleinen Vacuolen können beim Lungenödem zu $2\,\mu$ großen, mit Ödemflüssigkeit angefüllten, runden oder ovalen Blasen zusammenfließen. An den dünnen Schnitten ist nicht zu beurteilen, ob die Endothelblasen sich von den Endothelien loslösen und als freibewegliche Blasen in der Blutbahn vorkommen. Im Endstadium haben die Endothelblasen doppelt-konturierte Membranen, die aus zwei Eiweißschichten bestehen (Abb. 2c). Die äußere, später hinzukommende Membran wird von der zum Capillarlumen gerichteten Endothelmembran gebildet.

Im CO_2-Versuch zeigen die Lungencapillaren eine maximale Dilatation; das Endothel besteht nur noch aus einer 100—150 Å dicken osmiophilen Doppelmembran. Die Cytoplasmafüßchen der Alveolarepithelien sind im Kohlensäureversuch — im Vergleich mit der normalen Rattenlunge und den Lungen der ersten beiden Versuchsgruppen — vermehrt und vergrößert; sie sind bis zu $0,6\,\mu$ lang und 500 Å breit. Das Chondriom der Alveolarzellen ist vergrößert; die einzelnen Mitochondrien weisen charakteristische Veränderungen an den Innenmembranen auf, die wir im Schnitt als „bandförmige Transformation" beschrieben haben (SCHULZ).

Erörterung der Ergebnisse

Auf Grund unserer Untersuchungen können wir über die Veränderungen innerhalb des Blut-Luft-Weges genauere Aussagen über den Diffusionsweg der Atemgase zwischen Alveolarluft und Capillarblut machen. Bisher war es nicht möglich, den Weg der Gasdiffusion durch das „alveolo-capilläre Membransystem" zu messen. Nach unseren Messungen beträgt der mittlere Weg des Blut-Luft-Weges im Anfangsstadium des Lungenödems in der Rattenlunge $1,8\,\mu$, im Spätstadium $2,5\,\mu$ (Normalwert $0,6\,\mu$); diese Werte sind aus den jeweils kürzesten Entfernungen zwischen Capillarlumen und Alveolarlumen errechnet. Morphologisch hat das Lungenödem in unseren drei Versuchsgruppen ein gleiches Aussehen, so daß die Werte sowohl für das mechanisch erzeugte Stauungsödem als auch für das vom Blut- oder Luft-Weg her bewirkte Ödem gelten.

Im Beginn und im Ablauf des Lungenödems treten parallel zur Schwellung der Alveolarzellen Veränderungen an den Endothelien und am periendothelialen Streifen auf. Die Auflösung des Membransystems der Capillarwand sowie die schleusenartigen Öffnungen und Unterbrechungen der basalen Membran des Epithels sind jedoch nicht die einzigen Ursachen für eine Störung der Permeabilität. Die Transsudation einer eiweißarmen Flüssigkeit in die Alveolarzelle ist auch bei morphologisch intakten Membranen möglich. Die Frage der Resorption der Flüssigkeit konnte noch nicht geklärt werden. In den Alveolarsepten der Rattenlunge gibt es keine Lymphgefäße; auch fehlen im Bereich des Blut-Luft-Weges Spalträume, wie wir sie in der menschlichen Lunge fanden, aus denen die Flüssigkeit abströmen könnte. Beim Lungenödem ist lediglich eine geringe Verbreiterung der intercellulären Räume mit einer Schwellung der kollagenen Fasern nachzuweisen.

Besondere Beachtung verdienen die Endothelblasen. Unter nicht mehr physiologischen Bedingungen konnte SINAPIUS mit dem Phasenkontrastmikroskop an abgeschabten Aortenendothelien des Schweines den Vorgang blasiger Quellung beobachten. ZOLLINGER bezeichnete die blasenförmige Quellung als „Potocytose". und SCHIER konnte nachweisen. daß die blasenförmige Quellung von Teilen des Cytoplasmas sowohl in isotonischen als auch in hypotonischen und hypertonischen Lösungen vor sich geht. Nach SHEAR nehmen hydrophile Kolloide des Cytoplasmas aus ihrer Umgebung Flüssigkeit auf. Nach unseren Befunden erfolgt die blasige Quellung an den Endothelzellen der Lungencapillaren nur zur Blutseite hin. Die Endothelblasen entstehen beim Lungenödem aus 500—1000 Å großen eiweißhaltigen Vacuolen. die im Cytoplasma der Endothelzellen liegen. Diese kleinen Vacuolen quellen zu großen Blasen auf und erhalten bei der Vorwölbung zum Capillarlumen von der Membran der Endothelzelle eine sekundäre Membran. Die Doppelmembran der Endothelblasen mißt nur 120—160 Å.

Zusammenfassung

Bei experimentellem Lungenödem entwickelt sich zunächst ein intraepitheliales Ödem der dünnen Fortsätze der Alveolarepithelien, die die Alveolen auskleiden. An der basalen Membran der Epithelien kommt es später zu schleusenartigen Öffnungen, ohne daß aber das Epithel von dem periendothelialen Streifen abgehoben würde. Das Cytoplasma der Alveolarepithelien wird in der Nähe ihrer Kerne tubulär und alveolär umgewandelt. In einem späteren Stadium reißt die Oberfläche der Membran des Alveolarepithels ein, so daß Flüssigkeit in den Alveolarraum einströmt. Durch die Abkugelung der Alveolarepithelien sind schließlich einzelne Stellen der Alveolarwand nicht mehr mit Epithel bedeckt. Der periendotheliale Streifen ist auch bei manifesten Ödemen nicht von Poren durchsetzt; erst in späteren Stadien des Ödems quillt er auf und wird aufgelöst. Am Endothel finden sich zunächst feine Blasen, die zu groben Blasen zusammenfließen können und die dann auch anscheinend isoliert in der Lichtung liegen. Die äußere Membran dieser Blasen ist die Zellmembran.

Literatur

Altschule, M. D.: Klin. Wschr. **1956**, 169—174.
Bargmann, W., u. A. Knoop: Z. Zellforsch. **44**, 263—281 (1956).
Cameron, G. R., and S. N. De: J. of Path. **61**, 375—387 (1949).
Ceelen, W.: Lungenödem. Handbuch der speziellen pathologischen Anatomie und Histologie, III/3, S. 132—145. Berlin-Göttingen-Heidelberg: Springer-Verlag 1931.
Chambers, R., and B. W. Zweifach: J. Cellul. Comp. Physiol. **15**, 255—272 (1940).
Conway, D. J.: Amer. Med. Assoc. Amer. J. Dis. Childr. **86**, 4, 502—503 (1953).
Courtice, F. C., and P. J. Korner: Austral. J. Exper. Biol. a. Med. Sci. **30**, 511—526 (1952).
Drinker, C. K.: Pulmonary edema and inflammation. Cambridge, Mass.: Harvard Univ. Press. 1950.
Földi, M.: Z. inn. Med. **10**, 483—491 (1955).
—, I. Rusznyák and Gy. Szabó: Acta med. (Budapest) **3**, 259—277 (1952).
—, I. Kepes, I. Rusznyák u. Gy. Szabó: Acta med. (Budapest) **7**, 345—369 (1955).
Gallini, R., e L. Beani: Riv. crit. clin. med. **52**, 4, 233—260 (1953).
Geyer, G., E. Keibl u. H. Kölbl: Z. exper. Med. **122**, 1—13 (1953).
Gieseking, R.: Beitr. path. Anat. **116**, 177—200 (1956).
Gottsegen, G., J. Szám and M. Csornay: Magy. Belorv. Arch. **7**, 49—53 (1954).
— — —: Acta med. Hung. **6**, 367—378 (1954).
Hayek, H. v.: Klin. Wschr. **1943**, 637—638.
— Z. Anat. **115**, 436 (1951).
— Wien. klin. Wschr. **1953**, 740—743.
Hayward, G. W.: Brit. Med. J. **1955**, No. 4926, 1361—1367.
Hesse, F. E., and C. G. Loosli: Anat. Rec. **105**, 299—323 (1949).
Hilden, T.: Acta med. scand. (Stockh.) **136**, Suppl. Bd. **234**, 162—171 (1949).
Jaques, R.: Brit. J. Exper. Path. **35**, 209—213 (1954).
Karrer, H. E.: Bull. Johns Hopkins Hosp. **98**, 65—85 (1956).
Kisch, B.: Exper. Med. a. Surg. **13**, 101—117 (1955).
Koenig, H., and R. Koenig: Proc. Soc. Exper. Biol. a. Med. **70**, 375—380 (1949).
Kramer, M.: Arch. exper. Path. u. Pharmakol. **225**, 82—85 (1955).
Levere, A. H.: Med. Times (Great Neck) **83**, 381—390 (1955).
Linzbach, A. J.: Z. Zellforsch. **37**, 554—572 (1952).
Low, F. N.: Anat. Rec. **117**, 241—264 (1953).

MACKAY, E. M.: Proc. Soc. Exper. Biol. a. Med. **74**, 695—697 (1950).

—, M. D. JORDAN and L. L. MACKAY: Proc. Soc. Exper. Biol. a. Med. **72**, 421—424 (1949).

MORDEGLIA, M.: Prensa méd. argent. **40**, 1641—1645 (1953).

NEWMAN, S. B., E. BORYSKO and M. SWERDLOW: J. Res. Nat. Bureau Standards **43**, 183 (1949).

NOORDENBOS, W.: Fol. psychiatr. neerl. **57**, 405—410 (1954).

PAINE, R., H. R. BUTCHER, F. A. HOWARD and J. R. SMITH: J. Labor. a. Clin. Med. **34**, 1544—1553 (1949).

PAPPENHEIMER, J. R.: Physiol. Rev. (Washington) **33**, 387—423 (1953).

POLICARD, A., A. COLLET et L. GILTAIRE RALYTE: Presse méd. **1954**, 1775—1777.

RICHTER, C. P.: Thor. Surg. **23**, 66—91 (1952).

ROSSIER, P. H., A. BÜHLMANN u. K. WIESINGER: Physiologie und Pathophysiologie der Atmung. Berlin-Göttingen-Heidelberg: Springer-Verlag 1956. S. 43: Gasdiffusion durch die „alveolo-capilläre Membran".

SCHLIPKÖTER, H. W.: Dtsch. med. Wschr. **1954**, 1658/59, 1675.

SCHULZ, H.: Virchows Arch. **328**, 582—604 (1956).

— Naturwiss. **43**, 205—206 (1956).

SHEAR, M. J.: Amer. J. Cancer **23**, 771—783 (1935).

SINAPIUS, D.: Z. Zellforsch. **44**, 441—455 (1956).

SJÖSTRAND, F. S.: J. Cellul. a. Comp. Physiol. **42**, 15 (1953).

SWIGART, R. H., and D. J. KANE: Anat. Rec. **118**, 57—72 (1954).

TAKEO, K.: Tohôku J. Exper. Med. **62**, 353—358 (1955).

TENNEKOON, G. E.: J. of Path. **67**, 341—347 (1954).

VISSCHER, M. B.: Circul. Res. N. Y. **2**, 4, 291—293 (1954).

VITA, P. DE, e N. MANNINO: Bol. Soc. ital. biol. sper. **30**, 362—365 (1954).

VOEGTLIN, R.: Strasbourg méd. **6**, 652—657 (1955).

WRIGHT, F. B., and W. K. WHITTEN: J. of Path. **66**, 63—79 (1953).

ZOLLINGER, H. U.: Amer. J. Path. **24**, 545 (1948).

I. Medizinische Klinik der Medizinischen Akademie, Düsseldorf

Pathophysiologie des Lungenkreislaufs

Von

F. GROSSE-BROCKHOFF

Mit 8 Abbildungen

Spielt schon physiologischerweise die humorale und nervöse Regulation des Lungenkreislaufs eine wesentlich geringere Rolle als im großen Kreislauf, so tritt ein *druckpassives* Verhalten des Lungenkreislaufs unter pathologischen Zuständen erst recht in den Vordergrund. Die am meisten interessierenden Größen sind das *Stromvolumen*, der *Blutdruck* und der *Strömungswiderstand*. Man könnte ähnlich wie im großen Kreislauf eine patho-physiologische Einteilung nach diesen Größen vornehmen. Es wäre dann schwierig, die so wichtigen Zustände der Rückstauung ohne Zwang unterzuordnen. Vor allem aber würde eine solche Einteilung deswegen auf Schwierigkeiten stoßen, weil sich unter pathologischen Verhältnissen anfänglich bestehende niedrige Strömungswiderstände mit der Zeit häufig in hohe Strömungswiderstände umwandeln. Der so wichtige *Zeitfaktor* macht die Situation hämodynamisch für den Lungenkreislauf besonders schwierig, da unter krankhaften Bedingungen vielfach mit der Zeit die Gefäße und das Herz einen anatomischen Umbau erfahren. Es wurde daher eine Einteilung gewählt, die sowohl den strömungsdynamischen Prinzipien wie auch den mit der Zeit eintretenden Abwandlungen der strömungsdynamischen Verhältnisse am ehesten gerecht werden dürfte.

1. Zustände mit gesteigerter Lungendurchblutung

Die *angeborenen* Herz- und Gefäßanomalien mit „Links-Rechts"-Shunt sind besonders eindrucksvolle Naturbeispiele für Veränderungen der Hämodynamik des Lungenkreislaufs bei gesteigerter Lungendurchblutung. Für die Pathophysiologie sind sie aus zweifachen Gründen von besonderem Interesse. Einmal lassen sich bei diesen Anomalien die Beziehungen zwischen Stromvolumen und Widerstand der Strombahn besonders eindeutig aufzeigen, zum anderen sind die Rückwirkungen auf das Herz speziell in Hinsicht auf die Belastung des linken oder des rechten Herzens aufschlußreich (Lit. s. GROSSE-BROCKHOFF 1951).

a) Die aorto-pulmonalen Fistelverbindungen

Diese Anomalien beruhen in der Regel auf einer Persistenz der fetalen Verbindungen zwischen Aorta und Arteria pulmonalis. Meist bestehen sie in Form des offenen *Ductus arteriosus Botalli*, selten in Form des sog. *aorto-pulmonalen Septumdefektes*. Die Erhöhungen des pulmonalen Stromvolumens können je nach Weite bzw. Länge des Defektes erheblich sein. Mit zunehmendem Lungendurchfluß nimmt der Strömungswiderstand in der Lunge zunächst steil, dann flacher werdend, ab (s. Abb. 1).

Die Beziehungen zwischen Stromvolumen und Strömungswiderstand gestalten sich hier ganz ähnlich wie sie auch unter tierexperimentellen Bedingungen festgestellt werden konnten (s. Physiologie). Anhaltspunkte für die Wirksamkeit besonderer Regulative sind nicht gegeben. Vielmehr scheinen diese Korrelationen Ausdruck der anatomischen Struktur des Lungengefäßnetzes zu sein. In Ergänzung zu Abb. 1 zeigt Abb. 2 die Beziehungen zwischen pulmonalem Stromvolumen und dem Mitteldruck in der A. pulmonalis bei offenem Ductus arteriosus Botalli. Bei geringerem Kurzschluß (etwa zwischen 1,5—6,5 l/min) sind die Pulmonalisdrucke noch annähernd normal bzw. gering erhöht. In der Mittelgruppe kommt es zu einem mäßigen Anstieg des mittleren Pulmonalarteriendrucks bis zu etwa 30 mm Hg. Bei der obersten Gruppe mit sehr hohen Stromvolumina steigen die Pulmonalisdrucke erheblicher an. Hoher Lungendurchfluß stellt aber nur *einen* möglichen Grund für eine Druckerhöhung im Lungenkreislauf bei offenem Ductus arteriosus Botalli dar. Es entwickelt sich mit der Zeit eine zunehmende Sklerose der kleinen Lungengefäße. Dadurch steigen die Drucke bzw. Strömungswiderstände immer stärker an, die Shunt-Volumina dagegen werden geringer

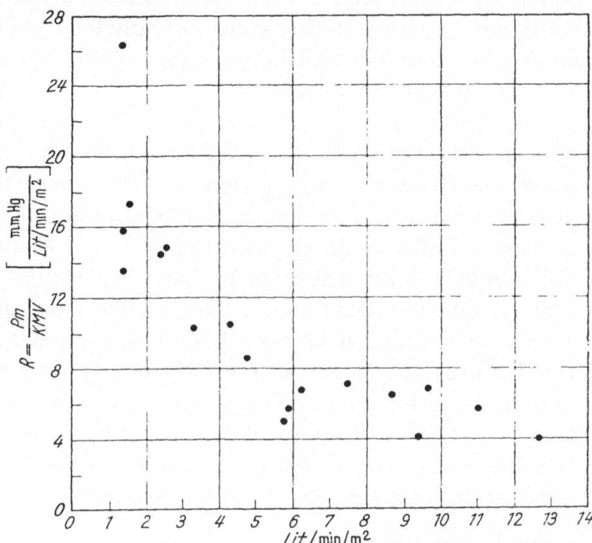

Abb. 1. Die Beziehungen zwischen Strömungswiderstand (Ordinate) und Stromvolumen der Lunge (Abszisse) bei offenem Ductus arteriosus Botalli. (Nach GROSSE-BROCKHOFF, NEUHAUS u. SCHAEDE, unveröffentlicht)

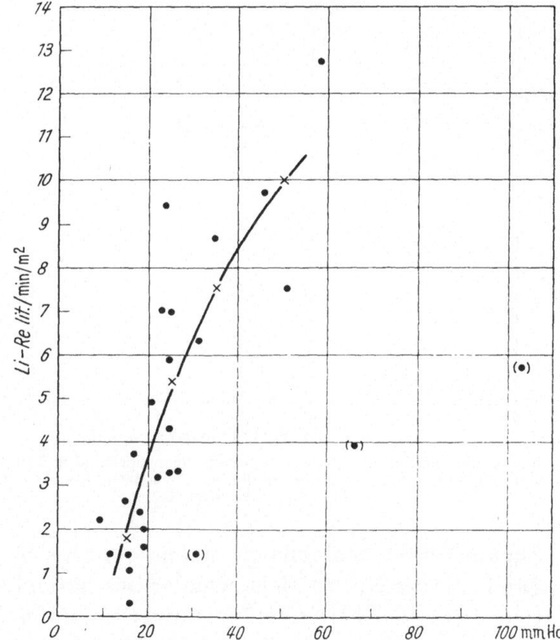

Abb. 2. Die Beziehungen zwischen Stromvolumen und Mitteldruck in der Lungenstrombahn bei offenem Ductus arteriosus Botalli. (•) Fälle mit sekundärer Pulmonalsklerose. (Nach GROSSE-BROCKHOFF, NEUHAUS u. SCHAEDE, Z. Kreislaufforsch. 1954)

(s. Abb. 2). Es kann der Fall eintreten, daß sich infolge einer massiven Sklerose der Lungengefäße die Stromrichtung im Shunt umkehrt. In diesen Fällen ist der Strömungswiderstand im Lungenkreislauf höher als im großen Kreislauf. Die Zeitdauer der Entwicklung eines pulmonalen Hochdruckes bis zum Druckangleich an den Aortendruck kann kurz sein, so daß schon bei Kindern in seltenen Fällen eine Mischungscyanose auftritt.

Die Belastung des Herzens ist beim offenen Ductus Botalli zunächst eine vorwiegende *Volumbelastung* des *linken* Herzens. Der linke Ventrikel wird vorzeitig insuffizient. Analog den Verhältnissen bei den arteriovenösen Fisteln im großen Kreislauf ist dies wieder ein Beweis mehr dafür, daß eine Herzkammer, in diesem Falle die linke, insuffizient wird, wenn sie einer dauernden erhöhten Volumenbelastung unterworfen ist. Allerdings sind die Zeiträume bis zum Eintritt der Insuffizienz des Herzmuskels bei den angeborenen Anomalien in der Regel wesentlich länger. Offenbar kann sich der Herzmuskel besser an die Überlastung adaptieren, wenn diese von Geburt an besteht. Die Ursachen einer solchen Adaption sind noch ungeklärt. Die rechte Herzkammer hat beim offenen Ductus Botalli erst dann Mehrarbeit zu leisten, wenn der Mitteldruck in der Lungenstrombahn erhöht ist. Je mehr mit der Zeit durch die anatomischen Gefäßveränderungen der Strömungswiderstand ansteigt, um so mehr rückt die Mehrarbeit des rechten Ventrikels in den Vordergrund. Schließlich beherrscht in den späten Stadien die Dekompensation der rechten Kammer das klinische Erscheinungsbild.

b) Vorhofseptumdefekte

Bei den Vorhofseptumdefekten liegen die strömungsdynamischen Verhältnisse der Lungenstrombahn ähnlich wie beim offenen Ductus arteriosus Botalli. Allerdings sind nur das rechte Herz von der Mehrbelastung betroffen. Durch den Links-Rechts-Shunt kommt es auch hier zu erheblichen

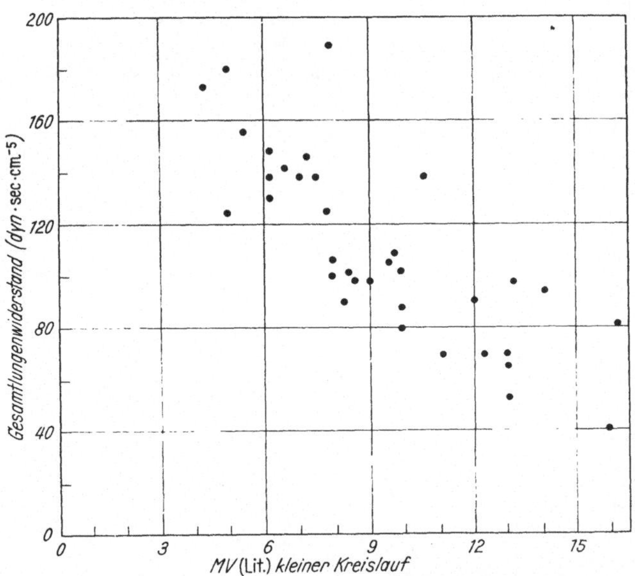

Abb. 3. Die Beziehungen zwischen Strömungswiderstand und Stromvolumen der Lunge bei Vorhofseptumdefekt. (Nach Grosse-Brockhoff u. Loogen, unveröffentlicht)

Zunahmen des pulmonalen Stromvolumens bis auf das Doppelte oder sogar das Dreifache der Norm. Bei normaler Beschaffenheit der Lungengefäße sind die Relationen zwischen Stromvolumen und Strömungswiderstand ähnlich wie beim offenen Ductus arteriosus Botalli (s. Abb. 3). Der Mitteldruck in der Arteria pulmonalis steigt erst deutlich an, wenn das Stromvolumen der Lunge 10 l/min/m² Körperoberfläche übersteigt (Dexter u. M. 1950). Durch die mit der Zeit eintretende

Sklerose der kleineren und kleinsten Lungengefäße kommt es zunehmend zu einer Steigerung des Strömungswiderstandes, die in den späten Stadien ebenfalls so beträchtliche Ausmaße erreichen kann, daß es zu einer Umkehr der Stromrichtung im Shunt kommt. Beim Vorhofseptumdefekt besteht im Gegensatz zum offenen Ductus arteriosus Botalli eine *Volumenbelastung* des *rechten* Herzens, die sich in den späteren Stadien mit einer zunehmenden Druckbelastung kombiniert und schließlich zur Rechtsinsuffizienz führt.

c) Ventrikelseptumdefekte

Bei den kleineren, tiefer gelegenen Ventrikelseptumdefekten *(Morbus Roger)* ist die durch den Links-Rechts-Shunt eintretende Volumenbelastung des Herzens relativ gering. Hierbei gelten für den Lungenkreislauf prinzipiell dieselben Gesetzmäßigkeiten wie beim offenen Ductus Botalli und beim Vorhofseptumdefekt, nur in graduell wesentlich geringerer Ausprägung. Besonderer Erörterung dagegen bedürfen die hochsitzenden Ventrikelseptumdefekte. Man darf wohl heute annehmen, daß es sich auch beim vielumstrittenen Eisenmenger-Syndrom um nichts anderes handelt als um einen hochsitzenden Ventrikelseptumdefekt mit leichter oder stärkerer Rechtsverlagerung der Aorta, bei dem über lange Zeit ein Links-Rechts-Shunt bestanden hat, (I. Phase des Krankheitsbildes). Erst wenn infolge fibrotischer bzw. hyaliner oder sklerotischer Veränderungen der Arterien und Arteriolen die Drucke in der Lungenstrombahn den Aortendruck erreichen bzw. überschreiten, entwickelt sich eine *Mischungscyanose* (Rechts-Links-Shunt), (II. Phase des Krankheitsbildes). Diese Mischungscyanose kann schon im frühesten Kindesalter auftreten. Es wurde eine Reihe von Krankheitsfällen beschrieben, bei denen bereits im Säuglingsalter Verdickungen der Muscularis der Media und verengte Lumina der kleinen Gefäße festgestellt wurden (CIVIN und EDWARDS 1950). Ob allerdings die Interpretation dieser Befunde zu Recht besteht, daß nämlich die Lungengefäße beim Eisenmenger infolge einer stärkeren Beanspruchung von Geburt an ihren „fetalen" Charakter bewahren und damit gleichzeitig vor einer zu starken Durchströmung „geschützt" werden, sei noch dahingestellt.

Die *Volumenbelastung* des Herzens beim Ventrikelseptumdefekt betrifft *beide Kammern*, allerdings in Abhängigkeit vom Lungengefäßwiderstand in verschiedenem Maße. Im Verlauf der Erkrankung wird die Belastung der rechten Kammer durch die Erhöhung des Strömungswiderstandes in der Lungenstrombahn immer größer, so daß in den Endstadien die Dekompensation des rechten Herzens im Vordergrund steht.

d) Falsche Veneneinmündungen

(Einmündungen von Lungenvenen in den rechten Vorhof bzw. in die Vena Cava).

Hierbei handelt es sich um angeborene venovenöse Fisteln zwischen den Venen des großen Kreislaufs und des Lungenkreislaufs. Bei den Einmündungen von Lungenvenen in die Hohlvene bzw. den rechten Vorhof besteht auf Grund des Druckgefälles von den Lungenvenen zum rechten Vorhof ein Links-Rechts-Shunt. Es kommt dabei zum Übertritt voll arterialisierten Blutes in das rechte Herz. Auf Grund dieses Links-Rechts-Shunts besteht eine oft hochgradige Steigerung des Lungendurchflusses. Die strömungsdynamischen Verhältnisse sind analog denjenigen beim Vorhofseptumdefekt. Es besteht zunächst eine ausschließliche Volumenbelastung des rechten Herzens, zu der sich erst in den späteren Stadien (anatomische Veränderungen der Lungengefäße) eine Druckbelastung hinzugesellt. Die Volumenbelastung des rechten Herzens kann bis zum Doppelten oder noch mehr betragen.

e) Arteriovenöse Fisteln im Lungenkreislauf

Diese Anomalien sind im Gegensatz zu denjenigen im großen Kreislauf meist angeboren und nur sehr selten traumatisch entstanden. Sie werden vielfach unter dem Namen „arteriovenöse hypoxyämisierende Lungenangiomatose" beschrieben. Die arteriovenöse Fistel des Lungenkreislaufs hat eine Volumenbelastung beider Ventrikel zur Folge. Es handelt sich hämodynamisch um eine echte Fistel, d. h. es wird Blut unter Umgehung des Capillarkreislaufs auf die andere Kreislaufseite geschleust. Die Kurzschlußmenge ist abhängig von der Zahl der Mißbildungen, der Weite der zu- und abführenden Gefäße und dem bestehenden Druckgradienten. Die Kurzschlußmengen schwanken je nach der Größe der Fistel und ihrem Sitz zwischen etwa 20—60% des gesamten Zirkulationsvolumens der Lungen (Maier u.

Tabelle 1. *Druck und HZV bei arterio-venöser Lungenfistel*
(Krankheitsfälle der I. Medizinischen Klinik Düsseldorf)

Name und Alter	Druck (mm Hg) in der Pulm. Art.	HZV Liter/min	Effektives HZV Liter/min	Shunt Liter/min
W., E., 7 J. ♂	50/20	6,4	1,6	4,8
L., I., 21 J ♀	22/8	6,9	5,0	1,9
St., A., 33 J. ♂	30/20	6,6	3,4	3,2
Sch., K., 42 J. ♂	34/18	17,5	9,6	7,9
K., I., 24 J. ♀	15/8	6,7	3,7	3,0
H., H., 35 J. ♂	20/8	7,3	3,3	4,0

Mitarb. 1948, Friedrich u. Mitarb. 1950, Grosse-Brockhoff u. Mitarb. 1954, Hauch und Hertz 1954, Loogen 1955) (s. Tab. 1). Die durch den Kurzschluß der Arterialisierung in den Lungencapillaren entzogene Blutmenge muß zur Aufrechterhaltung einer ausreichenden Sauerstoffversorgung der Kreislaufperipherie ausgeglichen werden. Dies kann durch eine verbesserte Utilisation des Sauerstoffs in der Peripherie, eine sekundäre Polycythämie sowie eine entsprechende Vergrößerung des Kreislaufminutenvolumens erreicht werden. Bei größeren Lungenfisteln wird eine Polycythämie nur in Ausnahmefällen vermißt. Die Vergrößerung des Herzminutenvolumens erreicht selten das Ausmaß der Vergrößerungen bei den traumatischen arteriovenösen Fisteln des großen Kreislaufs. Insuffizienzsymptome des Herzmuskels treten daher nicht oder erst viel später in Erscheinung. Durch das gehäufte Auftreten von Verschlüssen kleiner Lungengefäße infolge Thrombosierungen kann der Mitteldruck in der arteriellen Lungenstrombahn trotz der Fistel leicht erhöht sein (s. Tab. 1). Dadurch ist es wohl zu erklären, daß die graduelle Ausprägung der Mischungscyanose mit der Zeit progredient ist (Erhöhung des Druckgradienten zwischen arterieller und venöser Lungenstrombahn).

2. Rückstauungszustände

Die hämodynamische Analyse der Rückstauungszustände im Lungenkreislauf setzt einige anatomische Vorbemerkungen voraus. Ausgangspunkt ist dabei die Zweiteilung in den Bronchialkreislauf (Vasa privata) und in den eigentlichen Lungenkreislauf (Vasa publica) (s. Physiologischer Teil). Normalerweise beträgt die Durchblutung der Vasa privata nur 1% der Gesamtlungendurchströmung (Brunner u. Schmidt 1947). Unter pathologischen Umständen kann der Bronchialkreislauf aber eine große Bedeutung für die gesamte Lungendurchströmung erhalten. So sind z. B. bei angeborenen Herzfehlern, vor allem, wenn sie mit einer Pulmonalatresie einhergehen, die Bronchialgefäße die einzigen, die für die Oxydation des Blutes in der Lunge zur Verfügung stehen. In solchen Fällen sind die Bronchialgefäße wesentlich großkalibriger, es prägt sich ein sehr starker Kollateralkreislauf zwischen den Bronchialgefäßen und den alveolaren Capillaren aus (sog. Aortalisation des Lungenkreislaufs) (Meessen, Schoenmackers u. Vieten 1951). Ein Kollateralkreislauf zwischen dem nutritiven Kreislauf und dem Gefäßsystem der Vasa publica spielt aber auch unter anderen pathologischen Zuständen eine große Rolle. Während die Venen des nutritiven Bronchialkreislaufs in den rechten Vorhof einmünden und normalerweise nur ein geringer Teil über die Kollateralen in den linken Vorhof abfließt, gelangt das oxydierte Blut aus den Venen der Vasa publica ausschließlich in den linken Vorhof (s. Physiologischer Teil). Auf Grund dieser anatomischen Unterschiede müßten sich bei einer Insuffizienz des rechten Herzens die Stauungserscheinungen ausschließlich im Bronchialkreislauf, bei einer Stauung, die vom linken Herzen ausgeht, im Bereich der von den Vasa publica gespeisten Alveolarkreislauf manifestieren. Durch die Kollateralen zwischen Bronchialkreislauf und den Gefäßen der Vasa publica ist aber diese Zweiteilung bei Stauungszuständen teilweise verwischt. Bei der Linksinsuffizienz entwickelt sich sowohl eine Stauung im Gefäßnetz der Alveolen als auch der Bronchien und Bronchiolen, die nur durch die Entwicklung eines ausgeprägten Kollateralkreislaufes zwischen dem Bronchial- und dem Alveolarkreislauf zu erklären ist. Auch bei Überbelastung des rechten Herzens (Cor pulmonale) wird eine Vermehrung der Anastomosen zwischen der A. pulmonalis und den Bronchialarterien beschrieben (LAPP 1951, CUDKOWICZ und ARMSTRONG 1953, GIESE 1956). Es wird diskutiert, ob diese Vermehrung der Kollateralen unter Umständen zu einer Widerstandserhöhung im Lungenkreislauf führen kann. Eine solche These ist aber noch hypothetisch (GIESE 1956).

Die Stauungszustände der Lunge werden zweckmäßigerweise in *akute* und *chronische* Formen eingeteilt.

a) Akute Lungenstauung (Lungenödem)

Die akute Form der Lungenstauung führt zum *Lungenödem*. Man sollte als Lungenödem nur solche Zustände bezeichnen, bei denen es von den alveolaren Capillaren aus zu einem Flüssigkeitsaustritt in die Alveolen kommt. Fälschlicherweise werden häufig auch solche Zustände mit Lungenödem identifiziert. bei denen eine Flüssigkeitsexsudation in die Bronchien und Bronchiolen für den Krankheitsprozeß kennzeichnend ist. In dieser Darstellung der Pathophysiologie des Lungenödems kann zu seiner Entstehung nur insoweit Stellung genommen werden, als es sich um die Frage einer Mitwirkung hämodynamischer Faktoren am Zustandekommen des Ödems handelt. Alle primär hämorrhagischen bzw. entzündlichen oder toxischen Ödemzustände der Lunge infolge unmittelbarer Capillarschädigung schalten hier aus. Die Gefahr eines Lungenödems besteht, wenn der Capillardruck den kolloidosmotischen Druck des Blutes (25—30 mm Hg) erreicht bzw. überschreitet. Die Gefahr der Entstehung eines Lungenödems bei Annäherung des Capillardruckes an den kolloidosmotischen Druck ist in der Lunge wohl deswegen noch besonders groß, weil die Lymphgefäße der Lunge anscheinend unmittelbar vor den Alveolen enden (MILLER 1937). Das heißt: die Alveolarwände werden bei Erhöhungen des Capillardrucks bereits mit Flüssigkeit durchtränkt, bevor es zu einer Drainage dieser Flüssigkeit in die Lymphgefäße kommen kann. Wenn das Auftreten eines Lungenödems im wesentlichen auf eine Gleichgewichtsstörung zwischen Capillardruck und kolloidosmotischem Druck zurückgeführt werden kann, so sind außerdem noch einige Faktoren zu beachten, die entweder der Entstehung des Ödems Vorschub leisten oder es verhindern können. Sauerstoffmangel an der Capillarmembran stellt einen Faktor dar, der der Entstehung eines Lungenödems Vorschub leistet. Durch Sauerstoffmangel soll die Permeabilität der Lungencapillaren gesteigert und dadurch die Ödementstehung erleichtert werden (DRINKER 1950). Auf der andern Seite wird durch eine Veränderung der anatomischen Beschaffenheit der Capillaren und Alveolarwände eine Ödementstehung erschwert. So tritt bei Zuständen, bei denen indurative Gewebsveränderungen der Lunge mit Verdickung der Capillarwände zustande gekommen sind, ein Ödem nicht mehr oder nur seltener in Erscheinung. In solchen Fällen kann der Capillardruck den kolloidosmotischen Druck des Blutes deutlich übersteigen (bis zu 40 mm Hg), ohne daß ein Lungenödem eintritt (s. auch S. 71).

Einer besonderen Erörterung bedarf noch die Frage, inwieweit zentralnervöse Faktoren bei der Entstehung eines Lungenödems eine Rolle spielen. Sowohl tierexperimentelle Untersuchungen wie auch klinische Beobachtungen lassen darauf schließen, daß durch (extrem starke) Reizung der kreislaufregulierenden, vegetativen Zentralstellen ein Lungenödem auftreten kann (Cameron 1948). Die Entstehung eines solchen Lungenödems ist teilweise so gedeutet worden, daß durch die zentral-nervöse Reizung die Permeabilität der Capillarmembran auf nervalem Wege verändert würde und dadurch ein Lungenödem entstände. Ein Beweis für eine solche „nervale" Entstehung des Lungenödems wurde aber bisher nicht erbracht. Vielmehr konnte durch Tierexperimente wahrscheinlich gemacht werden, daß durch Reizung der vegetativen Zentralstellen in der Medulla oblongata eine Vasokonstriktion im großen Kreislauf auftritt, daß durch diese Vasoconstriction im großen Kreislauf erhebliche Blutmengen in die Lunge verlagert werden und daß die hierdurch eintretende Erhöhung des Capillardrucks die Gefahr eines Lungenödems heraufbeschwört (Sarnoff u. M. 1951/52). Vasoconstrictionen im großen Kreislauf können nach tierexperimentellen Ergebnissen zu einer Verdoppelung der Blutfülle der Lunge führen. Vasodilatatorische Substanzen oder Spinalanaesthesie führen den umgekehrten Effekt herbei. Dabei sinkt der erhöhte Capillardruck in der Lunge um so stärker, je höher er vorher war (Sarnoff u. M. 1951/52). Je größer die Gefahr des Lungenödems, um so durchgreifender die therapeutische Wirksamkeit solcher Maßnahmen. So ist auch die plötzliche und lebensrettende Wirkung eines Aderlasses zu erklären, da hierdurch die Blutfüllung der Lunge verringert wird. Jedenfalls spielen solche Blutverschiebungen vom großen zum kleinen Kreislauf bei der Ödementstehung eine beachtliche Rolle und verdienen vor allem bei der Therapie entsprechende Berücksichtigung.

b) Chronische Lungenstauung

Die chronischen Stauungszustände im Lungenkreislauf mit ihren schwerwiegenden hämodynamischen Folgen gehen ebenso wie die akute Stauung vom linken Herzen bzw. den Lungenvenen aus. Ihre Ursache ist entweder eine muskuläre Insuffizienz der linken Kammer oder ein Ventildefekt in Form eines Mitralfehlers. Auch sind die Einflußstauungen auf Grund einer Concretio cordis im Bereich des linken Herzens hier einzuordnen. Die Stauungszustände im Lungenkreislauf werden zweckmäßigerweise unterteilt in Stauungszustände ohne Erhöhung des Druckgradienten zwischen arteriellem und venösem Lungengefäßsystem und Stauungszustände mit Erhöhung des Druckgradienten.

α) Stauungszustände ohne Erhöhung des Druckgradienten

Druckerhöhungen im Bereich der Lungenvenen führen rückwirkend zu einer entsprechenden Erhöhung des Drucks im arteriellen System, da sich infolge des geringen Druckgefälles zwischen Arterien und Venen Drucksteigerungen auf der venösen Seite rückwirkend auf die arterielle übertragen. Da die Verhältnisse bei der Mitralstenose recht eindeutig geklärt sind, sollen die hämodynamischen Veränderungen im Gefolge chronischer Stauung an diesem Beispiel erörtert werden. Grundsätzlich gelten diese Feststellungen für alle chronischen Stauungszustände. Ist die Rückstauung jüngeren Datums, so bleibt der Druckgradient zwischen arteriellem und venösem Kreislauf unbeeinflußt. Das gesamte Druckniveau im Lungenkreislauf ist um den Betrag der Drucksteigerung im venösen Gebiet bzw. im linken Vorhof erhöht (s. Abb. 4). Es sind dies jene Krankheitsfälle von Rückstauung, die mit einer großen Blutfüllung in der Lunge einhergehen. Es besteht die Gefahr, daß der kolloidosmotische Druck überschritten wird und ein akutes Lungenödem eintritt. Es entwickelt sich ein ausgeprägter Kollateralkreislauf zwischen alveolaren Capillaren und Capillarsystem der Vasa privata des Bronchialsystems. Durch diese Schleuse wird die Gefahr eines Lungenödems verringert. Die Folgen der Rückstauung manifestieren sich mit der Zeit mehr und mehr im Bronchialkreislauf in Form der Stauungsbronchitis bzw. Stauungsbronchiolitis.

β) Stauungszustände mit Erhöhung des Druckgradienten

Besteht die Stauung längere Zeit, so ist der Druckgradient zwischen arteriellem und venösem Lungenkreislauf erhöht (s. Abb. 4 und Abb. 5). Die Krankheitsfälle mit erhöhtem Druckgradienten haben in der angelsächsischen Literatur den Namen "Protactive Cases" erhalten. Die Franzosen sprechen von «Barrage artériolaire protégeant». Mit diesen Bezeichnungen will man zum Ausdruck bringen, daß in solchen Fällen durch reflektorische Arteriolenconstriction ein Schutzmechanismus in Erscheinung tritt, der die Lunge vor dem

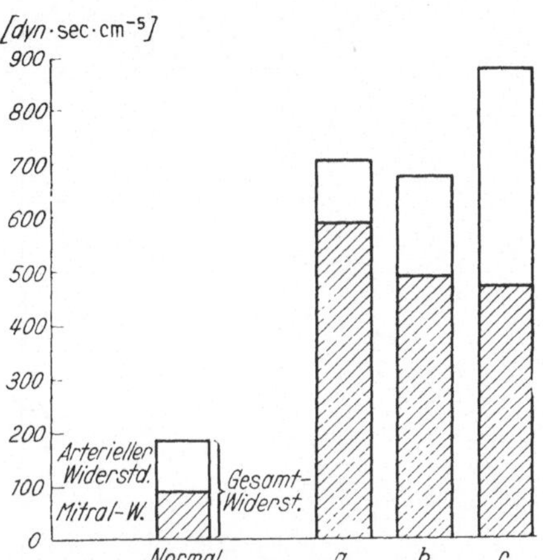

Abb. 4. Schematische Darstellung der verschiedenen Formen der Druckerhöhung im Lungenkreislauf bei Mitralstenose an Hand von 3 Beispielen. Bei a: Die Druckerhöhung ist fast ausschließlich durch venöse Rückstauung bedingt. Bei b und c ist die Drucksteigerung zusätzlich durch eine Widerstandserhöhung im arteriellen Lungenkreislauf bedingt. (Nach GROSSE-BROCKHOFF, Verh. dtsch. Ges. Kreislaufforsch. 1954)

Lungenödem bewahren soll. Gegen eine solche Deutung bestehen jedoch große Bedenken. Abgesehen davon, daß eine reflektorische Arteriolenconstriction im Lungenkreislauf bei Mistralstenose bisher nicht erwiesen wurde, wäre es auch abwegig, eine solche Arteriolenconstriction als Schutzmechanismus aufzufassen. Eine Arteriolenconstriction würde nur eine Mehrbelastung des rechten Herzens bedeuten, und wie auf diese Weise ein Lungenödem vermieden werden soll, bleibt unklar. Bei diesen fortgeschritteneren Stauungszuständen mit erhöhtem Druckgradienten ist die Gefahr des akuten Lungenödems tatsächlich geringer, wie die Erfahrung zeigt. Der Grund hierfür liegt aber nicht in einer Arteriolenconstriction, sondern dürfte vielmehr in der indurativen Gewebsumwandlung der Lunge mit Verdickung der Capillarwände zu suchen sein. Je stärker die Lungenfibrose, um so seltener das Lungenödem (s. auch w. u.). In dieser Phase der Erkrankung nimmt die Blutfülle der Lunge mehr und mehr ab. Das Blut wird von der Lunge in den großen Kreislauf verschoben. Die Erhöhung des Strömungswiderstandes nimmt mit der Zeit progredient zu. Der Strömungswiderstand in der Lungenstrombahn kann höher werden als im großen Kreislauf (s. Abb. 6). Dabei ist zu berücksichtigen, daß er normalerweise nur $^1/_5$ des Widerstandes im großen Kreislauf beträgt. Man ersieht hieraus, zu welchen Leistungen die rechte Kammer befähigt ist. Insofern erscheint die alte Lehrmeinung von der schwachen rechten und der starken linken Herzkammer korrekturbedürftig. Die Rechtsbelastung steht im Finalstadium der chronischen Stauungslunge ganz im Vordergrund.

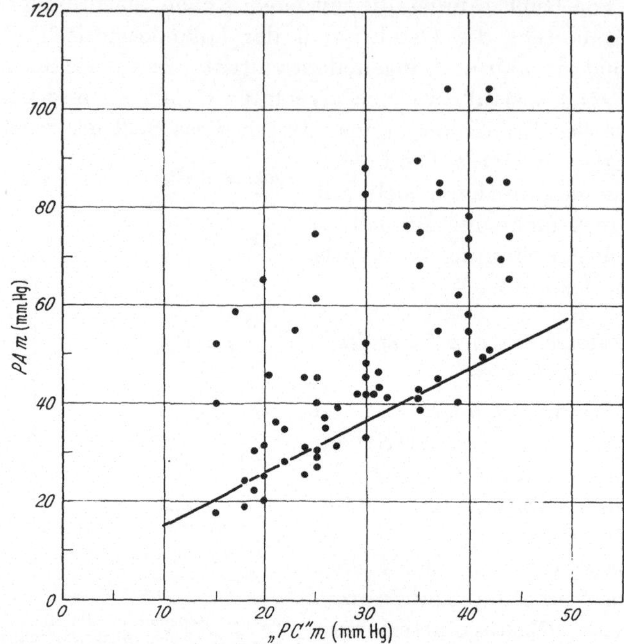

Abb. 5. Das Verhältnis von Mitteldruck in der A. pulmonalis zum Pulmonalcapillardruck (PC) bei Mitralstenose Bei den Patienten ohne Erhöhung des Druckgradienten zwischen arteriellem und venösem System gruppieren sich die Werte um die durchgezeichnete Linie. (Nach Grosse-Brockhoff u. Loogen, unveröffentlicht)

Es bleibt die Frage zu erörtern, ob eine enge Korrelation zwischen dem Grad der pulmonalen Hypertension und der Ausprägung der anatomischen Gefäßveränderungen der Lunge besteht. Die Ansichten hierüber sind nicht einheitlich.

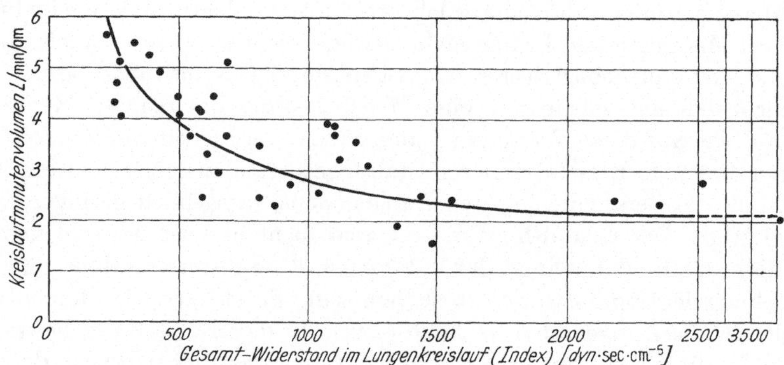

Abb. 6. Das Verhältnis von Kreislaufminutenvolumen zum Gesamtwiderstand im Lungenkreislauf bei Mitralfehlern. (Nach Grosse-Brockhoff, Verh. dtsch. Ges. Kreislaufforsch. 1954)

Während Becker, Burchell u. Edwards 1951, Graham u. Mitarb. 1951 sowie Curti u. Mitarb. 1953 eine regelhafte Beziehung zwischen dem Grad der pulmonalen Hypertension und der Ausprägung der anatomischen Gefäßveränderungen der Lunge vermissen, haben LUKAS u. Mitarb. 1952, DENST u. Mitarb. 1953 eine enge Korrelation hervorgehoben. Nach den eigenen Erfahrungen sind die Veränderungen der Lungengefäße und des Lungengerüstes um so ausgeprägter, je hochgradiger die pulmonale Hypertonie bzw. die Erhöhung des Strömungswiderstandes ist (BAYER, GROSSE-BROCKHOFF. LOOGEN und MEESSEN). Daß solche vergleichenden Untersuchungen nur in grober Annäherung möglich sind, und eine große Streubreite aufweisen, liegt auf der Hand. Die Schwierigkeiten bestehen besonders darin, den Grad der Reduzierung des gesamten Lungenstrombettes aus mikroskopischen Einzelschnitten abzuschätzen. Das Ergebnis dieser Untersuchungen berechtigt unseres Erachtens zu der Schlußfolgerung. daß kein Grund besteht, für das Zustandekommen der pulmonalen Hypertonie bei Mitralstenose funktionelle Engerstellungen der Gefäße verantwortlich zu machen.

Das Verhältnis von pulmonaler Hypertension bzw. Gesamtströmungswiderstand der Lunge zur Größe des Kreislaufminutenvolumens bei Mitralfehlern wird aus der Abb. 6 ersichtlich. Einer zunehmenden Erhöhung des pulmonalen Strömungswiderstandes scheint eine Erniedrigung des Kreislaufminutenvolumens zugeordnet, das in extremen Fällen nur noch die Hälfte der Norm beträgt.

3. Primäre Erhöhungen des Strömungswiderstandes im Lungenkreislauf

Die Ursachen der primären Widerstandserhöhungen im Lungenkreislauf sind aus der Tab. 2 ersichtlich.

Tabelle 2

A. *Akutes Cor pulmonale*
 1. Massive Lungenembolie.
 2. Große Lungenresektionen, besonders Pneumektomie. akute Überblähung der verbliebenen Lunge.
 3. Akute Kompressionsatelektasen größerer Ausdehnung.
 4. Ventilpneumothorax.
 5. Lungenödem.

B. *Subakutes Cor pulmonale*
 1. Miliartuberkulose.
 2. Hämatogene Lungencarcinose.
 3. Atelektasen größerer Ausdehnung.

C. *Chronisches Cor pulmonale*
 I. Gruppe: Verkleinerung der Lungenstrombahn bei normaler alveolarer Belüftung.
  1. ohne arterielle Hypoxämie.
  2. mit arterieller Hypoxämie infolge Diffusionsstörungen (Verdickung der Diffusionsmembranen, zu hohe Strömungsgeschwindigkeit des Blutes).
 Zur Gruppe I gehören hauptsächlich folgende Erkrankungen:
  a) Primäre Pulmonalsklerose.
  b) Angiitiden verschiedener Genese.
  c) Thrombosen der Lungengefäße und rezidivierende Embolien.
  d) Fibrosen und Granulomatosen (Silikose und andere Staublungen, produktivcirrhotische Lungentuberkulose, Boecksches Sarkoid, chronische Fibrosen).
  e) Verkleinerung der Lungenstrombahn nach thoraxchirurgischen Eingriffen, besonders Pneumektomie.
 II. Gruppe: Mangelhafte alveolare Belüftung mit arterieller Hypoxämie.
  Emphysem, multiple kleine Obstruktionsatelektasen bei Bronchiolitis, Kyphoskoliose mit Emphysem.
Vielfach sind Gruppe I und II miteinander kombiniert.
 III. Gruppe: Funktionelle idiopathische pulmonale Hypertonie ?

a) Akute Widerstandserhöhung

Einen wesentlichen experimentellen Beitrag zu der vielumstrittenen Frage, inwieweit bei akuten Widerstandserhöhungen infolge Embolie reflektorische oder anatomische Faktoren maßgeblich sind, liefern die Untersuchungen von Daley, Wade, Waraist, Bing 1951 (s. dort auch weitere Literatur). In Versuchen an Hunden erzielten die Autoren nach Injektion von Lycopodium-Kügelchen in den Hauptast der A. pulmonalis einen beträchtlichen Anstieg des Druckes in der Pulmonalis. Beidseitige cervicale Vagotomie und ausgedehnte beidseitige thorakale vordere Wurzelresektion beeinflußten den Grad der erzielten pulmonalen Hypertension und des berechneten erhöhten Arteriolenwiderstandes nicht. Injektionen durch einen Katheter, der in der Endarterie lag, riefen einen geringen Anstieg des Pulmonalarteriendruckes hervor. Nach Anlegen einer Ligatur um die den Katheter führende Arterie, die eine Verschleppung der Kügelchen in andere Lungenabschnitte verhinderte, blieb die Blutdrucksteigerung aus. Gleichartige Befunde wurden auch an der isolierten Lunge erzielt. Wiederholte Injektionen von Lycopodium-Kügelchen am Ganztier riefen einen pulmonalen Hochdruck von mehrwöchiger Dauer hervor. Aus diesen Untersuchungen wird geschlossen, daß örtliche Embolien keine generalisierte Vasoconstriction der Lungengefäße bedingen und daß eine pulmonale Hypertonie im Gefolge von Lungenembolien durch anatomischen Verschluß der Pulmonalarteriolen hervorgerufen wird.

b) Chronische Widerstandserhöhung

Aus der tabellarischen Zusammenstellung (s. Tab. 2) geht schon hervor, daß bei primären chronischen Widerstandserhöhungen entweder der Verlust von Atmungsfläche einschließlich der Gefäße oder selektive anatomische Einengungen der Gefäße durch Hyalinose, endangiitische Prozesse und Sklerose die Ursache der Erhöhung des Strömungswiderstandes sind. Häufig kommen Kombinationen dieser beiden ursächlichen Faktoren vor (s. Tab. 2).

Wenn somit ein großer Teil der primären Erhöhungen des Strömungswiderstandes im Lungenkreislauf, die zum Cor pulmonale führen, durch den pathologisch-anatomischen Gefäßbefund hinreichend erklärt erscheinen, so bleiben zwei Fragen zu beantworten:

1. Gibt es eine „essentielle" Hypertonie im Lungenkreislauf analog derjenigen im großen Kreislauf?

2. Inwieweit sind funktionelle Faktoren an der Steigerung des Strömungswiderstandes in jenen Fällen *mit* beteiligt, bei denen die Gefäße anatomische Einengungen aufweisen?

Zu 1. Für eine essentielle Hypertonie im Lungenkreislauf treten eine Reihe von Autoren ein (Delius 1944/1955/1951, Lange 1948, Dresdale u. Mitarb. 1951. Turchetti 1952). Diese Autoren ziehen, wenn auch eingeschränkt, Parallelen zur essentiellen Hypertonie im großen Kreislauf. Schon aus den obigen Darlegungen über den anatomischen Bau der Lungengefäße geht hervor, daß solche Analogie-Schlüsse nicht ohne weiteres gezogen werden dürfen. Benninghoff (1930) bezeichnet z. B. das arterielle Lungenstromgebiet als Windkessel ohne besondere Eigenmuskelwirkung. Nervöse Regulationen sind im Vergleich zu den vielfältigen nervösen Steuerungsmechanismen im großen Kreislauf im Lungenkreislauf nur schwer oder nicht nachweisbar. Unseres Wissens ist bisher kein einschlägiger Krankheitsfall beschrieben worden, bei dem während des Lebens eine pulmonale Hypertonie sichergestellt worden wäre und bei dem bei systematischer mikroskopischer Untersuchung post mortem keine einengenden Veränderungen an den Lungengefäßen gefunden worden wären. Von pathologisch-anatomischer Seite hat man sich jüngst auch für die essentielle Hypertonie im Lungenkreislauf als neuro-regulatorische Steuerung eingesetzt (STAEMMLER u. SCHMITT 1951, SCHMIDT 1953, KIRSCH 1955). BERBLINGER (1947) neigt ebenfalls dazu, bei der Hypertonie im Lungenkreislauf funktionelle Momente in den Vordergrund zu stellen. Die Berechtigung hierzu leitet er aus der häufiger zu beobachtenden Diskrepanz zwischen der Hypertrophie der rechten Herzkammer einerseits und den Lungengefäßveränderungen andererseits ab. Ob aber aus einer solchen Diskrepanz anatomischer Befunde schon auf das Mitspielen nervöser Faktoren bei der Entstehung der pulmonalen Hypertonie geschlossen werden darf, muß dahingestellt bleiben. Eine besondere Rolle spielt bei der Deutung der anatomischen Befunde die beobachtete Mediahypertrophie der kleinen Lungenarterien (SCHMIDT 1953). Jedoch erscheint das Argument, daß eine solche Mediahypertrophie der Lungengefäße die *Folge* eines Hypertonus sein müßte, nicht überzeugend. Zudem wird auch von pathologisch-anatomischer Seite davor gewarnt, aus einer offenbar schwierig zu beurteilenden Mediahypertrophie der Gefäße weitreichende Schlußfolgerungen zu ziehen (BREDT 1932, 1942). Unseres Ermessens kann auf Grund der vorliegenden Befunde die Existenz einer essentiellen Hypertonie im Lungenkreislauf bisher noch nicht als bewiesen angesehen werden.

Zu 2. Für eine Verstärkung der Erhöhung des Strömungswiderstandes im Lungenkreislauf bei schon vorhandener anatomischer Einengung der Gefäße wird in erster Linie eine Erniedrigung des O_2-Druckes bzw. eine Erhöhung des CO_2-Druckes in der Alveolarluft diskutiert (ROSSIER u. BÜHLMANN 1954). Für das Bestehen einer solchen Beziehung zwischen gradueller Ausprägung einer pulmonalen Hypertension und einer Erniedrigung der O_2-Spannung in der Alveolarluft bzw. im arteriellen Blut werden folgende Befunde ins Feld geführt: Die Widerstandserhöhung im Lungenkreislauf ist häufig um so ausgeprägter, je hochgradiger die O_2-Untersättigung bzw. die Erniedrigung der O_2-Spannung des arteriellen Blutes ist (COURNAND u. Mitarb. 1950). Gleiche Beziehungen wurden zwischen Erniedrigung der alveolaren O_2-Spannung, Erhöhung der alveolaren CO_2-Spannung und dem Grad der Drucksteigerung im Lungenkreislauf gefunden (ROSSIER u. Mitarb. 1954, BÜHLMANN u. Mitarb. 1955). Auf Grund dieser Feststellungen und in Anlehnung an tierexperimentelle Untersuchungen (s. Physiologie) stellt man sich den Mechanismus der Erhöhung des Strömungswiderstandes unter krankhaften Bedingungen schematisiert etwa in folgender Weise vor (s. Abb. 7). Gegen die Bedeutung von O_2-Mangel als maßgeblichem Faktor für die Erhöhung des Strömungswiderstandes im Lungenkreislauf infolge reflektorischer Engerstellung der Gefäße bestehen bei chronischen Lungenerkrankungen jedoch folgende Bedenken: Die aufgefundenen Beziehungen zwischen der Höhe des Strömungswiderstandes und dem Grad der Erniedrigung der O_2-Spannung in der Alveolarluft bzw. im arteriellen Blut können nebeneinander geordnet sein, sie besagen noch nicht, daß die Widerstandserhöhung eine Folge der herabgesetzten O_2-Spannung ist. Auch bestehen solche Korrelationen zwischen Erhöhung des Strömungswiderstandes und Störungen der O_2- bzw. CO_2-Spannung des arteriellen Blutes längst nicht in allen Fällen (eigene Untersuchungen). Weiterhin erscheint es fraglich, ob die im akuten Tierexperiment festgestellten Beziehungen zwischen Erniedrigung des alveolaren O_2-Spannung

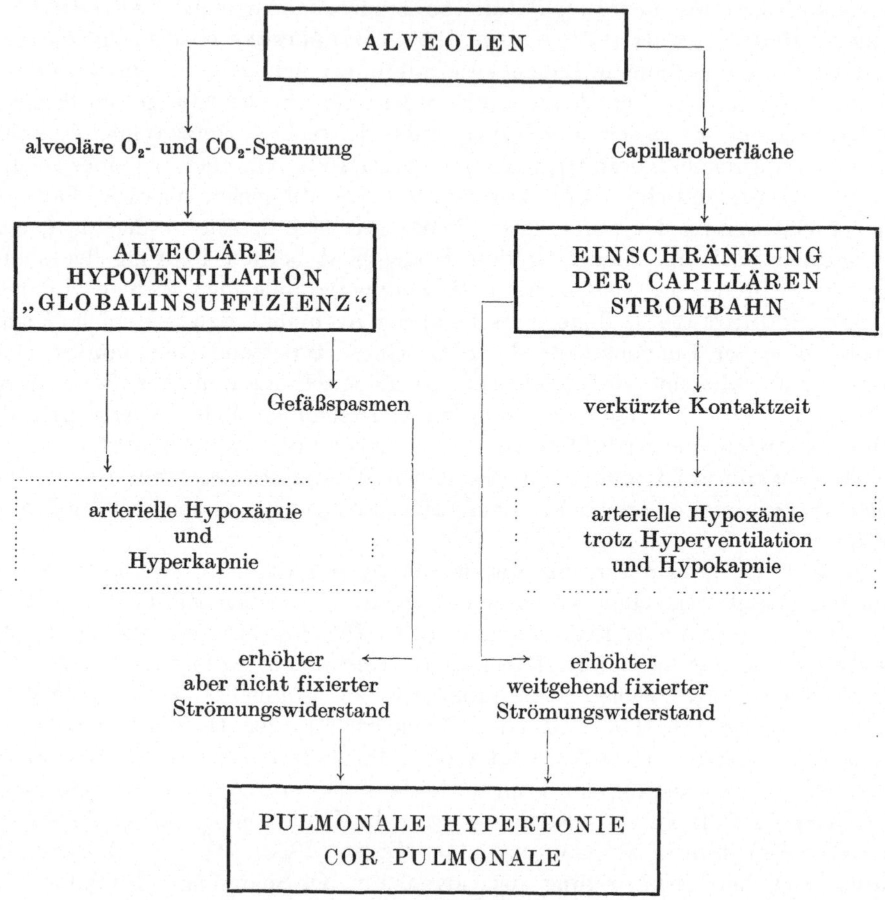

Abb. 7. Schematische Darstellung der hämodynamischen Ätiologie des chronischen Cor pulmonale. (Nach Rossier, Verh. dtsch. Ges. inn. Med. 1956)

und Erhöhung des Strömungswiderstandes in der Lunge auch für den chronischen Krankheitszustand Gültigkeit haben. Schließlich ist noch zu berücksichtigen, daß der Mechanismus der vasoconstrictorischen Wirkung einer Erniedrigung der alveolaren O_2-Spannung nicht einmal für das akute Experiment klargestellt ist (s. Physiologie), (s. vor allem die letzten kritischen Arbeiten von Cournand 1956). Aber unabhängig von diesen noch umstrittenen Fragen ist es für die klinischen Belange wichtig, den Faktor O_2-Mangel als wesentliches Krankheitssymptom in Rechnung zu stellen. Gleichgültig, ob die Wirkung von O_2-Mangel eine reflektorische Engerstellung der Lungenstrombahn bedingt oder nicht,

O₂-Mangel kann den Blutdruck in der Lunge durch Erhöhung des Kreislaufminutenvolumens steigern, wenn die Reservekapazität des Lungenstrombettes
wie in den hier diskutierten Krankheitsfällen bereits stärker beansprucht ist. Die
Erhöhung des Kreislaufminutenvolumens stellt eine beachtliche Mehrbelastung
des Herzens dar, zumal bei schon vorhandener Widerstandserhöhung im Lungenkreislauf eine Steigerung des Kreislaufminutenvolumens ein weiteres beträchtliches
Ansteigen der Pulmonalisdrucke und des Strömungswiderstandes nach sich zieht.

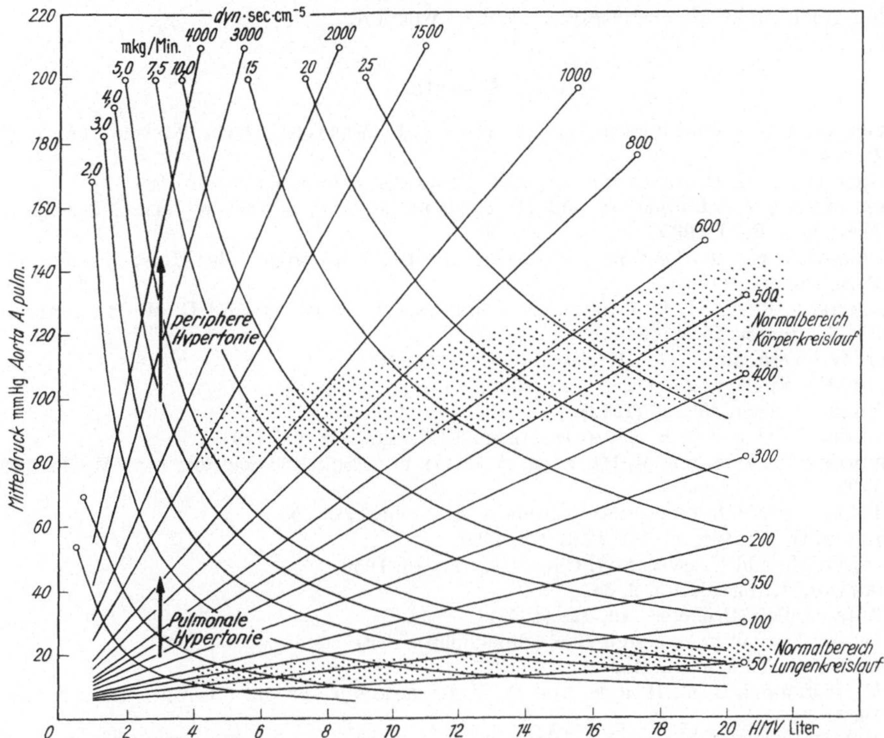

Abb. 8. Die gegenseitigen Beziehungen zwischen Herzminutenvolumen, Herzarbeit, Strömungswiderstand und
Mitteldruck. Ordinate: Mitteldruck in der A. pulmonalis bzw. Aorta. Abszisse: Herzminutenvolumen von 2 bis
20 Liter. Fächerförmig ausstrahlend: Strömungswiderstände von 50—4000 dyn·sec cm⁻⁵. Nach rechts konkav:
Herzarbeit in mkg/min. Diese Linien verbinden die Punkte, bei denen der rechte bzw. linke Ventrikel bei verschiedenem Widerstand, Herzminutenvolumen und Mitteldruck die gleiche Arbeit leistet. Punktiert: der Normal-
bereich für den Körperkreislauf oben und Lungenkreislauf unten (Details siehe Text) (Strömungswiderstand,

$$\text{dyn·sec·cm}^{-3} = \frac{(\text{PAm} - 5) \cdot 80}{\text{HMV}}$$, Lunge). (Nach Bühlmann u. Mitarb., Schweiz. med. Wschr. 1955)

Die gegenseitigen Beziehungen zwischen Kreislaufminutenvolumen, Herzarbeit,
Strömungswiderstand und Mitteldruck im Lungenkreislauf sind in der Abb. 8
dargestellt (Bühlmann u. Mitarb. 1955). Bei einem Strömungswiderstand von
z. B. 800—1000 dyn/sec/cm⁻⁵ muß der rechte Ventrikel für ein normales Kreislaufminutenvolumen von 5 l in Ruhe bereits etwa die gleiche Arbeit leisten wie
bei einem normalen Strömungswiderstand von z. B. 100 dyn/sec/cm⁻⁵ für das
dreimal größere Herzminutenvolumen von 15 l. Die Erhöhung des Strömungswiderstandes bei ausgeprägter pulmonaler Hypertension kann enorme Ausmaße erreichen und das Zehnfache des normalen Wertes betragen.

Zusammenfassend kann festgestellt werden: Die Erhöhung des Strömungswiderstandes in der Lungenstrombahn ist in erster Linie abhängig von der Einengung des Strombettes durch anatomische Veränderungen der Gefäße. Sauerstoffmangel kann eine weitere Erhöhung des Blutdruckes bedingen. Jedoch muß es offen bleiben, ob diese Blutdruckerhöhung in der A. pulmonalis Ausdruck einer Vasoconstriction ist oder ob die durch den O_2-Mangel bedingte Steigerung des Kreislaufminutenvolumens eine weitere Erhöhung des Blutdrucks nach sich zieht. Die Existenz einer „essentiellen" Hypertonie im kleinen Kreislauf kann bisher noch nicht als erwiesen angesehen werden.

Literatur

BAYER, O., F. GROSSE-BROCKHOFF, F. LOOGEN u. H. MEESSEN: Arch. Kreislaufforsch. (im Druck).

BECKER, O. L., H. B. BURCHELL and J. E. EDWARDS: Circulation 3, 230 (1951).

BENNINGHOFF, A.: Blutgefäße und Herz. Handbuch der mikroskopischen Anatomie des Menschen. Bd. I, 1930.

BERBLINGER, W.: Formen und Ursachen der Herzhypertrophie bei Lungentuberkulose. Bern 1947.

BLOOMFIELD, R. A., H. D. LAUSON, A. COURNAND, F. S. BREED and D. W. RICHARDS jr.: J. Clin. Invest. 25, 6 (1946).

BOLT, W.: Verh. dtsch. Ges. Kreislaufforsch. 1955, 196.

BREDT, H.: Virchows Arch. 284, 126 (1932).

— Virchows Arch. 308, 60 (1942).

BRUNNER, H. O. and C. F. SCHMIDT: Amer. J. Physiol. 148, 648 (1947).

BÜHLMANN, A., C. MAIER, M. HEGGLIN, R. KÄLIN u. F. SCHAUB: Schweiz. med. Wschr. 1953, 1199.

— F. SCHAUB u. P. LUCHSINGER: Schweiz. med. Wschr. 1955, 253.

CAMERON, G. R.: Brit. Med. J. 1948, No. 4459.

CIVIN, W. H., and E. EDWARDS: Circulation 2, 545, 1950

COURNAND, A.: Circulation 2, 641, 1950.

— Acta cardiol. (Bruxelles) 10, 429 (1955).

— Europ. Kardiologenkongreß 1956 (Stockholm) Abstracts of papers, S. 29.

— Bull. New York Acad. Med. 23, 27 (1947).

— M. J. FERRER, R. M. HARVEY and D. W. RICHARDS jr.: zit. nach COURNAND u. Mitarb. 1950.

— L. RJLEY, A. HIMMELSTEIN and R. AUSTRIAN: J. Thorac. Surg. 19, 80 (1950).

CUDKOWIEZ, L., u. J. B. ARMSTRONG: Thorax 8, 46 (1953).

CURTI, P. C., G. COHEN, B. CASTIEMAN, G. SCANNELL, A. L. FRIEDLICH and G. S. MYERS: Circulation 8, 893 (1953).

DALEY, R., J. D. WADE, F. MARAIST and R. J. BING: Amer. J. Physiol. 164, 380 (1951).

DELIUS, L.: Cor pulmonale. In Klinik der Gegenwart. Bd. I, 1956 (Urban u. Schwarzenberg).

— u. R. WITZENHAUSEN: Z. Kreislaufforsch. 38, 87 (1949).

DENOLIN, H.: Verh. dtsch. Ges. Kreislaufforsch. 1955, 217.

DENST, J., A. EDWARDS, K. T. NEUBURGER and S. G. BLOUNT: Amer. Heart. J. 48, 506 (1954).

DEXTER, L., J. W. DOW, F. W. HAYNES, J. L. WITTENBERGER, B. G. FERRIS, W. T. GOODALE and H. K. HELLEMS: J. Clin. Invest. 29, 602 (1950).

DRESDALE, D. T., M. SCHULZ and R. J. MICHTON: Amer. J. Med. 11, 686 (1951).

DRINKER, C. K.: Pulmonary edema and inflammation. Harvard 1950.

FRANKE, H.: Verh. dtsch. Ges. Kreislaufforsch. 1955, 300.

FRIEDLICH, A., R. J. BING and S. G. BLOUNT jr.: Bull. Johns Hopkins Hosp. 86, 20 (1950).

GIESE, W.: Verh. dtsch. Ges. inn. Med. 1956, 12.

GRAHAM, C. K., J. A. TAYLOR, L. B. FELLIS, D. J. GREENBERG and S. I. ROBBING: Arch. Int. Med. 88, 532 (1951).

GROSSE-BROCKHOFF, F.: Verh. dtsch. Ges. Kreislaufforsch. 1951, 34.

GROSSE-BROCKHOFF, F.: Tuberkulosearzt **1952**, 385.
— Verh. dtsch. Ges. Kreislaufforsch. **20**, 19 (1954).
— u. D. ESCH: Tbk. **106**, 1 (1955).
— G. NEUHAUS, u. A. SCHAEDE: Z. Kreislaufforsch. **43**, 388 (1954).
HAUCH, H. J., u. C. W. HERTZ: Thoraxchir. **1**, 411 (1954).
KIRCH, E.: Verh. dtsch. Ges. Kreislaufforsch. **1955**, 163.
KREBEL, R.: Verh. dtsch. Ges. Kreislaufforsch. **1955**, 181.
KÖNN, G.: Beitr. path. Anat. **116**, 273 (1956).
LAGERLÖF, H., u. L. WERKÖ: Cardiologia (Basel) **13**, 241 (1949).
— — Scand. Clin. a. Laborat. Invest. **1**, 147 (1949).
LANGE, F.: Dtsch. med. Wschr. **1948**, 204.
LAPP, H.: Frankf. Z. Path. **62**, 537 (1951).
LOOGEN, F., u. H. MAJOR: Münch. med. Wschr. **1955**. 21.
LUKAS, D. S., J. M. PEAREE and F. S. GLENN: Zit. nach J. AROUJO and D. S. LUKAS: J. Clin. Invest. **31**, 1082 (1952).
MAIER, H. C., A. HIMMELSTEIN, R. L. RILEY and J. J. BUNIN: J. Thorac. Surg. **17**, 13 (1948).
MEESSEN, H.: Verh. dtsch. Ges. Kreislaufforsch. **1951**, 25.
MILLER, W. S.: The lung. Springfield 1937.
ROSSIER, A.: Verh. dtsch. Ges. inn. Med. **1956**, 34.
ROSSIER, P. H., u. A. BÜHLMANN: Cardiologia (Basel) **25**, 132 (1954).
SARNOFF, S. J., and E. BERGLUND: Amer. J. Physiol. **170**, 588 (1952).
—, — and L. CH. SARNOFF: J. Appl. Physiol. **5**, 367 (1953).
SCHOENMACKERS, J., u. H. VIETEN: Fortschr. Röntgenstr. **75**, 21 (1951).
— — Atlas postmortaler Angiogramme. Stuttgart 1954.
SCHMIDT, H.: Dtsch. Arch. klin. Med. **200**, 837 (1953).
— Arch. Kreislaufforsch. **19**, 21 (1953).
STAEMMLER, M., u. K. SCHMITT: Arch. Kreislaufforsch. **17**, 264 (1951).
TURCHETTI, A., u. A. SCHIROSA: Cardiologia (Basel) **21**, 129 (1952).

Aus der II. Medizinischen Univ.-Klinik Hamburg-Eppendorf (Direktor Prof. Dr. A. JORES)

Kardiologische Probleme im Zusammenhang mit Veränderungen im Lungenkreislauf

Von

E. GADERMANN

Mit 7 Abbildungen

Wenn in diesem Kreise über kardiologische Probleme im Zusammenhang mit Veränderungen im Lungenkreislauf zu berichten ist, so fällt es dem Referenten angesichts der zahlreichen Darstellungen anderer Autoren zum gleichen Thema schwer, Neues hierzu beizutragen.

Die Erscheinungen am Herzen, welche als Folge kongenitaler Mißbildungen oder erworbener Herzklappenfehler und damit verbundener Veränderungen im Lungenkreislauf zu gelten haben, vermitteln für die einzelnen Krankheiten und Leiden hinsichtlich der Druck- und Volumenbelastung des Herzens meist charakteristische Befunde. Das vorangehende Referat von Herrn Prof. GROSSE-BROCKHOFF enthielt eine plastische Schilderung prinzipieller Ergebnisse der Pathophysiologie des Lungenkreislaufs. Die damit verbundenen kardiologischen Probleme erfuhren besonders im amerikanischen, schwedischen und auch im deutschen Schrifttum solch eingehende Würdigung, daß ich es mir versagen kann, hierauf näher einzugehen.

Über das eigentliche *Cor pulmonale*, also das Herz bei primären Lungen- und Pleuraerkrankungen, liegen in den Verhandlungen der deutschen Gesellschaft für Kreislaufforschung aus dem Jahre 1955 ebenfalls umfangreiche Mitteilungen vor, so von KIRCH (*19*) über die pathologische Anatomie des Cor pulmonale, von KNEBEL (*20*) über die Hämodynamik des Lungenkreislaufs beim chronischen Cor pulmonale, über dessen pathologische Physiologie von BOLT (*4*), weiter eine Übersicht mit klinischen und pathophysiologischen Daten über das Cor pulmonale von DENOLIN (*10*) sowie eine große Zahl weiterer Arbeiten zu dem gleichen Thema [siehe Verh. dtsch. Ges. Kreislaufforsch. 21, 163—376 (1955); ebenfalls Verh. dtsch. Ges. Kreislaufforsch. 17, 3—213 (1951)]. Obgleich nun eine große Anzahl bedeutsamer Ergebnisse gewonnen wurde, haften dem Problem der Auswirkung des Lungenemphysems auf das Herz noch so viel Unklarheiten an, daß BOLT (*4*) im Jahre 1955 mit Recht den Cournandschen Ausspruch vom «Mystère du coeur pulmonaire» zitierte, der auch jetzt noch Gültigkeit hat. So mag es erlaubt sein, zunächst einige Punkte anzusprechen, die sich mit den Auswirkungen des Lungenemphysems auf das Herz befassen. Dies um so mehr, als das Lungenemphysem, dessen überwiegender Anteil an der Erstehung des Cor pulmonale aus Zahlenangaben verschiedener Untersucher hervorgeht (siehe

Tab. 1, zusammengestellt nach Angaben von DENOLIN, 1955), eines der häufigsten Altersleiden darstellt und trotzdem merkwürdigerweise nach unserer Beobachtung in der klinischen Wertung oft nicht die gebührende Beachtung findet.

Daß die Beziehungen zwischen Lungenemphysem und Herz bis heute in einigen Punkten noch ungeklärt sind, liegt vielleicht daran, daß die Auswirkungen des Emphysems auf den Lungenkreislauf keineswegs einheitlich zu sein scheinen und beim klinisch ausgeprägten Emphysem neben erheblichen Druckerhöhungen in der Arteria pulmonalis [s. BOLT u. KNIPPING (5) u. a.] normale, bzw. angenähert normale Druckwerte im Lungenkreislauf vorgefunden werden. Betrachtet man die Untersuchungsergebnisse anderer Autoren (Hinweis auf eine Tabelle von DENOLIN, 1955) über klinische, respiratorische und hämodynamische Daten von Emphysematikern, so erkennt man, daß zwischen der respiratorischen und der hämodynamischen Situation im Lungenkreislauf keine festen Beziehungen zu bestehen scheinen etwa in dem Sinne, daß ein funktionell stärker in Erscheinung tretendes Emphysem zwangsläufig von einem höheren Pulmonalarteriendruck begleitet ist oder der periphere Strömungswiderstand im Lungenkreislauf von der respiratorischen Situation abhängt usw. Die von COURNAND (7) und Mitarb. (s. GROSSE-BROCKHOFF) gefundene lineare Beziehung zwischen Höhe des Pulmonalisdrucks und Ausprägung der Hypoxie hat nur für das suffiziente Herz Geltung. Da für die kardiale Funktion in erster Linie die Druck- und Widerstandsverhältnisse Bedeutung haben, ist danach nicht zu erwarten, daß ohne weiteres eindeutige Beziehungen zwischen dem Grad des Emphysems in Hinsicht auf die Beeinträchtigung der Atmungsfunktion und der Auswirkung auf die Herzfunktion vorliegen, zumal eine Reihe integrierender anderer Faktoren noch hinzutritt. Diese Feststellung stimmt mit Ergebnissen von DELIUS (8, 9) überein, der fand, daß Fälle, die nach der Art des jeweiligen Grundleidens, der atemmechanischen, röntgenologischen und sonstigen Befunde, ja selbst nach den autoptischen Befunden einander hätten ähnlich gelagert sein sollen, Unterschiede aufwiesen, die über die übliche individuelle Variation weit hinausgehen.

Auswirkungen des Lungenemphysems auf das Herz werden in erster Linie dann zu erwarten sein, wenn die rechtsventrikuläre Herzarbeit über das physiologische Maß hinaus gesteigert ist. Dieser Umstand tritt vornehmlich dann ein, wenn der normalerweise bei 14 mm Hg liegende Pulmonalarterien-Mitteldruck, der auf Grund der regulatorischen Eigenarten des Lungenkreislaufs sehr konstant gehalten wird, stärker erhöht ist und eine hämodynamische Entlastung durch

Tabelle 1. *Ursachen für die Entstehung des chronischen Cor pulmonale* [Berechnet nach einer Aufstellung von DENOLIN (1955) über die Ergebnisse verschiedener Autoren]

Gesamtzahl der Fälle von Cor pulmonale	617
Lungenemphysem	393
Bronchiektasen	39
Asthma bronchiale	26
Lungen-Tbc	71
Silikose	20
Kyphoskoliose	5
Thorakoplastik	5
Primäre Pulmonalsklerose	1
Diffuse Fibrose	10
Schistosomiasis	1
Multiple Embolien	10
Thrombose d. Art. Pulmon.	3
Sklerodermie	1
Morbus Boeck	3
Gefäßkompression	2
Carcinomatose	7
Arteriitis	4
Lungencysten	2
Organisierte Pneumonie	2
Unbestimmt	12

später noch zu besprechende regulatorische Ausgleichsmaßnahmen nicht erfolgt. Die Auswirkungen des Lungenemphysems auf das Herz sind weiterhin natürlich auch über eine echte respiratorische Insuffizienz möglich, ein Punkt, den wir zunächst bei unseren Betrachtungen zurückstellen möchten.

Pulmono-kardiale Trias

Bevor einige spezielle Punkte zu den Beziehungen zwischen Veränderungen im Lungenkreislauf und Herzfunktion zur Diskussion gestellt werden, möchte ich ein Symptomenbild erwähnen, welches sich infolge der engen Beziehungen zwischen Lungen- und Herzfunktion beim chronischen Lungenemphysem praktisch zwangsläufig zu entwickeln pflegt und das zu wenig als einheitlicher Vorgang gewürdigt wird, bei dem die einzelnen Faktoren aber in enger anatomischer und funktioneller Abhängigkeit zueinander stehen. Wir möchten den Symptomenkomplex als *pulmono-kardiale Trias* bezeichnen. Drei Erscheinungen prägen in erster Linie das Bild: 1. das *Lungenemphysem* (erfaßbar durch die üblichen Funktionsprüfungen und den Röntgenbefund). 2. *Regressive Lungengefäßveränderungen* im Sinne der *Pulmonalsklerose* (erkennbar bei der Röntgenuntersuchung an der Schattendichte insbesondere der hilusnahen Gefäße, eventuell an deren Kaliberveränderungen sowie an der häufig deutlicher sichtbaren Pulsation, die sowohl der Ausdruck einer Wandstarre der Arterien als auch veränderter Strömungsverhältnisse im pulmonalen „Windkessel" sein kann); 3. das *Cor pulmonale* mit charakteristischem Umbau.

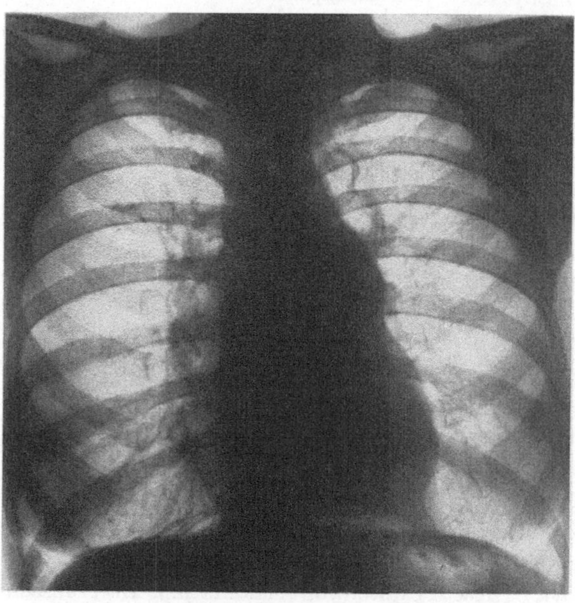

Abb. 1 a.

Abb. 1a u. b. Röntgenbefund bei pulmono-kardialer Trias (Lungenemphysem; regressive Pulmonalart.-Veränderungen; Cor pulmonale). (Jau. L. ♀, 49 J. Arch. Nr. 593/56)

Es mag hier nicht zur Diskussion gestellt werden, in welcher Reihenfolge sich Emphysem und regressive Lungengefäßveränderungen entwickeln; diese Frage ist häufig diskutiert worden und drängt sich vornehmlich dann auf, wenn emphysematöse Veränderungen an den Lungen und regressive an den Pulmonalarterien bei relativ jungen Menschen zu finden sind (s. Abb. 1 röntgenologischer Befund bei pulmono-kardialer Trias).

Zur Kreislaufsituation derartiger Fälle ist zu sagen, daß sich die einzelnen hämodynamischen Größen in Abhängigkeit von der respiratorischen Lungenfunktion, den intrapulmonalen Strömungsbedingungen und der Leistungsfähigkeit des Herzens recht unterschiedlich zu verhalten pflegen. Es besteht infolge einer Druckerhöhung im Pulmonalkreislauf bei gesteigertem Gesamtwiderstand in der Lungenstrombahn praktisch stets eine erhöhte Druckbelastung des rechten Ventrikels (s. Tab. 2), mitunter auch des rechten Vorhofs. Obgleich häufig mit diesem Zustand eine arterielle Sauerstoffuntersättigung verbunden ist, kann das Min.Vol. niedrig liegen und die Berechnung der Arbeit des rechten Ventrikels im Ruhezustand noch normale Werte erbringen. Ein solcher Befund liegt im geschilderten Beispiel vor; er deutet hier in Übereinstimmung mit der peripheren hämodynamischen Situation einer mehr oder minder ausgeprägten venösen Stauung das mechanische Versagen des rechten Herzens an, durch welches die oft verhältnismäßig niedrigen Pulmonalarteriendrucke ihre Erklärung finden. Angesichts der pathophysiologischen

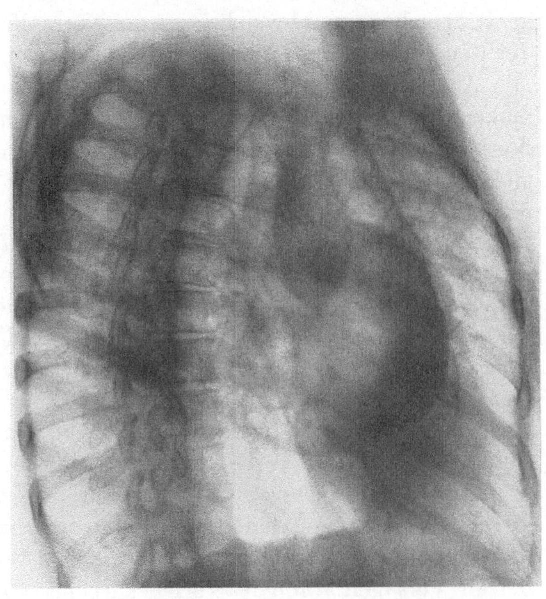

Abb. 1 b

Voraussetzung ist es weiterhin verständlich, daß der Krankheitsverlauf von der Phase der Kompensation bis zur Dekompensation des Herzens zu stets wechselnden Befunden zu führen vermag.

Tabelle 2. *Kreislaufgrößen bei pulmo-kardialer Trias* (Lungenemphysem, regressive Lungengefäßveränderungen, Cor pulmonale) (Pat. Jau, L. ♀ 49 J.)

Druckwerte mm Hg			Min.-Vol.	V_s	R'	Ar	Pa_{O_2}
re. Vorhof	re. Ventrik.	Art. pulmon.	Liter	cm³	dyn · Sec · cm⁻⁵	mkg/min/m²	mm Hg
6/0	40/8	35/17	3,02	34	555	0,712	41

Min-.Vol. = Minutenvolumen des Herzens
V_s = Schlagvolumen des Herzens
R' = Gesamtwiderstand der Lungenstrohmbahn
Ar = Arbeit des rechten Ventrikels/min, bezogen auf die Körperoberfläche
Pa_{O_2} = O₂-Partialdruck arteriell

Unter den mehr oder minder ausgeprägten 3 Kardinalsymptomen der pulmonokardialen Trias treten gewöhnlich mindestens 2 im klinisch-röntgenologischen Erscheinungsbild deutlich hervor. Es wird noch darüber zu sprechen sein, warum das Lungenemphysem nicht in jedem Falle zum ausgeprägten Cor pulmonale führen muß und welche hämodynamischen Eigenarten in der intrapulmonalen Kreislaufregulation möglicherweise in der Lage sind, die Auswirkungen des Lungenemphysems auf das Herz zu variieren.

Zur Herzmechanik des Cor pulmonale

Wenden wir uns zunächst einmal der eigentlichen *Herzmechanik* von Fällen zu, in denen sich ein Cor pulmonale durch ein Lungenemphysem herausbildete und eine echte Rechtsbelastung des Herzens vorliegt. Blumberger u. Mitarb. (s. *2, 3*) sahen in Abweichung von Normalfällen, wo die Anspannungszeit des rechten Herzens bei gleicher Systolendauer etwas länger währt als die des linken, die Austreibungszeit des rechten Ventrikels also etwas kürzer ist als die des linken, bei rechtsbelasteten Emphysem-Herzen in 4 von 6 Fällen ein umgekehrtes Verhältnis in der Austreibungszeit beider Ventrikel zueinander (Hinweis auf hier nicht wiedergegebene Tabelle). Zweimal war dabei der Druckgradient zwischen Pulmonalarterienmitteldruck und Pulmonalcapillarmitteldruck vergrößert und der Strömungswiderstand im Lungenkreislauf erhöht. Dadurch kam es zu einer Erschwerung der Blutaustreibung aus dem rechten Ventrikel und zur Verlängerung seiner Austreibungszeit. Die Autoren sahen, daß außer dem Druckgradienten und dem Gesamtwiderstand im kleinen Kreislauf auch der diastolische Ventrikeldruck beim Emphysem stark erhöht und trotz dieser Situation bemerkenswerterweise die Austreibungszeit des rechten Ventrikels erheblich verkürzt sein kann. Ein solcher Befund läßt daran denken, daß hier fortgeschrittene Veränderungen im Lungenkreislauf vorliegen, durch welche die Arbeit des rechten Ventrikels so beträchtlich erschwert ist, daß dieser trotz Hypertrophie nicht in der Lage zu sein scheint, gegen den hohen Widerstand im Lungenkreislauf ein ausreichendes Volumen auszuwerfen und — in ähnlicher Weise wie das am linken Herzen bei dessen Versagen infolge arterieller Hypertonie des großen Kreislaufs der Fall sein kann — seine Systole vorzeitig abbrechen muß. Möglicherweise läßt sich der häufig erhobene und bei dem oben angeführten Beispiel von pulmonokardialer Trias (s. Tab. 2) dargelegte Befund einer verringerten Arbeit des rechten Ventrikels trotz hohen Gesamtwiderstands der Lungenstrombahn mit einem derartigen Vorgang erklären, zumal das Minutenvolumen erniedrigt ist. Hier scheint bereits der Zustand echter mechanischer Insuffizienz des Herzens erreicht zu sein.

Blumberger u. Mitarb. (*2, 3*) fanden weiter, daß dann, wenn die Anspannungszeit der linken Kammer verlängert war, im rechten Ventrikel entweder die Druckdifferenz zwischen präsystolischem Ventrikel- und Pulmonalisdruck oder aber der diastolische Druck erhöht war. Diese Ergebnisse können als Verlängerung der Anspannungszeit des linken Herzens infolge Anpassung an die verlängerte Anspannung des überlasteten rechten Herzens aufgefaßt werden. Das würde mit anderen Worten heißen, daß der hypertrophe rechte Ventrikel die Führung für die Dynamik des gesamten Herzens übernimmt und für die mechanische Tätigkeit des linken mitbestimmend werden kann.

Nun kommt es zweifellos durch die Hypertrophie des rechten Ventrikels mit Veränderung der pulsatorischen Mechanik und verstärkter Füllung bei erhöhter Druckarbeit zu Auswirkungen auf die gesamte Herzmechanik, wie wir das durch elektrokymographische Studien der Ventrikelpulsationen bei rechts-überlasteten Mitralvitien früher demonstriert haben. Die Verhältnisse unterscheiden sich aber bei den Mitralvitien insofern von denjenigen bei rechtsbelasteten Emphysemherzen, als bei ersteren die intrakardiale Hämodynamik des linken Herzens infolge der Klappenstenose zusätzlich gestört ist, wodurch zum Beispiel bei der Mitralstenose mit schlecht gefülltem linkem Ventrikel das mechanische Überwiegen des hypertrophen, durch hohe Restblutmenge und gesteigerte Wandspannung ausgezeichneten rechten Ventrikels das pulsatorische Funktionsbild des Herzens besonders einschneidend bestimmt. Das mechanische Überwiegen des rechten Ventrikels führt hier zu Torsions- und Pendelbewegungen des Herzens, die in der 2. Hälfte der Diastole registriert werden und sich in einer diasto-

lischen Dorsalbewegung der vorderen Herzwand infolge Drehung des Herzens äußern, wobei diese Drehung bereits vor Beginn der Systole infolge des mechanischen Überwiegens des rechten Ventrikels nach links hinten erfolgt [Hinweis auf frühere elektrokymographische Studien. s. GADERMANN (12)].

Ähnliche pulsatorische Erscheinungen lassen sich auch beim Cor pulmonale elektrokymographisch registrieren, wenn eine ausgeprägte Rechtsüberlastung besteht. Hier liegen im funktionellen Verhalten Parallelen zum anatomischen Befund, wie ihn KIRCH (19) in der Linksdrehung der Vorderwand des Emphysemherzens beschrieb. Wir haben aber schon früher hervorgehoben (13), daß am Cor pulmonale mechanisch-pulsatorische Eigenarten vorliegen können, die man auf eine Einwirkung des Pulmonalisstammes auf die Herzpulsation zurückführen muß und die dann in Erscheinung zu treten pflegen, wenn gröbere regressive Wandveränderungen der herznahen Gefäßabschnitte vorliegen, oder aber auch dann, wenn diese Gefäßabschnitte unter gesteigertem intravasalem Druck stehen.

Mittels elektrokymographischer Phasenanalysen der Herzpulsation ließ sich

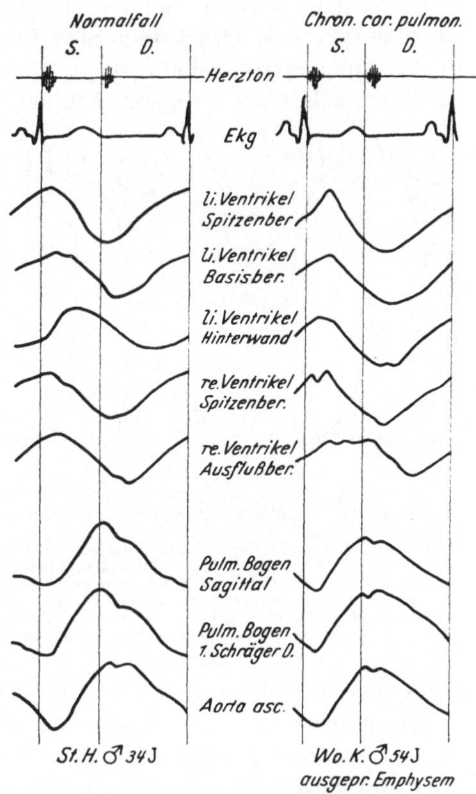

Abb. 2. Gegenüberstellung elektrokymographisch registrierter Randbewegungen des Herzens und der großen Gefäße von Normalfall (li.) und Cor pulmonale (re.) bei pulmono-kardialer Trias. S. vor allem Unterschiede im Bereich der re. Ausflußbahn und des Pulmonalisstammes (s. Text)

zeigen, daß in zwei Dritteln der Fälle von fortgeschrittenem Lungenemphysem die Pulsation der Vorderwand des rechten Ventrikels anomal verläuft, indem die systolische Medianbewegung der Kammerwand bereits am Anfang der rechten Ausflußbahn ausbleiben kann (s. Abb. 2). Statt dessen kommt es entweder zu einer weiteren systolischen Auswärtsbewegung der rechten Ausflußbahn, zumindest aber zu einem Verharren der Kammerwand in Auswärtsstellung bis in die Diastole hinein. Die Auswirkungen auf die systolische Bewegung des rechten Ventrikels sind in Abb. 3 nach phasenanalytischen Studien mittels des Elektrokymogramms festgehalten.

Als Ursache dieser atypischen Pulsation ist in erster Linie die Pulmonalsklerose anzusehen, die zu einem in die Ventrikelpulsation eingehenden Gefäßfaktor führt, da infolge des Elastizitätsverlustes der Pulmonalis die starren Gefäßbewegungen auf die Ventrikel in viel stärkerem Maß übertragen werden, als das bei normaler Gefäßstruktur der Fall ist (*13, 14*). Die systolische Einwärtsbewegung der Ventrikelwand erleidet eine Phasenverschiebung und wird gestört.

Daneben dürften aber auch Druckänderungen in der Pulmonalis die Intensität eines in die Ventrikelpulsation eingehenden Gefäßfaktors beeinflussen. Es ließen sich nämlich bei einem akuten Cor pulmonale im Status asthmaticus, wo ebenfalls eine Drucksteigerung im rechten Herzen [s. auch Bolt (*4*)] und in der Lungenstrombahn vorliegt, ähnliche Auswirkungen des Gefäßfaktors auf die Ventrikelfunktion zeigen (*13*), so daß auch hier das Pulsationsbild sowohl der Pulmonalis als auch des rechten Ventrikels ähnliche Atypien aufweist, wie das dann der Fall ist, wenn regressive Gefäßveränderungen bestehen.

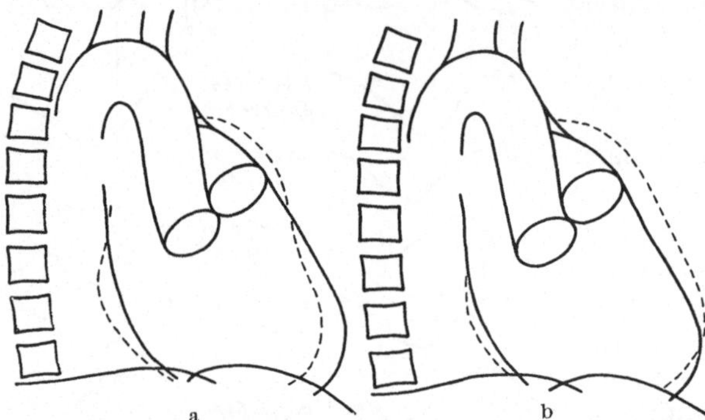

Abb. 3. Pulsationsphasen an der Vorderwand des Herzens (re. Ventrikel) nach elektrokymographischer Registrierung (Phasenanalyse) zu Beginn der mechan. Systole (———) und in der Mitte der Systole (·······). *a* Normalfall: systol. Einwärtsbewegung der Vorderwand und im Anfangsteil der re. Ausflußbahn bei Auswärtsbewegung des Pulmonalisstammes. *b* Cor pulmonale bei Emphysem mit regressiven Pulmonalarterien-Veränderungen (pulmono-kardiale Trias): Auswärtsbewegung der Vorderwand des re. Ventrikels bis in die caudalen Abschnitte bei verstärkter Auswärtsbewegung des Pulmonalisstammes

Normalerweise erfolgt im Anschluß an die durch Klappenschluß bedingte Incisur im Bewegungsbild der Gefäßwand, das in manchen Abschnitten Ähnlichkeit mit dem Sphygmogramm des Carotispulses aufweist, eine Einwärtsbewegung der Gefäßwand, kenntlich am verhältnismäßig steilen Kurvenabfall.

Liegt eine Wandstarre des Gefäßes infolge regressiver Veränderungen vor, so kommt es in der Phase der stärksten pulsatorischen Aufwärtsbewegung des Gefäßes dagegen oft zu einer Art Plateaubildung, wobei die Incisur zwar angedeutet ist, aber von einer erneuten geringen Auswärtsbewegung gefolgt wird, die man auf eine frühreflektierte Welle beziehen kann, entstanden infolge veränderter Abflußbedingungen des Blutes aus dem zentralen Gefäßbereich (s. Abb. 4, Gegenüberstellung von normalen und pathologischen Pulmonalis-Bewegungskurven bei Pulmonalsklerose; s. auch Abb. 2).

Mit Hilfe der Elektrokymographie können an den herznahen Gefäßen Funktionsstudien betrieben werden, die in dieser Form früher nicht möglich waren, als die pulsatorischen Eigenbewegungen verdichteter Hilusgefäße eigentlich der einzige Anhaltspunkt für das Bestehen regressiver Pulmonalgefäßveränderungen bedeuteten und auch die Einbeziehung der Flächenkymographie nicht ausreichte, um feinere Bewegungsanalysen der großen Gefäße zu gestatten. Aber auch für die Elektrokymographie gilt die Einschränkung, daß das Kurvenbild der Gefäßbewegung je nach dem Abgriff sehr variabel ist und zahlreiche Registrierungen gewissermaßen dicht bei dicht entlang der großen Gefäße notwendig sind, damit man ein verwertbares, gleichsam plastisches Bewegungsbild gewinnt.

Den Versuch, durch die Elektrokymographie die Pulswellengeschwindigkeit im Lungenkreislauf berechnen zu wollen, um damit einen Maßstab für das Gefäßverhalten und die Gefäßstruktur zu finden, wie das von anderen Autoren vorgeschlagen wurde [SIEDEK u. Mitarb. (28)], stehen wir nach eigenen Erfahrungen skeptisch gegenüber, da die Meßstrecken zu kurz sind und die Markierung etwa des Abstandes vom Beginn der mechanischen Systole (markiert durch den 1. Herzton) bis zum Beginn einer pulsatorischen Gefäßbewegung viel zu ungenau ist, als daß exakt vergleichbare Resultate zustande kommen können. Trotzdem läßt sich zeigen, daß die Pulswellengeschwindigkeit bei regressiven Gefäßveränderungen der Lungenstrombahn in den Pulmonalarterien erheblich gesteigert

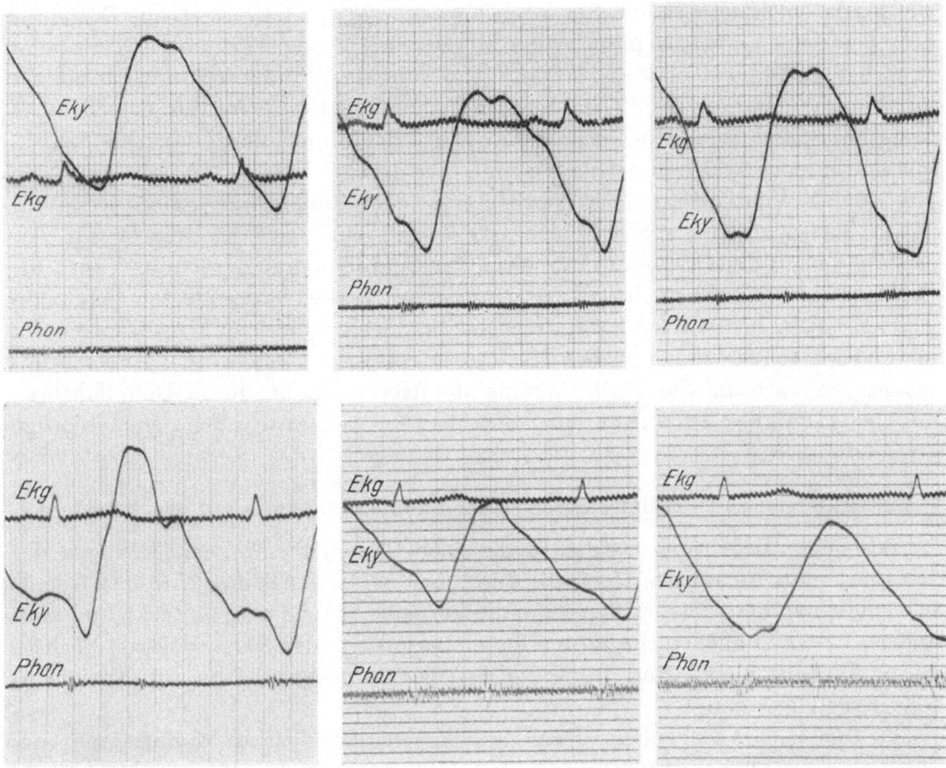

Abb. 4. Einsetzen der pulsatorischen Auswärtsbewegung der Pulmonalgefäße nach Beginn der mechanischen Systole in verschiedenen Abschnitten der Lungenwurzel. Fortgeschrittene Aorten-Pulmonalsklerose, Emphysem (Br. M. ♂, 61 J.)

sein kann (s. Abb. 4). Für Fälle von Überlastung des Lungenkreislaufs, die mit regressiven Gefäßveränderungen verbunden ist, fanden SIEDEK, WENGER und GMACHL (28) eine erhebliche Beschleunigung der Pulswellengeschwindigkeit, ein Ergebnis, das sich mit unseren Befunden deckt mit der vorerwähnten Einschränkung, daß exakte Zeitangaben nicht möglich sind.

Nach der Feststellung, daß die regressiven Gefäßveränderungen der Lungenstrombahn ein sowohl für die Herzmechanik als auch für die Vasomotorik der Lungenstrombahn wichtiger Faktor sind, erhebt sich die Frage, welche Auswirkungen auf die sogenannte Windkesselfunktion der Pulmonalarterie vorliegen können, ein Problem, das sowohl für den kleinen wie für den großen Kreislauf gleichermaßen Bedeutung hat.

Der zentrale „Windkessel" des großen Kreislaufs speichert nahezu 50% des Schlagvolumens, während im „Windkessel" des kleinen Kreislaufs nur 20—30% gespeichert werden. Da durch den Windkessel der stoßweise Blutauswurf weitgehend in einen kontinuierlichen Abstrom verwandelt werden soll, ist im Lungenkreislauf der Abstrom wegen der geringeren Speicherung nach Knebel (20) diskontinuierlicher. Es erscheint möglich, daß Veränderungen in der Gefäßbeschaffenheit, welche zu einem Elastizitätsverlust der Arteria pulmonalis führen, auf die Hämodynamik einen erheblicheren Einfluß ausüben als bislang angenommen wurde, da ein Elastizitätsverlust nach Knebel (20) und Bolt (4) die Erhöhung des Speichervolumens im pulmonalen „Windkessel" nach sich zieht. Es erscheint zunächst theoretisch möglich, daß eine Änderung der Windkesselfunktion, welche letzthin die Hämodynamik in den herznahen Gefäßabschnitten entscheidend beeinflussen könnte, zu Rückwirkungen auf das Herz führt, die allerdings im Augenblick noch nicht exakt zu definieren sind. Die größere Speicherung des Blutes im pulmonalen Windkessel bei Elastizitätsverlust der Gefäßwand könnte jedenfalls neben der eigentlichen Starre der Gefäßwand eine weitere Ursache für das elektrokymographisch faßbare Verhalten der Gefäßbewegungen sein und auch die Hiluseigenpulsationen mitbewirken, die man bei regressiv veränderten Pulmonalgefäßen häufig beobachten kann. Hier bleiben noch zahlreiche Fragen wegen der methodisch schwer zugänglichen Materie offen, deren Beantwortung aber wünschenswert wäre, da die Beeinflussung der Herztätigkeit durch Gefäßfaktoren aus den herznahen Provinzen eine weitgehend unbekannte, aber sicher wichtige Größe darstellt.

Einwirkungen von Veränderungen in der Lungenstrombahn auf den Kreislauf

Besondere Beachtung verdienen die Auswirkungen von Veränderungen der Lungenstrombahn auf das Herz, die durch brüske Ausschaltung einzelner Gefäßbereiche entstehen. Sie spielen einmal eine Rolle beim Lungeninfarkt und zum andern in der Lungenchirurgie und haben dadurch in der Nachkriegszeit höchste Aktualität gewonnen. Herr Lochner ging bereits gestern schon auf experimentelle Ergebnisse ein.

Es fand sich Gelegenheit, Herz- und Kreislaufstudien an 28 Patienten vorzunehmen, bei denen aus diagnostischen Gründen von den Herren Rodewald, Donat und Hoffheinz (Chirurgische Univ.-Klinik Eppendorf, Dir. Prof. L. Zukschwerdt, und II. Med. Univ.-Klinik Eppendorf, Dir. Prof. A. Jores) einseitige Blockierungen von Pulmonalarterien durchgeführt wurden. Dies geschah 1. zur Diagnostik von funktionellen Rechts-Links-Shunts in der Lunge, die z. B. durch Atelektasen infolge endobronchialer und infiltrativer Lungenprozesse entstanden waren (über die Erfassung von funktionellen Kurzschlüssen in der Lungenstrombahn nach der Methode von Bartels u. Mitarb. (1) wird Herr Rodewald noch im einzelnen berichten). 2. wurde die Methode als präoperativer Funktionstest bei beabsichtigter Lob- oder Pneumektomie benutzt und — was bisher anderweitig nicht im Rahmen dieser Funktionsdiagnostik geschah — mit Hypoxie- und Hyperoxie-Tests verbunden. Untersuchungen über den Einfluß der einseitigen Pulmonalarterienblockade beim Menschen liegen bereits von Carlens, Nordenström und Hanson (6), von Krall, Hoffheinz und Rodewald (21) u. a. vor und jüngst auch von Sterz und Stolzer (29).

Durch die Plazierung eines doppellumigen Blockerkatheters in der rechten oder linken Pulmonalarterie (s. Abb. 5) wird gewissermaßen ein großer Lungeninfarkt künstlich gesetzt.

Die Untersuchungen wurden bei uns nach Vorbereitung mit kleinen Dosen des Phenothiazinderivates Pacatal (50—100 mg) und mit Dolantin vorgenommen. Schwedische Autoren wie HANSON (*16*) gaben Morphin-Scopolamin und ein Barbiturat sowie 1 g Procain und Heparin oder gelegentlich auch nur durch den Katheter 1,0 Procain und einige hundert cm³ Heparin-Lösung 50 mg/1000 cm³ physiologische Kochsalzlösung.

HANSON (*16*) zeigte in bronchospirometrischen Studien, daß die O_2-Aufnahme der gefäßblockierten Lunge unterbunden wird, während die O_2-Aufnahme in der ungeblockten ansteigt. Auch durch Densogramme läßt sich demonstrieren, daß die nichtblockierte Lunge in verstärkter Aktion ist (Hinweis auf hier nicht dargestellte Abbildungen). Über die Auswirkungen auf die Lungenfunktion und den Gasstoffwechsel bei einseitiger Pulmonalarterienblockade wird Herr RODEWALD noch Stellung nehmen.

Die *Auswirkungen der einseitigen Lungenarterienblockade auf den peripheren Kreislauf sind recht gering*, wie wir in Übereinstimmung mit anderen Autoren feststellen konnten. Demgegenüber finden aber offenbar *im Lungenkreislauf einschneidende Regulationsmechanismen* statt, wobei der Eindruck entsteht, daß der Synergismus der einzelnen hieran beteiligten Faktoren darauf hinzielt, die Belastung des Herzens verhältnismäßig niedrig zu halten.

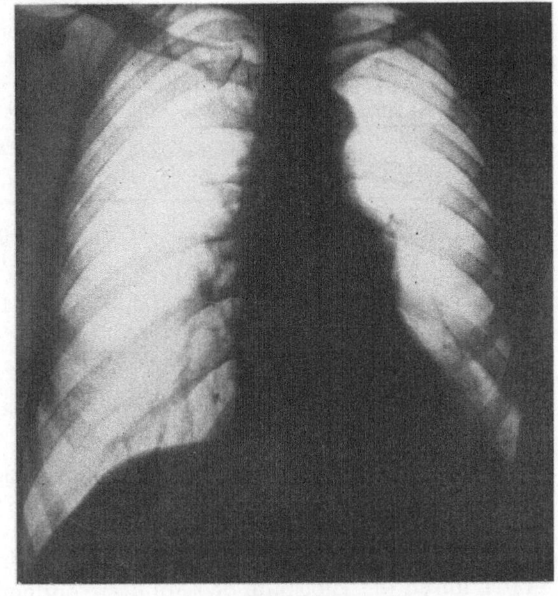

Abb. 5a

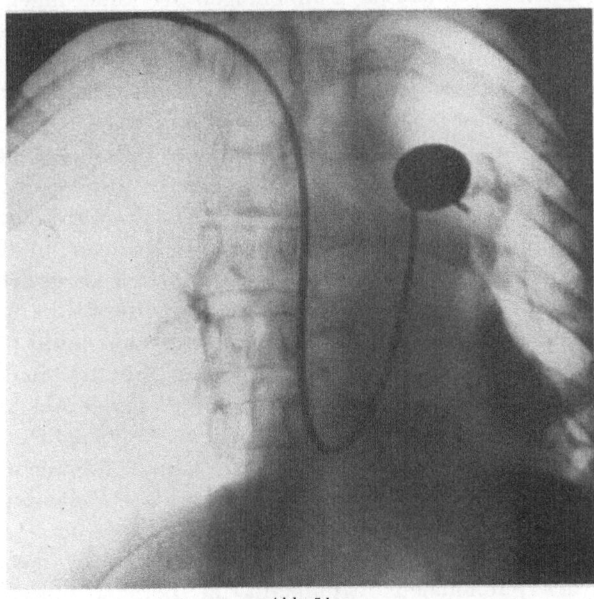

Abb. 5b.

Abb. 5a u. b. Verschluß der linken Pulmonalarterie durch Blockerkatheter

Das Verhalten einzelner Kreislaufgrößen nach einseitiger Pulmonalarterienblockade variiert naturgemäß. Es erscheint uns aber bedeutungsvoll, anhand einiger repräsentativer Beispiele die Möglichkeiten der intrapulmonalen Kreislaufregulation darzulegen.

Tabelle 3. *Emphysem, regressive Pulmonalisveränderungen.* Blockung der re. Pulmonalarterie (Mü. K. ♂, 59 J.)

	Inspirat. Luft	Pa_{O_2} mm Hg	PAm mm Hg	Min.-Vol. Liter	n	V_s cm³	R' dyn·sec·cm⁻⁵	Ar mkg/min/m²
Außenluft-Atmung	ungeblockt	20,93% O_2	63	10,5	3,2	50	64	264	0,32
	Re. Pulmonalart. geblockt	20,93% O_2	43	11,5	4,5	79	57	204	0,49
Hypoxie-Versuch	ungeblockt	15,90% O_2	41	11,4	2,5	55	46	350	0,27

Pa_{O_2} = O_2-Partialdruck arteriell
PAm = Pulmonalart.-Mitteldruck
Min.-Vol. = Minutenvolumen des Herzens
n = Herzfrequenz/min.
V_s = Schlagvolumen
R' = Gesamtwiderstand der Lungenstrombahn
Ar = Arbeit des rechten Ventrikels/min, bezogen auf die Körperoberfläche

Tab. 3 ist zu entnehmen, daß trotz der Einengung der Lungenstrombahn um 50% durch die Blockade das Minutenvolumen ansteigt. Der Gesamtströmungswiderstand im Lungenkreislauf muß absinken, damit die gesteigerten Minutenvolumina den kapazitativ eingeschränkten Lungenkreislauf passieren können, ohne daß es zu einer stärkeren Drucksteigerung im Lungengefäßsystem kommt. Im hier demonstrierten Fall, wo es sich um ein Lungenemphysem mit den Anzeichen regressiver Pulmonalgefäßveränderungen handelt, stieg der Pulmonalarterien-Mitteldruck um etwa 10% an, während der erhöhte Gesamtwiderstand im Pulmonalkreislauf von 264 dyn · sec · cm⁻⁵ nach der Blockung auf 204 absank. Wir möchten glauben, daß trotz methodischer Ungenauigkeiten bei der Berechnung dieser Kreislaufgrößen zumindest deren Richtungsänderung erfaßt wird. Die Auswirkungen der einseitigen Pulmonalisblockierung legt den Gedanken nahe, daß der Druckabfall durch einen stärkeren Kurzschluß in der durchbluteten Lunge zustande kommt. Diese Annahme drängt sich um so mehr auf, als auf Grund der regressiven Gefäßveränderungen in der Lungenstrombahn, die uns nach den vorher geschilderten Kriterien als gesichert erscheinen, das pulmonale Arterienstrombett zu stärkeren Kapazitätsänderungen vermutlich nicht fähig ist, zumal dann, wenn die Veränderungen bis in die Peripherie reichen.

Für die Annahme eines größeren „Shunts" in der ungeblockten, nun vermehrt durchströmten Lunge, spricht vor allem das Absinken des arteriellen O_2-Druckes. Tatsächlich wurde im vorliegenden Fall von Herrn Rodewald nach der Blockierung ein größerer Kurzschluß von 22% berechnet, nachdem dieser ungeblockt bereits 12% betragen hatte. *Durch die Reduzierung des pulmonalen Strombettes wurde also der AV-Kurzschluß in der Lunge noch beträchtlich vergrößert!*

Auf das elektrophysiologische Verhalten des Herzens übt die Blockierung der pulmonalen Strombahn im Bereich eines Pulmonalishauptastes keinen besonderen Einfluß aus (Abb. 6). Wir haben in elektrokardiographischen Ver-

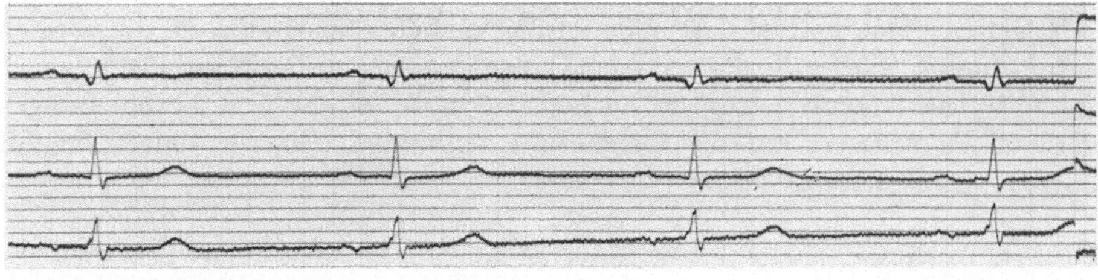

7³⁰ h: Ausgangslage

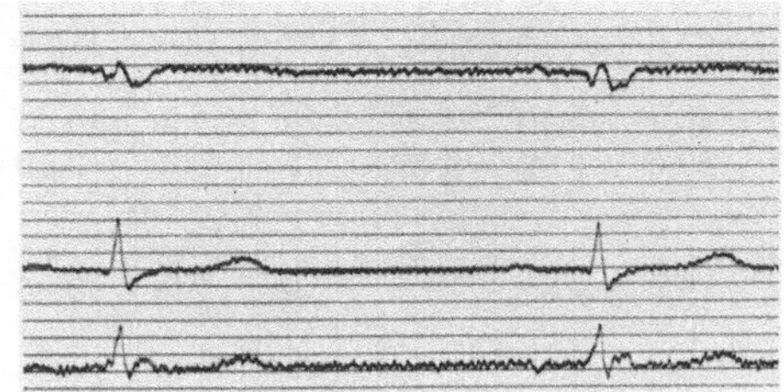

8²⁵ h: Katheter in Art. pulm. eingeführt,
Außenluftatmung, ungeblockt

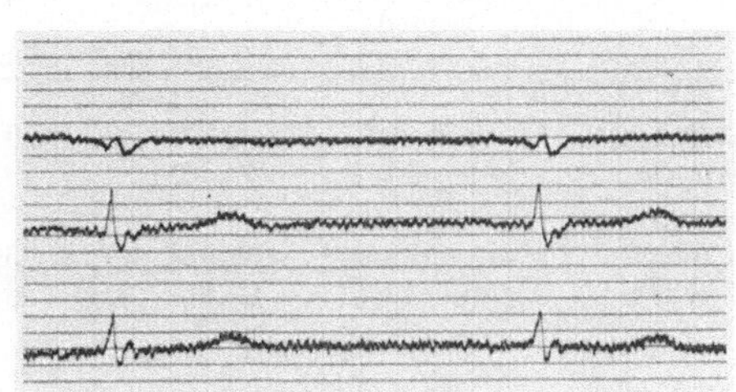

9²⁶ h: Nach 25 Min. Hypoxieatmung,
ungeblockt

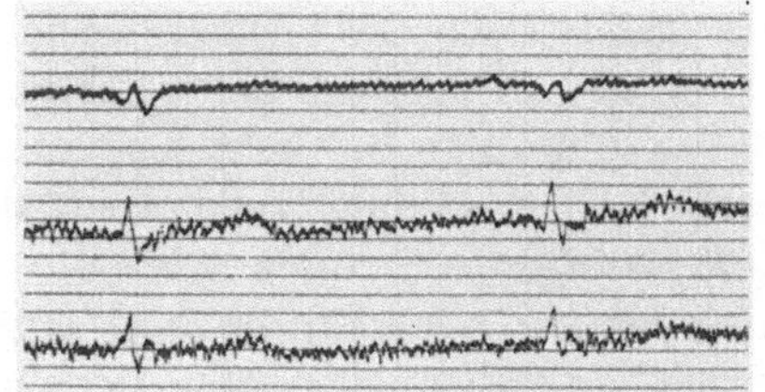

9³⁵ h: Außenluftatmung, ungeblockt

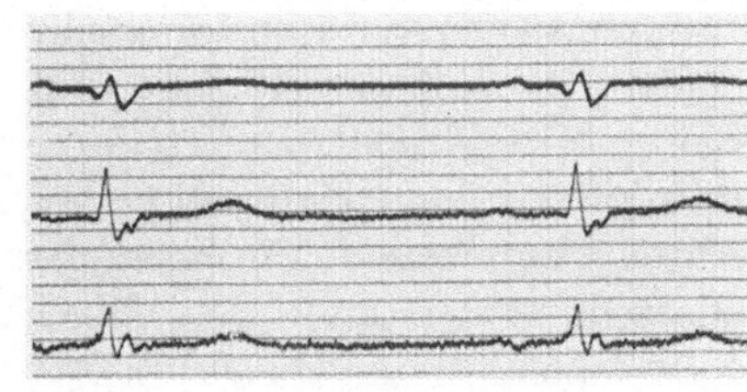

10⁰⁵ h: Nach 25 Min. Hyperoxieatmung, ungeblockt

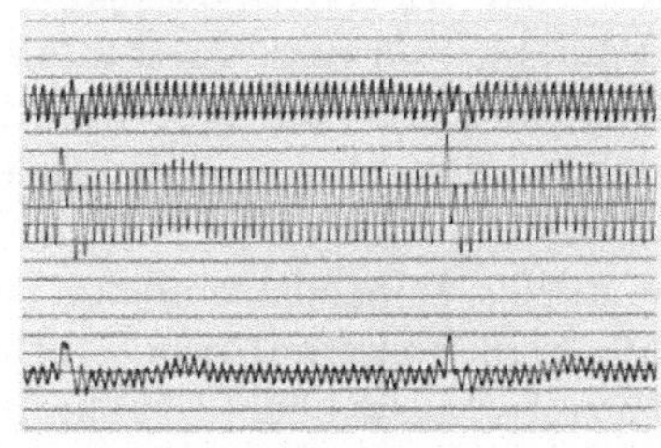

11³⁰ h: Außenluftatmung,
25 Min. nach Blockung der re. Art. pulm.

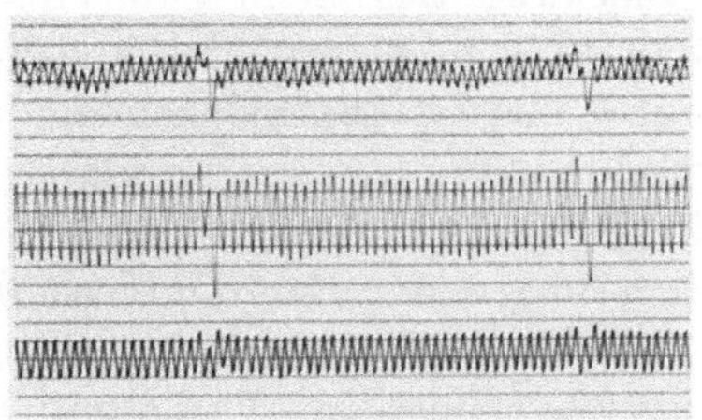

12²⁵ h: Nach 25 Min. Hyperoxieatmung,
80 Min. nach Blockung der re. Art. pulm.

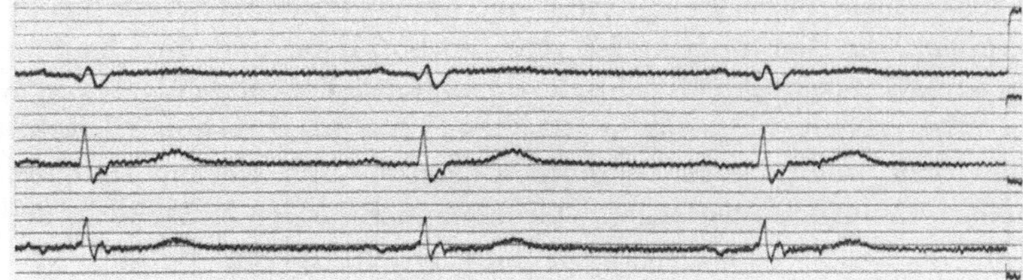

12⁴⁵ h: Außenluftatmung, entblockt

Abb. 6.
EKG bei Blockierung der re. Pulmonalarterie (Mü.K. ♂, 59 J. Emphysem; regressive Pulmonalarterien-Veränderungen)

laufsstudien niemals gröbere Atypien im Kurvenbild gesehen, die auf die übrigens abrupt durchgeführte Blockierung der Lungenarterien zu beziehen wären, gleichgültig, welche Regulationsmechanismen am noch einseitig intakten Lungenkreislauf als Antwort auf die Blockierung einsetzten. Ebenso ändert sich die röntgenologisch faßbare Herzgröße nicht.

Tabelle 4. *Emphysem, Bronchiektasen des re. Oberlappens.* Blockung der re. Pulmonalarterie (Le. M. ♀ 49 J.)

	Zustand	Inspirat. Luft	Pa_{O_2} mm Hg	PAm mm Hg	Min.-Vol. Liter	n	V_s cm³	R' dyn·sec· cm^{-5}	Ar mkg/ min/m²
Außenluft-Atmung	ungeblockt	20,93% O_2	55,0	16,1	3,70	130	29	250	0,44
	geblockt	20,93% O_2	59,0	20,0	4,62	143	32	260	0,70
Hypoxie-Versuch	ungeblockt	15,90% O_2	35,5	—	—	100	—	—	—
	geblockt	15,90% O_2	38,5	19,0	4,62	118	39	243	0,66

An einem weiteren Beispiel (s. Tab. 4) läßt sich zeigen, daß durch die Blockierung der rechten Pulmonalarterie eine mäßige Steigerung des Schlag- und Minutenvolumens sowie der Herzfrequenz zustande kommen kann. Der periphere Strömungswiderstand im Lungenkreislauf, mit 251 dyn·sec·cm^{-5} deutlich erhöht, ändert sich nach der Blockierung praktisch nicht, doch steigt der Pulmonalarterien-Mitteldruck deutlich an. Ein größeres Blutvolumen fließt also unter Druckanstieg im Gefäßsystem bei gesteigerter Volumen- und Druckarbeit des rechten Ventrikels durch ein in der Kapazität reduziertes Strombett bei unverändertem Widerstand. Die Berechnung des Shunts (Dr. RODEWALD) ergab unter Außenluft ungeblockt 1,6%; nach einseitiger Pulmonalarterien-Ausschaltung war die Shuntberechnung aus methodischen Gründen nicht verwertbar. Da die Blockung aber nicht zum Absinken des arteriellen O_2-Druckes führte, wie das an vorigem Beispiel der Fall war, kann eine stärkere Kurzschlußdurchströmung in den Gefäßprovinzen der li. Lunge nicht stattgehabt haben. Ein derartiges Verhalten ist nur zu erklären durch Vasodilatation erheblichen Grades in der Reststrombahn oder Überlaufen durch AV-Anastomosen.

Veränderungen der Kreislaufverhältnisse in der Lungenstrombahn, wie sie im o. a. Beispiel auftreten, vermögen ebenfalls keinen erkennbaren Einfluß auf das elektrophysiologische Verhalten des Herzens auszuüben. Während der etwa 45 min währenden Blockierung der rechten Pulmonalarterie bleibt das EKG unauffällig (s. Abb. 7) und verändert sich auch im Hypoxieversuch nicht! Ebenso ließen sich durch Blockierung der linken Pulmonalarterie keine elektrokardiographischen Veränderungen der Vorhofzacke und im Kammerendteil erzielen, so daß unsere EKG-Befunde im wesentlichen denjenigen von NEMIR u. Mitarb. (*23*) sowie von STERZ u. STOLZER (*24*) entsprechen. Letztere sahen allerdings dann, wenn das Min.-Volumen nach der Blockierung abnahm und der Pulmonalarteriendruck anstieg, eine Größenzunahme der R-Zacke in den rechtsventrikulären Brustwandableitungen und faßten diesen Befund als Zeichen einer vermehrten Rechtsbelastung auf.

Da markante Druckschwankungen im Lungenkreislauf durch die Blockierung einer Lungenarterie unter den geschilderten Versuchsbedingungen nicht auftraten, waren reflektorische Auswirkungen auf den Kreislauf im Sinne eines Lungenentlastungsreflexes [SCHWIEGK (*26*)], wo die Drucksteigerung in der

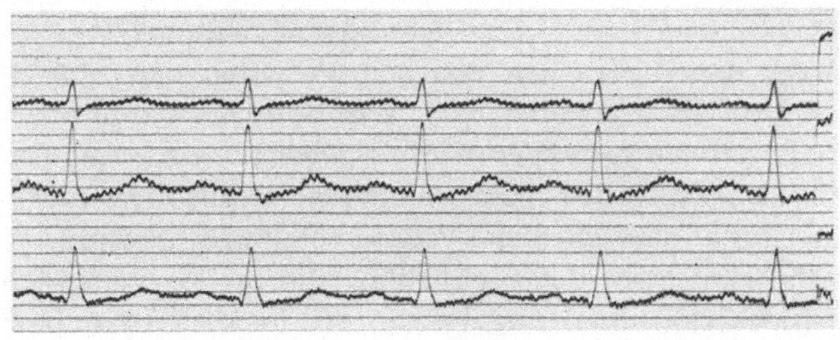

8¹⁵ h: Ausgangslage

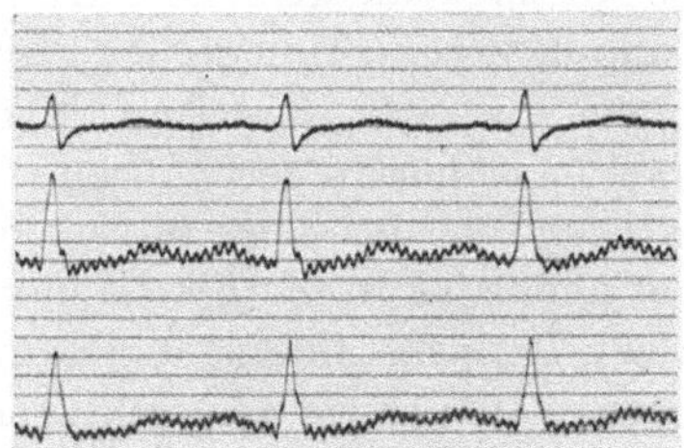

10¹⁵ h: Außenluftatmung,
20 Min. nach Blockung der re. Art. pulm.

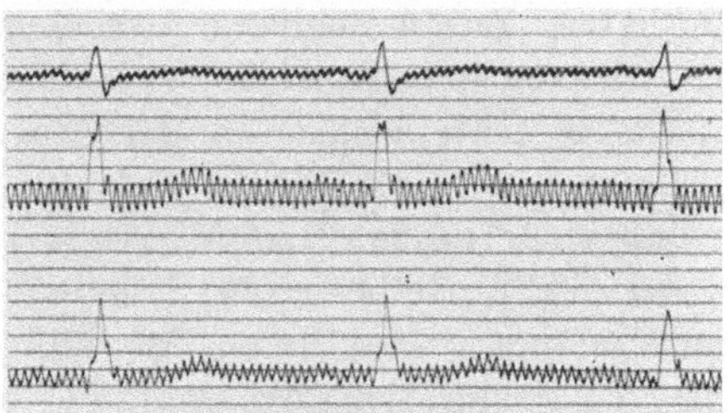

11¹⁰ h: Nach 20 Min. Hypoxieatmung,
45 Min. nach Blockung der re. Art. pulm.

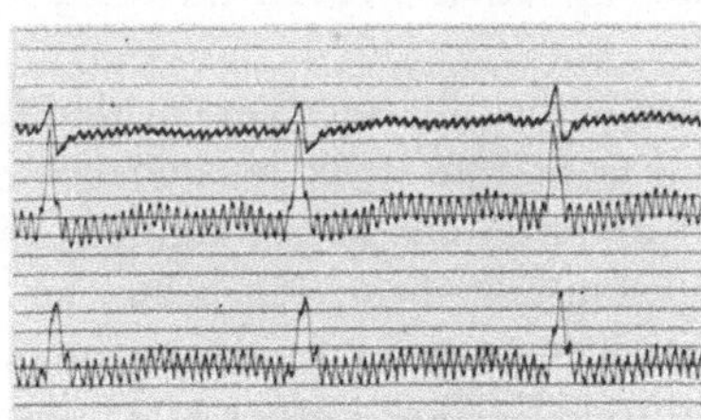

11¹⁵ h: Außenluftatmung,
50 Min.nach Blockung der re. Art. pulm.

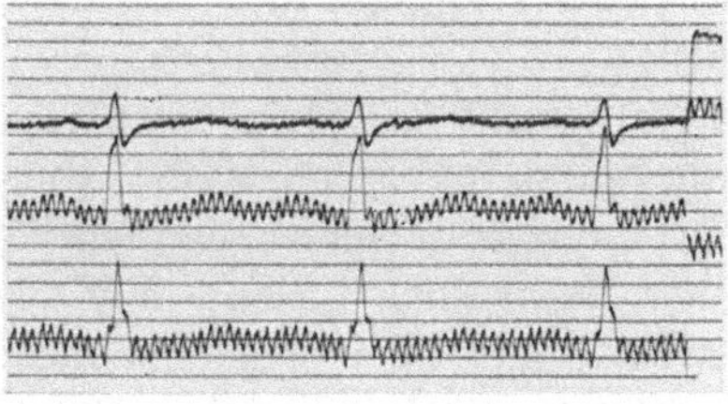

11⁵⁰ h: Nach 30 Min. Hyperoxieatmung,
85 Min. nach Blockung der re. Art. pulm.

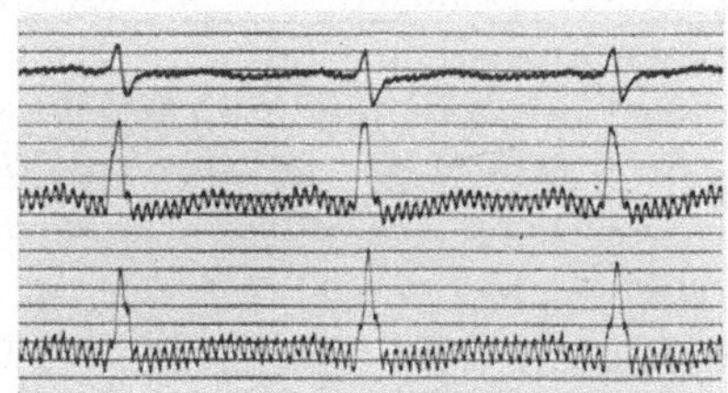

12⁰⁰ h: Außenluftatmung, entblockt

Abb. 7.
EKG bei Blockung der re. Pulmonalarterie. (Le. M. ♀, 49 J. Bronchiektasen re. Oberlappen; Lungenemphysem)

Arteria pulmonalis zu einer arteriellen Blutdrucksenkung in der Peripherie führt, nicht zu erwarten und wurden bei 28 einseitigen Pulmonalarterienblockierungen auch nicht gesehen.

Zu diesen Ergebnissen stehen tierexperimentelle Resultate von Dotter u. Lukas (*11*) in einem gewissen Gegensatz, die im Hundeversuch bei dem in gleicher Weise wie von uns am Menschen durchgeführten Verschluß einer Pulmonalarterie eine Drucksteigerung im rechten Ventrikel und eine Senkung des Femoralarteriendruckes auslösten, damit also den gleichen Vorgang, den Schwiegk (*26*) als Lungenentlastungsreflex bezeichnet hat. Wie Schwiegk (*27*) aber bereits 1951 ausführte, lassen sich die tierexperimentell gewonnenen Ergebnisse bei künstlicher Lungenembolie mit den beim Menschen ermittelten nicht vergleichen. Sie werden unter recht verschiedenen Voraussetzungen gewonnen. Narkoseart, lokalanästhetische Einflüsse sowie schließlich die im Tierversuch auch bei Anwendung von Blockerkathetern weniger exakt lokalisierbare bzw. plazierbare Blockierung üben entscheidenden Einfluß auf die Reagibilität von Herz und Gefäßen aus.

In diesem Zusammenhang erscheinen uns Untersuchungen von Haynes, Kinney, Hellems u. Dexter (*17*) bedeutsam, die in tierexperimentellen Studien grundlegende Unterschiede in den Auswirkungen auf den Kreislauf je nach Lokalisation des künstlichen Pulmonalarterienverschlusses feststellten. Der Verschluß einer großen Lappenarterie bewirkte sowohl bei anästhesierten als auch bei nichtanästhesierten Hunden keine nennenswerten Erscheinungen. Embolie in den präcapillaren Abschnitten eines Lappens führte dagegen zur gesteigerten Respiration, Erhöhung des intrapulmonalen sowie des rechtsventrikulären Drucks, EKG-Veränderungen und schließlich zu einem Lungenentlastungsreflex mit Blutdrucksenkung in der Femoralarterie. Diese Reaktionen waren durch Vagus-Trennung und -Ausschaltung der spinalen Nerven nicht zu unterdrücken.

Somit scheint die periphere Strombahn im präcapillaren Bereich der Lunge der Ausgangspunkt einer Reihe von kardiovasculären Reaktionsmöglichkeiten zu sein, die sich auf mechanischem Wege nicht erklären lassen, sondern reflektorischer Natur sein müssen. Für die Lungenembolie beim Menschen ist nach diesen experimentellen Ergebnissen und den oben dargelegten Untersuchungen anzunehmen, daß die klinischen Symptome durch Reflexe ausgelöst werden, die von der peripheren Lungenstrombahn ausgehen. Eine solche Annahme findet in der Erfahrung eine Stütze, daß pulmonale *Mikro*embolien schwerste Kreislauferscheinungen zu verursachen vermögen, die ja ebenfalls nicht als Folge rein mechanischer Einwirkungen anzusehen sind.

Das Verhalten des Lungenkreislaufs und des Herzens nach der einseitigen Pulmonalarterienblockierung beim Menschen zeigt vor allem die Fähigkeit des Lungenkreislaufs auf, durch autoregulative Maßnahmen willkürlich hervorgerufenen Veränderungen der Gefäßkapazität und damit verbundenen Auswirkungen auf die intrapulmonale Hämodynamik zu begegnen. Im Vordergrund scheint die Eigenschaft des reduzierten Lungengefäßsystems zu stehen, durch Änderung seiner Kapazität Volumenregulierungen vorzunehmen und die Druckverhältnisse auszugleichen. Es bedarf offenbar hochgradiger pathologischer Veränderungen der maßgeblichen Kreislaufgrößen, bevor für die Herzarbeit ein kritischer Punkt erreicht wird. Die Fähigkeit zu größeren Kapazitätsänderungen liegt vielleicht außer in einem reinen Elastizitätsfaktor [die elastischen Symptome herrschen im Lungenkreislauf vor, siehe Miller, zit. n. Grosse-Brockhoff (*15*), Merkel (*22*)

u. a.] auch in dem Umstand begründet, daß die Lungenstrombahn in ein Milieu eingebettet ist, welches normalerweise in größerem Maße Volumenschwankungen der Gefäße zuläßt als dasjenige, das die Gefäßprovinzen des großen Kreislaufs umgibt. Dadurch läßt sich auch erklären, daß die Mitteldrucke in der arteriellen Lungenstrombahn durch schwere körperliche Arbeit nicht wesentlich geändert werden, selbst nicht bei verdreifachter Lungendurchblutung, wie das COURNAND u. Mitarb. [zit. n. GROSSE-BROCKHOFF (*15*)] übereinstimmend mit HICKAM u. CARGILL (*18*) sowie RILEY u. Mitarb. (*25*) feststellten.

Die Möglichkeit zur Regulation der intrapulmonalen Hämodynamik scheint jedoch nach den vorerwähnten Beispielen nicht nur in intakten Lungen und Lungengefäßbereichen gegeben zu sein, in denen eine normale Volumen- und Druckregulierung statthaben kann. Dafür sprechen die Befunde beim Lungenemphysem mit regressiven Gefäßveränderungen, wo offenbar nach Blockierung einer Pulmonalarterie ein stärkerer Kurzschluß der intrapulmonalen Blutströmung in Ermangelung anderer kapazitativer Ausgleichsregulationen statthat. Hierdurch wird die Herzarbeit einerseits entlastet, andererseits allerdings die arterielle O_2-Sättigung gefährdet. Die Ausschaltung einer Lunge kann in derartigen Fällen nicht durchgeführt werden, wohlgemerkt aber nicht aus primär kreislaufdynamischen Gründen, sondern weil die mangelnde O_2-Aufladung des Blutes infolge des nun stärker wirksam werdenden Strömungskurzschlusses in der Lunge zunächst zur *Gasstoffwechsel-Insuffizienz* führt. Erst über deren Auswirkungen auf den Kreislauf, die zu den bereits bestehenden hinzutreten, entwickelt sich dann sekundär die Herzinsuffizienz.

Welche Faktoren wirksam werden müssen, bzw. welcher anatomischer Voraussetzungen es bedarf, um den im hämodynamischen Sinne entlastenden Kurzschlußkreislauf in der Lunge herbeizuführen, bleibt zunächst noch unklar.

Derartige Überlegungen sind zunächst nur mit der Einschränkung anzustellen, daß sie sich auf Beobachtungen bei verhältnismäßig kurzfristiger Blockierung einer Lunge stützen, von denen hier nur einige repräsentative Ergebnisse herausgegriffen wurden, um die Problematik zur Diskussion zu stellen. Es ist anzunehmen, daß der Faktor der direkten kardialen Belastung nach längerem Bestehen von Veränderungen der Lungenstrombahn stärker in Erscheinung tritt. Obgleich die Erfahrungen in der Lungenchirurgie bereits zur Lösung einer Reihe praktisch bedeutsamer Fragen beigetragen haben, wird es noch ausgedehnter Untersuchungen bedürfen, bis die Verhältnisse weiter abgeklärt sind, da insbesondere zwischen zahlreichen experimentell gewonnenen Ergebnissen und daraus entwickelten Vorstellungen über die Beziehung zwischen Lungenkreislauf — Herz einerseits und den Resultaten aus den verfeinerten und weiterentwickelten klinischen Untersuchungen andererseits Diskrepanzen bestehen. Methodische Schwierigkeiten versperren noch manchen geplanten Weg.

Angesichts der Fülle und Vielseitigkeit der Probleme war es möglich, nur einige wenige kardiologische Fragen anzusprechen, die sich im Zusammenhang mit Änderungen im Lungenkreislauf ergeben. Ich bin mir bewußt, daß durch das hier Vorgetragene der Fragenkomplex nur in recht summarischer Form angedeutet wird. Es erschien aber wichtiger, das noch Unsichere und Problematische zur Diskussion zu stellen, als bereits Bekanntes und Gesichertes zusammenzufassen und zu wiederholen.

Literatur

1. BARTELS, H., u. Mitarb.: Pflügers Arch. **261**, 99 (1955).
2. BLUMBERGER, KJ.: Verh. dtsch. Ges. Kreislaufforsch. **20**, 43 (1954).
3. —, G. KEMMERER u. H. LINKE: Ver. dtsch. Ges. Kreislaufforsch. **21**, 328 (1955).
4. BOLT, W.: Ver. dtsch. Ges. Kreislaufforsch. **21**, 196 (1955).
5. — u. H. KNIPPING: Verh. dtsch. Ges. Kreislaufforsch. **17**, 87 (1951).
6. CARLENS, E., H. E. HANSON and B. NORDENSTRÖM: J. Thorac. Surg. **22**, 527 (1951).
7. COURNAND, A.: Zit. nach F. GROSSE-BROCKHOFF: Verh. dtsch. Ges. Kreislaufforsch. **17**, 34 (1951).
8. DELIUS, L.: Verh. dtsch. Ges. Kreislaufforsch. **17**, 92 (1951).
9. — Verh. dtsch. Ges. Kreislaufforsch. **21**, 337 (1955).
10. DENOLIN, H.: Verh. dtsch. Ges. Kreislaufforsch. **21**, 217 (1955).
11. DOTTER, CH., and D. LUKAS: Amer. J. Physiol. **164**, 254 (1951).
12. GADERMANN, E.: Verh. dtsch. Ges. Kreislaufforsch. **20**, 137 (1954).
13. — Verh. dtsch. Ges. Kreislaufforsch. **21**, 349 (1955).
14. — Verh. dtsch. Ges. Kreislaufforsch. **22**, 224 (1956).
15. GROSSE-BROCKHOFF, F.: Verh. dtsch. Ges. Kreislaufforsch. **17**, 34 (1951).
16. HANSON, H. E.: Acta chir. scand. (Stockh.) Suppl. 187 (1954).
17. HAYNES, W., TH. D. KINNEY, H. K. HELLEMS and L. DEXTER: Federat. Proc. **6**, 125 (1947).
18. HICKAM, J. B., and W. H. CARGILL: J. Clin. Invest. **27**, 10 (1948).
19. KIRCH, E.: Verh. dtsch. Ges. Kreislaufforsch. **21**, 163 (1955).
20. KNEBEL, R.: Verh. dtsch. Ges. Kreislaufforsch. **21**, 181 (1955).
21. KRALL, J., G. RODEWALD u. H. J. HOFFHEINZ: Thoraxchirurgie 1, 434 (1954).
22. MERKEL, H.: Z. Kreislaufforsch. **38**, 705 (1949).
23. NEMIR, P., H. H. STONE, T. N. MACHVELD and M. R. HAWTHORNE: Surgery **34**, 401 (1935).
24. NORDENSTRÖM, B.: Acta radiol. (Stockh.) Suppl. 108 (1954).
25. RILEY, R. A., u. Mitarb.: Amer. J. Physiol. **152**, 372 (1948).
26. SCHWIEGK, H.: Pflügers Arch. **236**, 206 (1935).
27. — Verh. dtsch. Ges. Kreislaufforsch. **17**, 95 (1951).
28. SIEDEK, H., R. WENGER u. E. GMACHL: Verh. dtsch. Ges. Kreislaufforsch. **17**, 170 (1951).
29. STERZ, H., u. H. STOLZER: Z. Kreislaufforsch. **45**, 667 u. 673 (1956).

Aus der Chirurgischen Universitätsklinik Göttingen

Methoden, Wert und Ergebnisse der direkten und indirekten Blutdruckmessung im kleinen Kreislauf

Von

E. S. BÜCHERL

Mit 25 Abbildungen

„Den Druck des Blutes in lebenden Gefäßen und seine zeitlichen Veränderungen zu messen, bildet eine reichlich verwickelte Aufgabe. Fast mehr noch als auf irgendeinem Gebiet der Physiologie ist es notwendig, die gestellte Frage zu umgrenzen und vor ihrer experimentellen Inangriffnahme zu prüfen, ob die gewählten Instrumente zu eindeutiger Beantwortung genügen."

Diese Sätze klingen auch heute noch so aktuell wie damals, als sie 1920 von HERMANN STRAUB geschrieben wurden. Seine damaligen grundlegenden Ausführungen sind auch noch gültig, wir vermögen im Hinblick auf klinische Probleme nur weniges hinzuzufügen, vielleicht stehen uns im Technischen verbesserte Methoden zur Verfügung.

Gestatten Sie nun im ersten Teil der Ausführungen, kurz auf die wichtigsten physikalischen Begriffe hinzuweisen.

Einen Erregungsablauf optimal aufzeichnen, heißt ihn naturgetreu wiedergeben erstens im Hinblick auf seine *Frequenz,*

zweitens seine *Amplitude,*

drittens seine *Phase.*

Welche Voraussetzungen müssen dabei von einem registrierenden System erfüllt werden?

Zunächst die *Frequenz.* Aus der Schwingungslehre wissen wir, daß ein mit einer Druckflasche verbundenes Manometer, sofern diese Verbindung gelöst wird, in die Ausgangsgleichgewichtslage zurückkehrt, wobei es infolge der Trägheitskräfte um diese hin- und herschwingt, bis es zur Ruhe kommt. Wie schnell aufeinander diese Schwingungen erfolgen, hängt von der *Eigenfrequenz* ab, die letztlich von der *Elastizität,* der *Masse* und *Reibungskraft bestimmt* wird.

Im allgemeinen können aber freischwingende Registriersysteme kaum Verwendung finden. In diesem Zustand — wir bezeichnen ihn als ungedämpft — würde das Auftreten von Eigenschwingungen des Registriersystems eine starke Entstellung des registrierten gegenüber dem erregenden Vorgang verursachen sofern nicht ein sehr günstiges Periodenverhältnis zwischen erregendem und registrierendem Vorgang besteht. Es erweist sich deshalb als zweckmäßig, diese Eigenschwingungen zu unterdrücken. Wir sprechen von *Dämpfung.*

Mit zunehmender Dämpfung nimmt das Dekrement, d. h. das Verhältnis der aufeinander folgenden Schwingungsamplituden zu. Bei einem Dekrementdämpfungsfaktor von 1 ist schließlich gerade der Grenzfall sog. *aperiodischer Schwingung* erreicht. In diesem Fall treten überhaupt keine Eigenschwingungen mehr auf, die Kurve nähert sich der Ruhelage, ohne sie zu überschreiten (Abb. 1).

Diese Dämpfungskraft wirkt aber nicht nur dem Auftreten von Eigenschwingungen entgegen, sondern auch der Geschwindigkeit der Einstellbewegungen. Die verzögerte Einstellung ist aber ein Nachteil, sofern es sich um zeitliche Messungen handelt. Er läßt sich abschwächen durch Wahl eines geringeren Dämpfungsgrades. Es treten dann wohl noch Eigenschwingungen auf, aber ihre Amplituden sind gering und stören die Aufzeichnung nur wenig. Nach Broemser genügt ein nicht aperiodischer Dekrementdämpfungsfaktor von 0,707 (Abb. 2). Den Einfluß zunehmender Dämpfung auf die Schwingungszahl gibt die Abb. 3 wieder. Sie sehen auf der Abszisse den Dekrementdämpfungsfaktor — bei 1 = aperiodisch — und auf der Ordinate das Verhältnis der Schwingungszahl des gedämpften zum ungedämpften

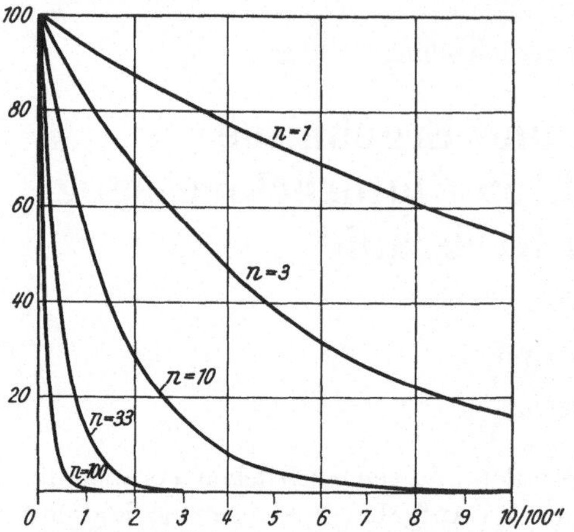

Abb. 1. Einstellgeschwindigkeit von Manometern verschiedener Eigenfrequenz bei aperiodischer Dämpfung

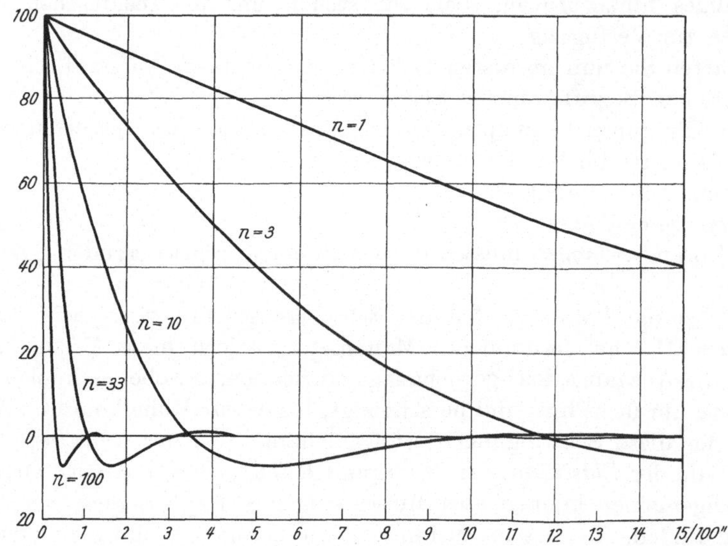

Abb. 2. Einstellgeschwindigkeit von Manometern verschiedener Eigenfrequenz bei einem Dämpfungsfaktor von 0,707

System. Abb. 4 zeigt die Verhältnisse nebeneinander. Die ausgezogene rechtwinklige Linie stellt einen periodischen Erregungsvorgang dar, mit einer Periodendauer von 0,1 sec. Das Manometer hat zunächst eine Eigenfrequenz von 100/sec, also ein Periodenverhältnis von 1:10. Der Dämpfungsfaktor beträgt 0,2, dann 0,707, schließlich 1, also aperiodische Dämpfung. Der Vorgang ist auch noch mit einem zweiten Manometer aufgenommen. Seine Eigenfrequenz beträgt 10, das Periodenverhältnis ist also 1:1, es kommt in diesem Fall zur Resonanz.

Die *Amplitude* bzw. ihre getreue Wiedergabe ist so eng mit der Frequenz und Dämpfung verbunden, daß eine Besprechung nur im gesamten möglich ist. Die Abb. 5 gibt Aufschluß über die Amplitude der registrierten Schwingung, aufgetragen auf die Ordinate in % des reellen Druckes, als Funktion des Quotienten Erregerfrequenz zu Eigenfrequenz unter Berücksichtigung verschiedener Dämpfungsgrade. Bei einem Periodenverhältnis 1 ist es praktisch nicht möglich, amplitudengetreu zu registrieren; je ungedämpfter das Registriersystem, desto überhöhter die Amplitude und umgekehrt. Bei einem Dämpfungsfaktor von 1 werden z. B. nur 50% der erregenden Amplitude aufgezeichnet.

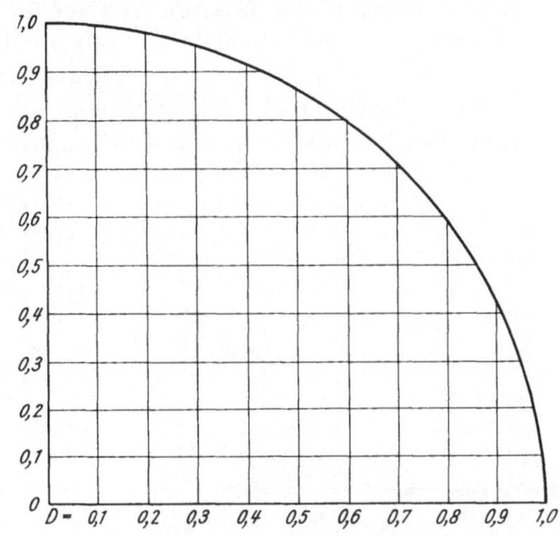
Abb. 3.
Einfluß zunehmender Dämpfung auf die Schwingungszahl. Ordinate: Verhältnis der Schwingung des gedämpften zu der des ungedämpften Manometers. Abszisse: Dämpfungsfaktor

Aus der Abbildung wird ebenfalls ersichtlich, daß bei einem Dämpfungsfaktor von 0,707 amplitudengetreue Wiedergabe ein Periodenverhältnis von etwa 1:2

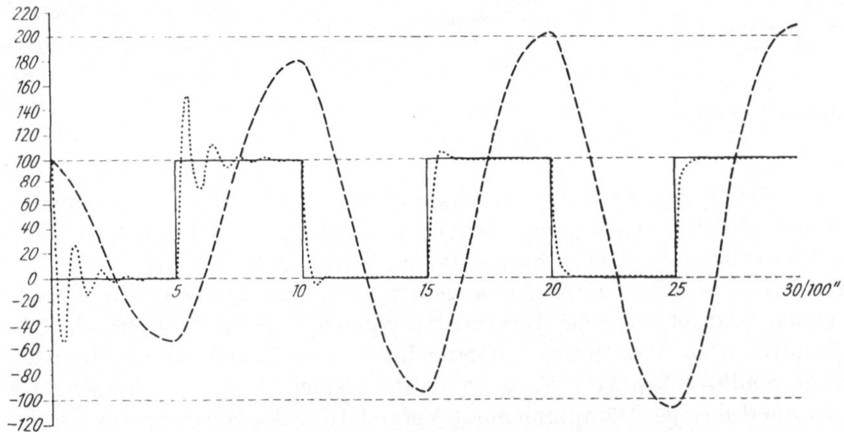

Abb. 4.   Manometerkurven bei periodischer Erregung. ——— periodischer Erregungsvorgang $n = 10/sec$; erzwungene Schwingung (Manometerfrequenz 100/sec) 1. Periode $D = 0,2$,   2. Periode $D = 0,707$, 3. Periode $D = 1$ ------ Manometerfrequenz 10/sec $D = 0.2$

erfordert. Die Eigenfrequenz des Manometers muß also doppelt so hoch sein wie die des erregenden Vorganges.

Daß *Phasenverschiebung* ebenfalls vom Periodenverhältnis und vom Dämpfungsfaktor abhängig ist, soll der Vollständigkeit halber noch hinzugefügt werden.

7*

Für die Praxis lautet die Forderung: *Wird eine Amplitudenfälschung von 5% bis 10% toleriert, wobei die Kurvenform nur unwesentlich verändert ist, so müßte eine Apparatur verwendet werden, deren Eigenfrequenz bei geringer Dämpfung vier- bis fünfmal so hoch ist wie die des erregenden Vorganges. Bei einem Periodenverhältnis von nur 1:2 muß der Dämpfungsfaktor bei 0,7 liegen.* Es kommt dabei zu einer konstanten Phasenverschiebung. Der Verzögerungswert läßt sich nach Broemser aus Periode und Dekrement der Eigenschwingung berechnen.

Als Zahlenbeispiel: Die Frequenz des erregenden Vorgangs sei 10/sec; bei einem Dämpfungsfaktor von 0,707, müßte die Eigenfrequenz des registrierenden Systems 20/sec betragen (die Phasenverschiebung nicht berücksichtigt), ist der Dämpfungsfaktor aber nur 0,25, so messen wir bei einer Eigenfrequenz von 20/sec schon eine um 25% zu hohe Amplitude (optimal müßte sie bei 80/sec liegen).

Aus dem bisher Besprochenen ergibt sich die Notwendigkeit zu wissen, mit welchen Frequenzen bei unseren Messungen gerechnet werden muß. Diese Frage läßt sich nicht genau beantworten, da die höchsten Frequenzen in einer komplexen Blutdruckwelle nicht bekannt sind. Wiggers hält 25/sec für ausreichend, Hansen fordert 30 und Wood 40/sec. Diese Zahlen ergeben

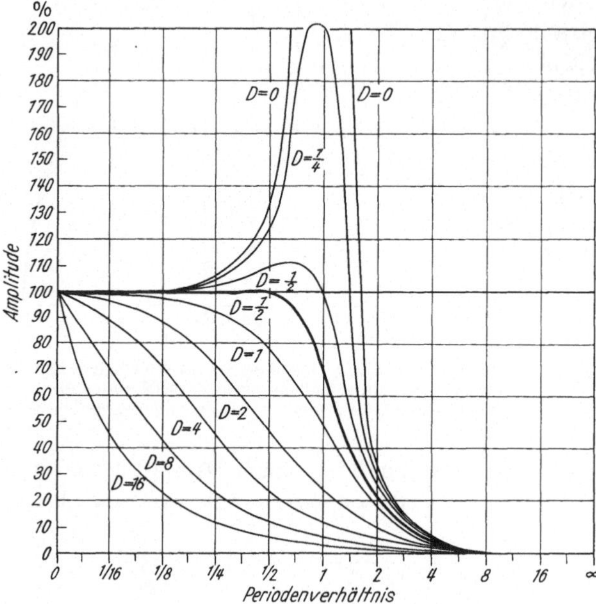

Abb. 5.
Amplitudenwiedergabe in % als Funktion des Periodenverhältnisses bei verschiedenen Dämpfungsgraden

sich aus der Auflösung einer Druckkurve in harmonische Schwingungen und unter Berücksichtigung schnellstmöglicher Herzfrequenz (Hansen bis zur sechsten, Wood bis zur zehnten harmonischen Schwingung).

Insgesamt mögen diese Forderungen für klinische Druckmessung überspitzt erscheinen und etwas sehr theoretisch klingen. Leider werden aber häufig mit insuffizienten Meßgeräten aufgezeichnete Druckkurven als Grundlage für wichtige Schlüsse benutzt. So ist es z. B. möglich, daß bei niedriger Systemfrequenz und geringer Dämpfung durch Veränderung der Herzfrequenz (Belastung) ein „Druckanstieg" registriert wird, der nicht als biologisch, sondern apparativ bedingt angesehen werden muß. *Daraus geht hervor, daß auch für praktische Belange die Kenntnis der Eigenfrequenz und der Dämpfung des zur Druckregistrierung verwendeten Gesamtsystems wichtig ist.*

Zur praktischen Durchführung der Druckmessung steht heute eine Reihe von Receptoren zur Verfügung. Verschiedene interessierende Größen sind aus Tab. 1 ersichtlich.

Es kann sich dabei um Systeme handeln (HANSEN, NEUHAUS, LILLY), wobei *durch Druckeinwirkung der Kondensatorplattenabstand verändert* wird oder Systeme, bei welchen durch *Druck bedingte Widerstandsänderungen* registriert werden (SCHÜTZ, WAGNER, LAMBERT). Des weiteren findet der sog. *piezo-elektrische Effekt*, dabei werden druckbedingte Potentialschwankungen aufgenommen, sowie die *Induktion* grundsätzlich Verwendung (GOMEZ u. Mitarb., MCLEOD, PORJE, WETTERER, MÜLLER, MOTLEY u. Mitarb., HAMPEL).

Tabelle 1. *Charakteristika gebräuchlicher Druckreceptoren*

Druckreceptor	Eigenfrequenz etwa Hz	Ungefähre Systemfrequenz mit Katheter etwa Hz	Dämpfung	Arbeitsbereich mm Hg
Neuhaus	400	40	0,2	0—400
Schwarzer	200	25	0,28	0—300
Hansen	400	30	0,3	0—500
Elema	50+	25	0,7—0,8	0—300
$Statham_{23\,BB}$	10+	3	1,0	0— 50
$Statham_{23\,AA}$	39+	9	0,45	0—750
$Statham_{23\,D}$	185+	60	0,32	0—750
$Statham_{23\,G}$	375+	70	0,4	0—750
Wetterer (Drucksonde)	800	—	—	—

+ Frequenz unter Benutzung einer 5 cm langen Kanüle gemessen.

Diese technischen Unterschiede der einzelnen Meßanordnungen treten jedoch vor der grundsätzlichen Frage, *wo befindet sich die rezeptierende Einheit*, weit zurück. Bei intrakardialer Messung und geschlossenem Brustkorb muß der Weg zum Meßpunkt irgendwie zurückgelegt werden. Zu diesem Zweck wird ein Katheter verwendet. Die Frage heißt mit anderen Worten: befindet sich der Receptor am Ende oder an der Spitze des Katheters. Bis auf wenige Ausnahmen werden in den meisten kardiologischen Laboratorien heute Systeme benutzt, bei welchen sich der Receptor am Ende des Katheters befindet. Dieser lange Registrierweg aber ist letztlich der „schwierigste" Teil. Er verändert nicht nur die

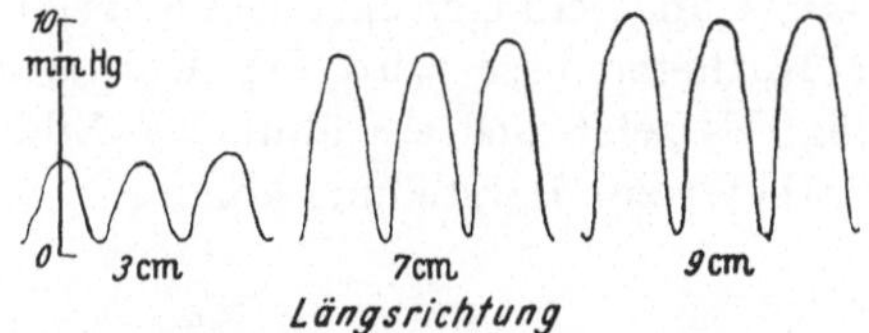

Abb. 6.
Druckkurven bei rhythmischen Katheterbewegungen in der Längsrichtung. (Exkursionen 3, 7, 9 cm)

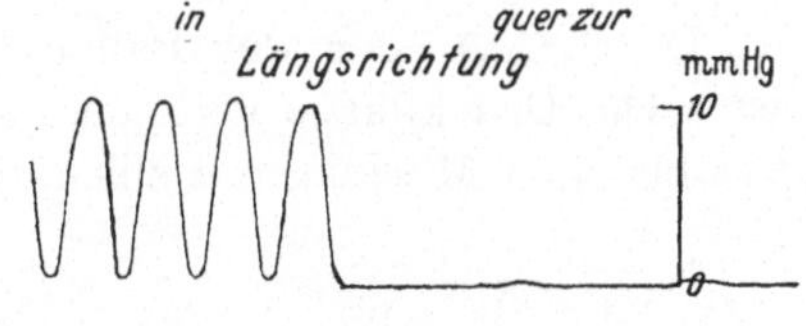

Abb. 7.
Druckkurven bei rhythmischen Katheterbewegungen in und quer zur Längsrichtung

Eigenfrequenz des gesamten Registriersystems sondern bedingt auch die meisten Artefakte der Druckkurven durch Beschleunigung oder Verlangsamung der in ihm befindlichen Flüssigkeitssäule.

Dabei ist es von Bedeutung, ob die *Katheterbewegungen in der Katheterlängsrichtung oder quer zu ihr erfolgen*. Wird ein Katheter, im Fall der Abb. 6 war es ein flüssigkeitsgefüllter Cournand-Katheter Nr. 7, rhythmisch in bestimmter Frequenz in Richtung seiner Längsachse um wenige Zentimeter hin- und herbewegt, wobei sich die Katheterspitze immer in derselben Nullage befindet, so

lassen sich die abgebildeten „Druckkurven" registrieren. In Abhängigkeit vom
Ausmaß der Exkursionen (3, 7 und 9 cm) vergrößert sich auch die Amplitude.
Bei Lageveränderungen quer zur Längsrichtung kommen dagegen nur ganz
geringe Schwankungen zur Darstellung (Abb. 7).

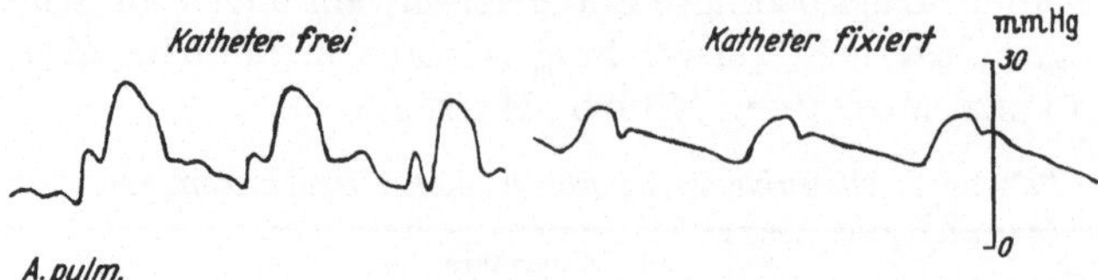

Abb. 8. Druckkurve (A. pulm.) bei frei schwingendem (links) und durch Ballon fixiertem (rechts) Katheter.
(Die Absoluthöhe ist im linken Abschnitt infolge der Blockade erhöht!)

Die allgemein zur Beobachtung kommenden Lageveränderungen des Katheters
erfolgen meist in der Längsrichtung und sind vor allem im Bereich des Hauptstammes der A. pulmonalis sehr ausgeprägt. Sofern die *Bewegungen des Katheters
in der Herzfrequenz* erfolgen, *superponieren sich häufig die Druckartefakte auf
die reelle Druckkurve.* Die Verschmel-
zung mit der aktuellen Druckkurve
kann dann dazu führen, daß die Artefakte kaum noch erkennbar sind. Bei
der Abb. 8 war eine Differenzierung
möglich. Es handelte sich um eine
Messung zum Zweck der Ausschaltung
einer Lunge durch Blockade der rechten A. pulmonalis. Die linke Hälfte
der Druckkurve wurde bei freischwingendem Katheter — mit herzfrequenz-
synchroner Spitzenverschiebung —
aufgenommen. Die Artefakte ver-
schmelzen mit der aktuellen Druckkurve und bedingen ein neues Kurven-

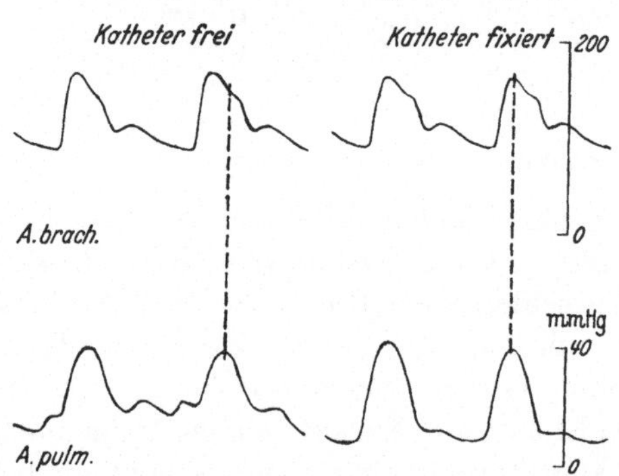

Abb. 9. Druckkurven (A. pulm. und A. brachialis) bei
freischwingendem und durch Ballon fixiertem Katheter.
(„Phasenverschiebung" als Ausdruck superponierter
Artefaktkurven)

bild. Durch Auffüllen des Ballons an der Katheterspitze wird der Katheter
fixiert. Die Druckkurve verändert sich völlig. Es zeigt sich ein ähnliches Bild,
wie es bei einer Messung mit einem Sondenkatheter zur Darstellung kommt.

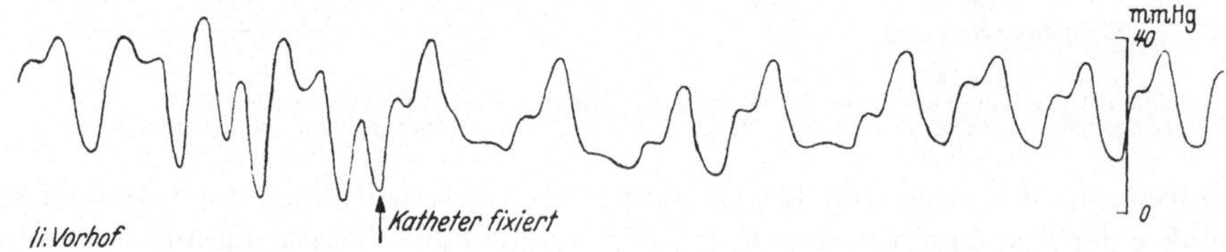

Abb. 10. Druckkurven (linker Vorhof) bei zunächst freischwingendem (links), dann fixiertem Anschlußkatheter

Daß mit der Formveränderung *auch eine „Phasenverschiebung" einhergehen
kann,* wird aus der Abb. 9 ersichtlich. Auch hier handelt es sich um die Blockade
einer A. pulmonalis, so daß zunächst der Katheter frei schwingen konnte, dann
aber fixiert war. Die Gipfel der Pulmonalarteriendruckkurve sind deutlich im

Vergleich zur A. brachialis nach rechts verschoben, also verzögert, bei fixiertem Katheter dagegen synchron.

Schließlich müssen sich auch *Schwingungen des außerhalb des Körpers liegenden Katheteranteils* auf das Registrierbild auswirken Abb. 10 gibt eine Druckkurve bei Direktpunktion des linken Vorhofs wieder. In diesem Fall ist der Receptor nicht direkt an die Punktionskanüle angeschlossen, sondern über einen Katheter mit ihr verbunden. (Es handelt sich um eine Patientin mit Mitralfehler.) Durch die Bewegungen der Punktionskanüle mit dem Herzschlag kommt es zu Katheterschwingungen, die im linken Teil des Bildes erkennbar sind. Alleinige Fixation des Katheters beruhigt die Druckkurve.

Da die Artefaktschwingungen meist eine höhere Frequenz haben, hat WOOD nach ausgedehnten Untersuchungen vorgeschlagen, ein registrierendes Galvanometer von nur 10 Hz zu verwenden. Die damit gewonnenen Kurven haben seiner Meinung nach eine wesentlich höhere "fideity" als dasselbe Manometer-Katheter-System, angeschlossen an ein Galvanometer mit einer Frequenz von 20 Hz, oder derselbe Katheter angeschlossen an ein Kapazitäts-manometer (LILLY) mit einer Systemfrequenz von 60 Hz. Hierbei würden nämlich die aufgezeichneten höherfrequenten Artefakte eine Analyse der gewonnenen Druckkurven wesentlich erschweren. Abb. 11 gibt seine Untersuchungsergebnisse wieder. Es ergibt sich — nach den bisherigen Ausführungen selbstverständlich —, daß beim niederfrequenten System die höherfrequenten Artefaktwellen nur noch gering zur Darstellung kommen.

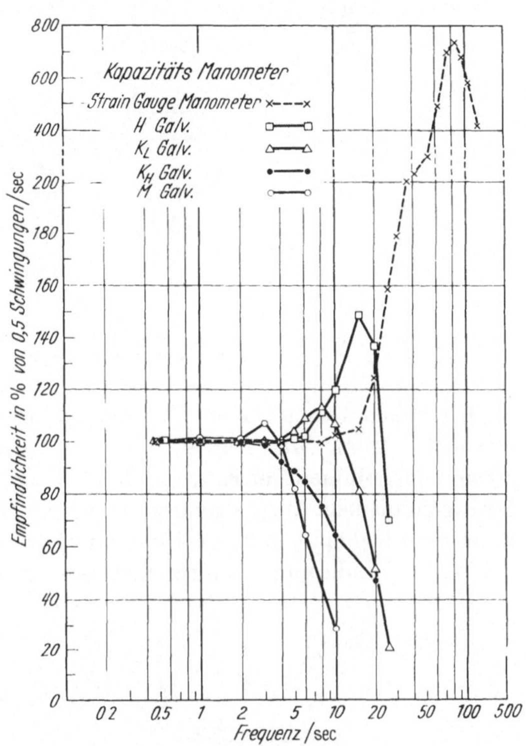

Abb. 11. „Empfindlichkeitsänderung" eines Katheter-Manometersystems (Cournand Nr. 5, 100 cm) bei Druckmessungen mit Kapazitäts- ($n = 90$/sec) bzw. Strain-gauge Manometer $n = 20$/sec), bei Registrierung mit Galvanometer unterschiedlicher Frequenz (20 — 5/sec)

Im weiteren nun einige praktische Beispiele und wichtige Gesichtspunkte bei üblichen Kathetermessungen. Es darf hinzugefügt werden, daß bei allen eigenen Kurven ein Druckmeßgerät der Firma Schwarzer Verwendung fand, die Aufzeichnung erfolgte mit einem direktschreibenden Gerät derselben Firma.

Zunächst soll die Frage gestellt werden, *auf welchen Nullpunkt die Druckmessung mit Katheter zu beziehen ist.* Im allgemeinen erfolgt dies auf die Höhe des Herzens, im Liegen 6—10 cm ventral des Rückens. Letztlich mag dieser willkürlich angenommene Bezugspunkt für den rechten Vorhof und den rechten Ventrikel mit gewissen anatomischen Variationen zutreffend sein. Für die A. pulmonalis und für die weiteren Gefäßäste ist dies nur sehr bedingt oder gar nicht mehr der Fall. Zweifelsohne müßte die *Receptornullinie immer auf die Katheterspitze bzw. seine Öffnung bezogen werden.* Einfache Demonstration gestattet eine Modellunge (Abb. 12). Ihre Höhe beträgt von 1 zu 2 rund 2 cm. Wechselt man von Meßpunkt 1 auf 2 bei konstanter Receptornullage, so muß der Druck abfallen, was aus Abb. 13 auch ersichtlich ist.

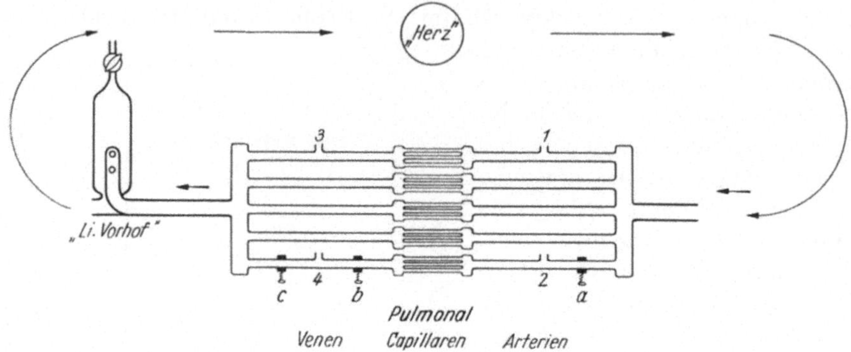

Abb. 12. Schema einer Modellunge aus Polyäthylenschläuchen mit „Arterien", „Capillaren", und „Venen". *1, 2, 3, 4* Meßpunkte; *a, b, c,* Schraubklemmen

Bei hohen Druckwerten fällt der dadurch bedingte Meßfehler nicht sehr ins Gewicht. Immerhin können, der ventro-dorsale Brustkorbdurchmesser mit 20 cm angenommen, im Extremfall 5—6 mm Hg zu hohe, aber auch um ähnlichen Betrag zu niedrige Werte gemessen werden. Die Situation wird noch verworrener, wenn man bedenkt, daß bei der Atmung, z. B. tiefer Inspiration, der Gefäßdruck infolge Verminderung des intrathorakalen Druckes um einige Millimeter absinken

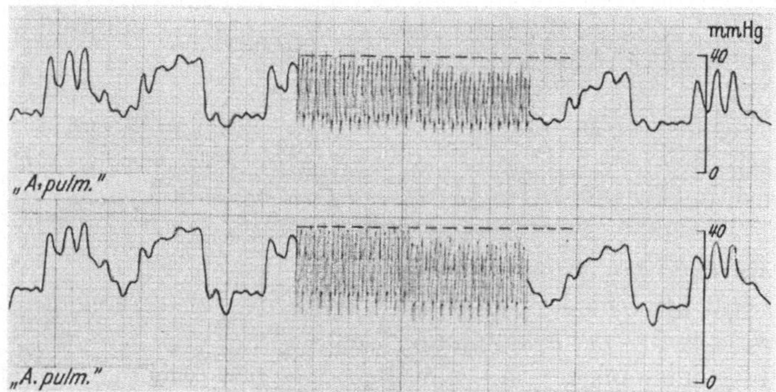

Abb. 13. Druckmessungen (Modellunge) (Abb. 12) in der „A. pulmonalis". Wechsel von Meßpunkt 1 auf 2

müßte, daß dies aber ganz unterschiedlich registriert werden kann. Sofern nämlich die Katheterspitze ventral der Nullinie liegt, wird sie bei Inspiration durch Expansion des Brustkorbes gehoben, also zu einer pseudo-positiven Registrierung lediglich infolge Lageveränderung führen, der aber der ventilatorisch bedingte intrathorakale Druckabfall entgegenwirkt, so daß die Differenz zur Aufzeichnung kommt. Liegt aber die Spitze dorsal der Nullinie, so wird sie sich kaum oder nur geringfügig, aber dann gegensinnig in ihrer Lokalisation zum Bezugspunkt ändern, je nachdem würde der reelle Druckunterschied oder ein zu niedriger Wert gemessen werden.

Selbstverständlich muß der Nullpunkt auch bei *intraoperativen Messungen* Berücksichtigung finden. In Seitenlage — der üblichen Operationsposition bei intrathorakalen Eingriffen — wird z. B. das Herz durch die Beatmung bis zu 10 cm lageverändert. Abb. 14 zeigt dies eindeutig. Bei Erhöhung des endobronchialen Druckes (Inspiration) wird das Herz über den „Nullpunkt" hochgehoben, so daß ein Druckanstieg im linken Vorhof vorgetäuscht wird. Dies trifft in gleicher Weise für den Ventrikelinnendruck zu (Abb. 15). Auch hier wird infolge Veränderung der Organlage zum Nullpunkt eine biologische Druckzunahme vorgetäuscht.

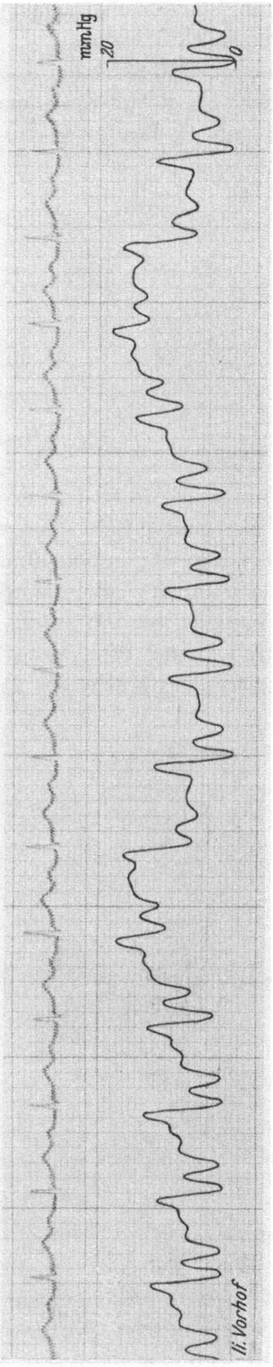

In diesem Zusammenhang ist naheliegend, kurz auf *Differenzdruckmessungen* einzugehen. Im allgemeinen wird dabei die intrathorakale Druckveränderung von der intravasalen bzw. intraventrikulären Druckänderung abgezogen. Unter gewissen Voraussetzungen lassen sich die intrapleuralen Drucke ganz befriedigend im *Oesophagus* messen (Abb. 16). Augenscheinlich besteht durch die schlaffe Oesophaguswand kein Druckgradient. Dieselbe Voraussetzung müßte aber auch gegeben sein, sofern bei der Differenzdruckmessung Absolutveränderungen gemessen werden sollen. Es ist anzunehmen, daß die Wand der peripheren Lungengefäße kaum einen Druckgradienten bewirkt, bei der A. pulmonalis läßt sich diese Frage nicht sicher beantworten. Eigene Untersuchungen am isolierten Herzen ergeben allerdings, daß der Innendruck des rechten Ventrikels nur um etwa zwei Drittel, der des linken sogar nur um ein Drittel des Außendruckes zunimmt (Abb. 17). Es besteht danach ein deutlicher Druckgradient, wodurch die Differenzdruckmessung mit gewisser Problematik belastet wird.

Die bisherigen Ausführungen berühren die Problematik der Katheterdruckmessung generell. Neue Gesichtspunkte ergeben sich bei *indirekter Messung*, gemeint ist in diesem Fall speziell der „*Pulmonalcapillardruck*" („PCV"), auch bekannt unter dem Namen "pumonary capillary wedge pressure" u. a. Die Spitze des Katheters ist dabei so weit vorgeschoben, bis sie das Lumen eines kleinen Astes der

Abb. 14. Druckkurven (intraoperativ, offener Thorax, linker Vorhof). Bei Überdruckatmung — Blähung der Lunge — wird das Herz über die Receptornullinie hochgehoben, wodurch ein Druckanstieg registriert wird

A. pulmonalis völlig blockiert. Der dann gemessene Druck ist Gegenstand der folgenden Erörterung.

Die Ansichten in der Literatur gehen weit auseinander. Leider ist es kaum möglich, bei ihrem alleinigen Studium zu klären, wodurch die Unterschiede bedingt sind. So fanden HADDY u. Mitarb. keine ausreichende Korrelation zwischen integriertem „PCV" und Pulmonalvenendruck, es sei denn der Pulmonalvenendruck lag über 17 mm Hg. ANKENEY dagegen glaubt, daß der Mitteldruck des

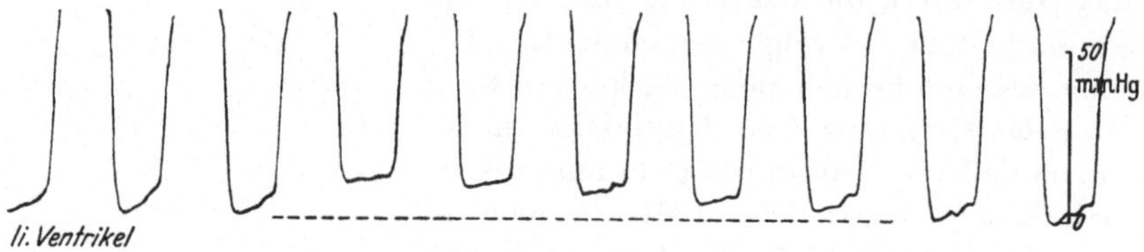

Abb. 15. Druckkurven (linker Ventrikel), sonst wie Abb. 14

PCV nur wenig über dem des linken Vorhofs liegt, daß aber die Kurvenform nicht übereinstimmt. Seine Kurvenbilder erscheinen, soweit sie reproduziert einer Beurteilung zugänglich sind, ziemlich gestört, und die Registriersysteme sind augenscheinlich recht unempfindlich. Außerdem handelt es sich um Experimente am Versuchstier. MUELLER u. Mitarb. kamen zu der Ansicht, daß der „PCV" den Mitteldruck des linken Vorhofs gut wiedergibt. Auch durch Okklusion des registrierenden Katheters herzwärts änderten sich ihre Meßwerte nicht. Durch

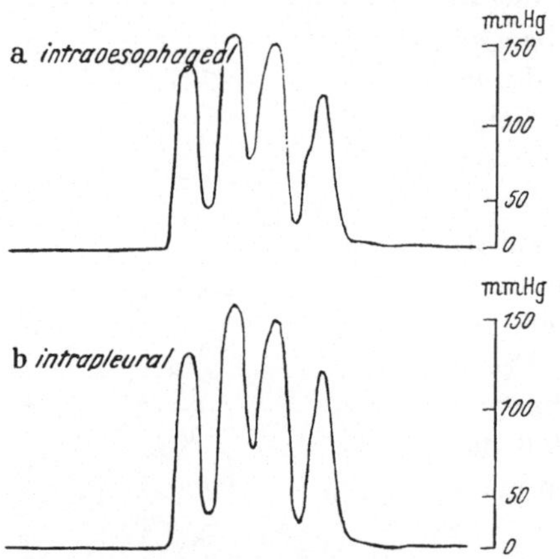

Abb. 16a u. b. Druckkurven (intrapleural und intraoesophageal) bei einigen Hustenstößen

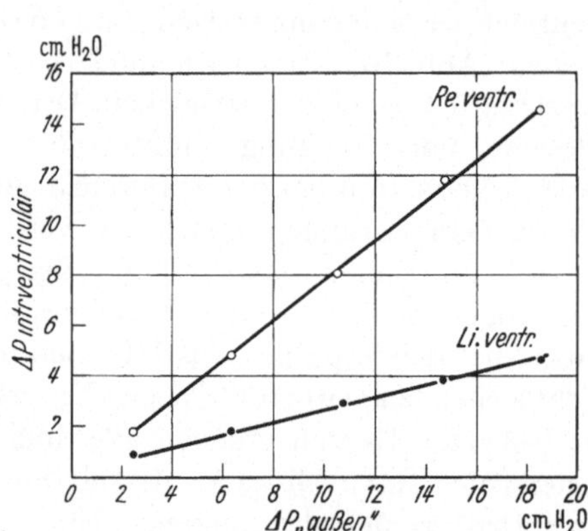

Abb. 17.
Intraventrikuläre Druckmessung (ΔP intraventrik.) als Funktion der Außendruckzunahme (ΔP „außen")

Aortenkonstriktion vermochten sie den Druck im linken Vorhof auf 30—35 mm Hg zu steigern. Unter diesen Bedingungen war die Kurvenform des „PCV" der im linken Vorhof ähnlich, erschien aber noch wesentlich gedämpft. Sofern der Druck noch weiter anstieg, wurde die Dämpfung immer geringer, bei 70 mm Hg waren die Kurvenbilder identisch. Insgesamt betrachtet besteht der Eindruck, daß die Diskrepanz im wesentlichen darauf zurückzuführen ist, daß diese Autoren alle am Versuchstier gearbeitet haben, somit erscheinen ihre Schlüsse insofern nicht gerechtfertigt, als sich Dow und GORLIN, WERKÖ u. Mitarb., CONNOLLY, KIRKLIN und WOOD bei ihren Untersuchungen am Menschen für eine gute Übereinstimmung aussprechen. Gleiche Kurvengipfel sind allerdings etwa 0,04—0,1 sec gegenüber den Messungen im linken Vorhof verzögert. Außerdem muß darauf hingewiesen werden, daß *die Registrierung einfacher und die Kurvenform besser übereinstimmt, wenn die Druckwerte über dem Normalen liegen,* wie es bei Herzerkrankungen, die die linke Herzhälfte betreffen und neben einer Druckerhöhung mit einer vermehrten Blutfüllung des Lungengefäßsystems einhergehen, der Fall ist. Eigene Untersuchungen vermögen wenigstens z. T. den unterschiedlichen Ergebnissen gerecht zu werden. Zunächst wieder Druckkurven der Modellunge (Abb. 18). Die obere Kurve kann als „Pulmonalvenendruck" (registriert bei 3) angesehen werden. Die linke Hälfte der unteren Kurve (registriert bei 2) stellt den Pulmonalarteriendruck dar. Wird nun „herzwärts" der Ast der A. pulmonalis okkludiert, so handelt es sich um den „PCV" und in der Tat verändert sich die Kurvenform und gleicht absolut derjenigen der Pulmonalvene. Die Abb. 19 gibt nun links die Druckkurve des „PCV" bei einer Patientin mit Mitralfehler und rechts eine Direktmessung im linken Vorhof wieder. Die Übereinstimmung ist um so erstaunlicher, als die Kurven an unterschiedlichen Tagen aufgenommen wurden.

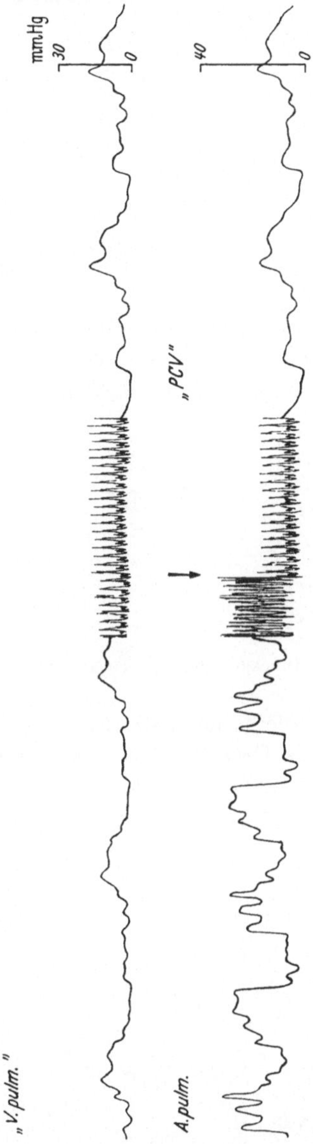

Entscheidend wichtig ist beim Menschen augenscheinlich die *Lokalisation des Katheters.* Aus Abb. 20 ergibt sich, daß offensichtlich durch Atembewegungen der qualitative Anteil der Messung verlorengehen kann, der quantitative aber möglicherweise erhalten bleibt. Auch bei intraoperativen Messungen lassen sich häufig solche Bilder, d. h. keine differenzierten Druckkurven, sondern nur Mittelwerte registrieren (Abb. 21).

Die *Diskrepanz in der Beurteilung* scheint in *unterschiedlicher Meßtechnik* zu liegen, außerdem sind offensichtlich *keine Vergleiche zwischen Ergebnissen am Versuchstier und beim Menschen statthaft.* Dafür spricht auch die Beobachtung, daß es am Menschen fast immer möglich ist, bei richtig liegendem Katheter Blutproben zu entnehmen, was z. B. beim Hund nur selten gelingt. Selbstverständlich wäre es denkbar, daß die Katheterspitze beim Hund besonders leicht okkludiert wird. Zweifelsohne ist die gute Position des Katheters entscheidend. Es ist selbstverständlich, daß neben reinen Artefakten

Abb. 18. Druckkurven (Modellunge S. Abb. 12) „V. pulmonalis" = Meßpunkt 3, „A. pulmonalis" = Meßpunkt 2. Nach Okklusion von *a* verändern sich Kurvenhöhe und Form und gleichen denjenigen der „V. pulmonalis", also identisch mit „PCV"

(Katheterschwingungen) bei rhythmischen, meist herzfrequenten Dislokalisationen, die eine völlige Okklusion temporär aufheben, ein Mixtum zwischen venösem und pulmonalarteriellem Kurvenbild resultiert. Ob die Länge des Gefäßsegments

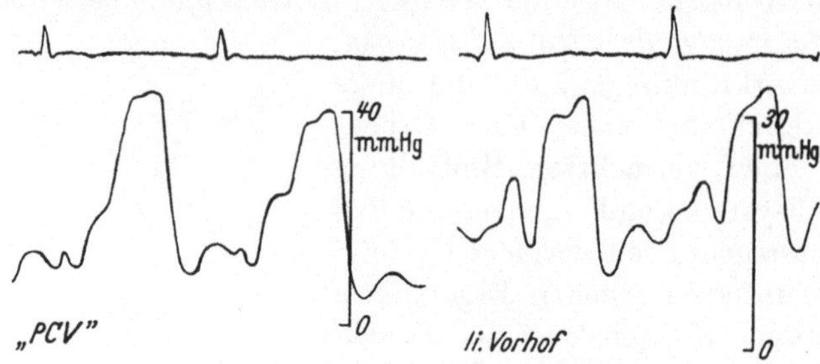

Abb. 19. Druckkurven bei einer Patientin mit Mitralfehler: links Herzkatheteruntersuchung „PCV"; rechts: Druckmessung linker Vorhof durch Punktion

von der Katheterspitze bis zu den Capillaren bzw. zum linken Vorhof von Bedeutung ist, kann in Frage gestellt werden. Bei richtiger Position des Katheters liegt die Spitze meist weit peripher und schnellt beim Zurückziehen plötzlich aus ihrer Lage.

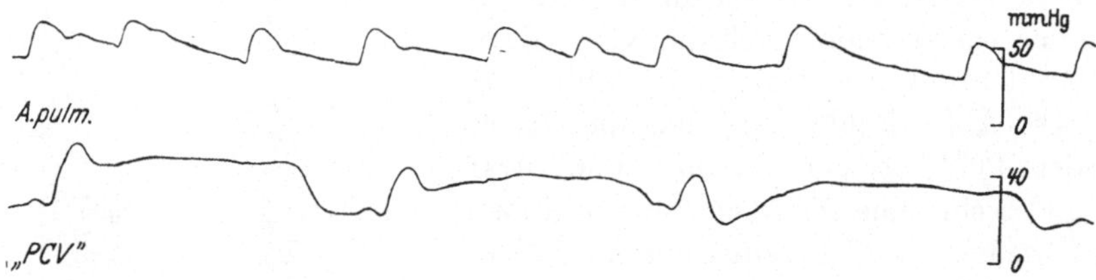

Abb. 20. Druckkurven (A. pulmonalis und „PCV") während Exspiration, nur Mitteldruckregistrierung des „PCV"

Es bleibt noch die Frage zu beantworten, wie genau kann die Absoluthöhe des PCV-Druckes gemessen werden. Ausgehend von der Tatsache, daß durch die Katheterspitze der Bezugspunkt für die Receptornullinie gegeben wird, müssen

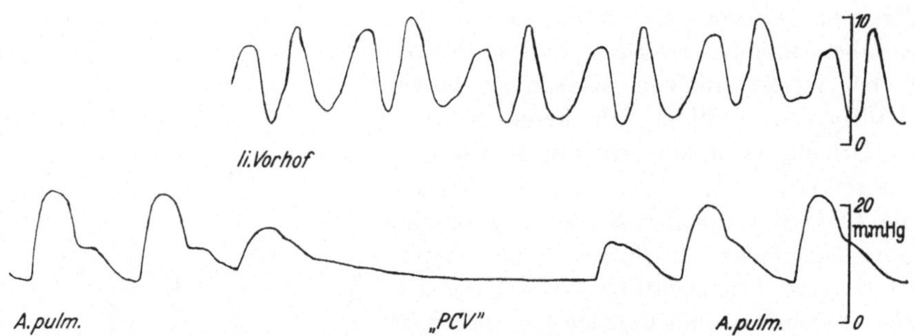

Abb. 21. Druckkurven (linker Vorhof, A. pulmonalis — „PCV"; intraoperativ). „PCV" nur Mitteldruck

sowohl Lokalisation der Katheterspitze wie Atemschwankungen mit intra-thorakalen Druckschwankungen stärker ins Gewicht fallen, zumal wenn die Absoluthöhe des Druckes unter 20 mm Hg liegt. Mit diesem Wert zu rechnen, wird daher sehr problematisch. Wenn z. B. der Mitteldruck in A. pulmonalis 20, der „PCV" 10 mm Hg beträgt, dann würde bei einem HMV von 4000 ml unter Benutzung der üblichen Formel der sog. Lungenarteriolenwiderstand 199 dyn·sec· cm^{-5} betragen. Bei einer Druckveränderung von 10 auf 7 mm Hg steigt der Wert auf 259, also um rund 30%. Bei Berechnung des Mitralklappenwiderstandes kann ein ähnlicher Unterschied zu Schwankungen um 30% führen, dabei ist schon berücksichtigt, daß der „PCV" wesentlich höher als unter Normalverhältnissen liegt, bei welchem schon 1 mm Hg Druckunterschied 15% in der Berechnung bedingen würden.

Das Resumée hieße demnach:

Wenn dieser Wert nicht als absolute Grundlage hämodynamischer Beurteilung aufgefaßt wird, so vermag er sicherlich für klinische Belange im Hinblick auf die Diagnostik von gewisser Bedeutung zu sein, vor allem wenn Vergleichsmessungen

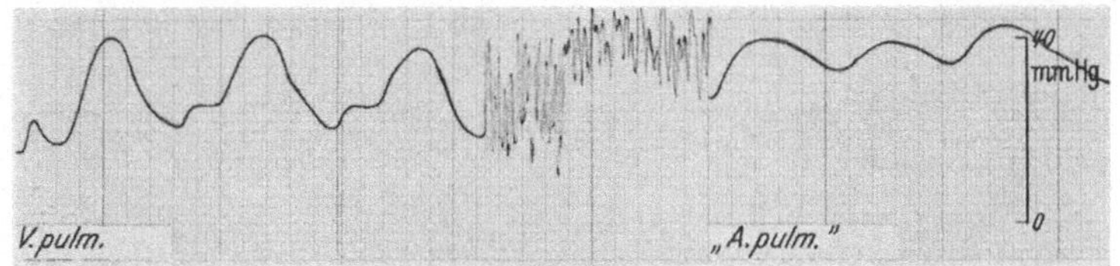

Abb. 22.
Druckkurven (linker Vorhof, Direktpunktion). Die vom linken Vorhof in eine Pulmonalvene vorgeschobene Katheterspitze blockiert schließlich das Gefäßlumen und führt zur Messung des „Pulmonalvenen-wedge-pressure"

z. B. unter Ruhe- und Belastungsbedingungen ausgeführt werden. Immerhin konnten so erfahrene Autoren wie Lewis, Dexter u. Mitarb. bei ihren Untersuchungen eine gute Korrelation zwischen Schlagvolumen und „PCV" (anstelle des linken Ventrikelfülldruckes) bei Herzinsuffizienz finden.

Es wäre noch kurz auf den „*Pulmonalvenen-wedge-pressure*" einzugehen. Dabei wird von der venösen Seite der Katheter nach dem Capillargebiet vorgeschoben. Sowohl Haddy u. Mitarb. als auch Wilson u. Mitarb. fanden eine gute Übereinstimmung mit dem Pulmonalarteriendruck. Auch für den Menschen kommen Weissel u. Mitarb. bei 5 Patienten mit Vorhofseptumdefekt zu ähnlichen Feststellungen. Connolly und Wood konnten diese Ergebnisse ebenfalls bestätigen. Bei erhöhtem Druck bestand ein deutlicher Unterschied, aber eine gute Korrelation zwischen der Druckdifferenz Pulmonalarterie — Pulmonalvenen-wedge-pressure und dem Lungen„arteriolen"widerstand. Bei der Abb. 22 wurde im Rahmen einer Katheterisierung des linken Herzens durch eine Punktionskanüle, deren Spitze im linken Vorhof lag, ein dünner Schlauch vorgeschoben. Unbeabsichtigt passierte er den linken Vorhof und wurde in eine V. pulmonalis in Richtung auf die Capillaren vorgeschoben. Sobald es zur Okklusion des Gefäßes durch die Schlauchspitze kam, stieg der Druck an und die Druckkurve glich der in einer A. pulmonalis, wenn auch stark gedämpft infolge des dünnen Schlauches.

Zum Schluß darf noch ganz kurz auf *Direktmessungen im linken Vorhof* eingegangen werden. Drei Wege stehen dazu offen:

1. Punktion durch den Hauptbronchus (Facquet u. Mitarb., Allison u. Mitarb., Euler).

2. Suprasternale Punktion (Radner).

3. Punktion vom Rücken rechts neben der Wirbelsäule (Björk u. Mitarb.).

Bei unseren Messungen wurde die dritte Methode benutzt. Die Abb. 23 gibt eine als normal bezeichnete Vorhofsdruckkurve wieder. Abb. 24 wurde bei einer Patientin mit Mitralstenose aufgenommen (Diagnose durch Operation gesichert). Die Kurvenform unterscheidet sich grundsätzlich nicht von einer „Normalen", die Druckhöhe liegt aber wesentlich über der üblichen. Dagegen ändert sich durch eine Mitralinsuffizienz das Kurvenbild völlig (Abb. 25). Auch hierbei konnte durch intrakardiale Palpation die Diagnose eindeutig gesichert werden.

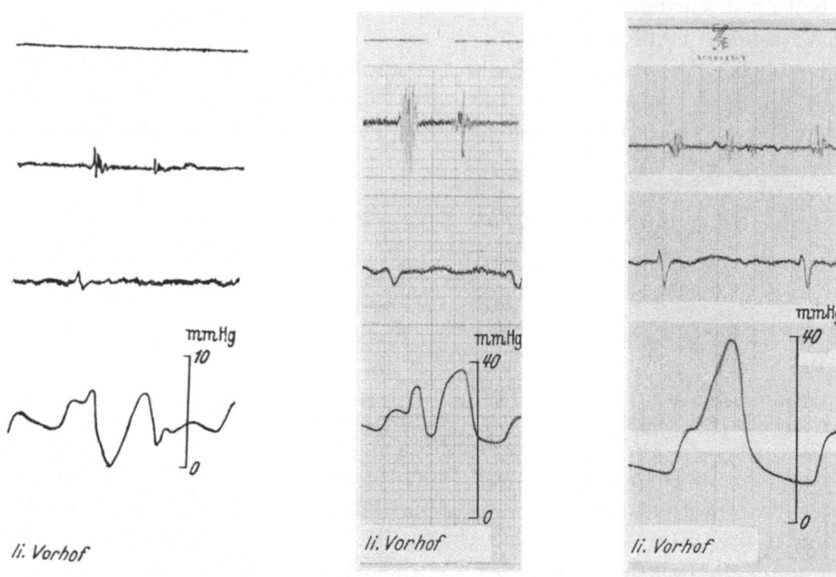

Abb. 23.
Normale Druckkurve
(linker Vorhof, Direktpunktion)

Abb. 24. Druckkurve
(linker Vorhof, Direktpunktion)
bei Mitralstenose

Abb. 25.
Druckkurve (linker Vorhof, Direktpunktion) bei Mitralinsuffizienz

Diese Ausführungen sollen — und können es selbstverständlich auch nicht — in keiner Weise den Wert der diagnostischen Ergebnisse, wie sie mit Hilfe einer Katheteruntersuchung gewonnen werden, sozusagen ad dubiosum führen. Es war daran gelegen, auf die Problematik erneut hinzuweisen, die Notwendigkeit gewisser physikalischer und technisch instrumenteller Voraussetzungen zu unterstreichen sowie die Bewertung gewonnener Kurvenbilder und Berechnungen — zumal im Hinblick auf klinisch wichtige Forderungen — etwas einzuschränken.

Literatur

ALLISON, P. R., and R. J. LINDEN: Circulation (New York) 7, 669 (1953).
ANKENEY, J. L.: Amer. J. Physiol. 169, 40 (1952).
— Circulation Res. 1, 58 (1953).
BAYER, O., F. LOOYEN u. H. H. WOLTER: Der Herzkatheterismus bei angeborenen und erworbenen Herzfehlern. Stuttgart 1954.
BJÖRK, V. O., G. MALMSTRÖM and L. G. UGGLA: Ann. Surg. 138, 718 (1953).
BÜCHERL, E.: Thoraxchir. 4, 1 (1956).
— Die Bedeutung des intraalveolären bzw. intrapleuralen Druckes für die Hämodynamik (im Druck).
BURCHELL, H. B., and E. H. WOOD: Proc. Staff. Meet. Mayo Clinic 25, 41 (1950).
BURTON, A. C.: Annal-Rev. Physiol. 15, 213 (1953).

CONNOLLY, D. C., R. LEV, I. G. KIRKLIN and E. H. WOOD: Federat. Proc. **12**, 28 (1953).
— — — — Proc. Staff. Meet. Mayo Clinic **28**, 72 (1953).
— J. W. KIRKLIN and E. H. WOOD: Circulation Res. **2**, 434 (1954).
— and E. H. WOOD: Circulation Res. **3**, 7 (1955).
COURNAND, A.: The Pulmonary Circulation. Shock and Circul. Homeostasis 1954.
DOW, J. W., and R. GORLIN: Federat. Proc. **9**, 33 (1950).
EDWARDS, W. ST.: Amer. J. Physiol. **167**, 756 (1951).
ELLIS, E. J., O. H. GAUER and E. H. WOOD: Circulation (New York) **3**, 390 (1951).
EPPS, R. G., and R. H. ADLER: Brit. Heart J. **15**, 298 (1953).
FAQUET, J., J. M. LEMOINE, P. ALHOMME et J. LEFEBRE: Arch. Mal. Coeur **45**, 741 (1952).
FOWLER, N. O., R. N. WESTCOTT and R. C. SCOTT: Amer. Heart J. **46**, 246 (1953).
GAUER, O. H., and E. GIENAPP: Science (Lancaster, Pa.) **112**, 404 (1950).
GODIN, R., B. M. LEWIS, F. W. HAYNES and L. DEXTER: Amer. Heart J. **43**, 357 (1952).
GOMEZ, G. M., et A. LANGEOIN: Actual. scient. industr. **512**, 1 (1937).
HADDY, F. J., J. F. ALDEN, A. L. FERRIN, D. W. HAMMON, W. L. ADAMS and I. D. BARA-
NOFSKY: Circulation Res. **1**, 157 (1953).
— A. L. FERRIN, D. W. HAMMON, J. F. ALDEN, W. L. ADAMS and J. D. BARANOFSKY:
Circulation Res. **1**, 219 (1953).
HAMPEL, A.: Pflügers Arch. **244**, 171 (1941).
HARING, O. M., C. K. LIU and H. D. TRACE: Circulation Res. **4**, 381 (1956).
HELLEMS, H. K., F. W. HAYNES, L. DEXTER and T. D. KINNEY: Amer. J. Physiol. **155**, 98
(1948).
HOUSSAY, H. E. J., F. W. HAYNES and L. DEXTER: Proc. Soc. Exper. Biol. a. Med. **79**, 444
(1952).
KINGLER, M., E. STRICKER u. W. HUNZINGER: Z. neurochir. **16**, 57 (1956).
LAGERLÖF, H., and L. WERKÖ: J. Clin. a. Labor. Invest. **1**, 147 (1949).
LAMBERT, E. H.: Med. Physic. Chikago, Vol. 2, p. 1090. The Year Book Publ. 1950.
— and R. E. JONES: Proc. Staff Meet. Mayo Clinic **23**, 487 (1948).
LASSER, R. P., A. J. BORUN, RAYMOND, GORDON and F. H. KING: J. Mt. Sinai Hosp. 17,
259, 302.
LEWIS, B. M., H. E. J. HOUSSAY, F. W. HAYNES and L. DEXTER: Circulation Res. **1**, 312 (1953).
LUISADA, A. A., and C. K. LIU: Cardiac Pressures and Pulses. New York 1956.
McLEOD, A. G., and A. E. COLM: Amer. Heart J. **21**, 345 (1941).
MÜLLER, A., L. LASZT u. L. PIRCHER: Helvet. physiol. Acta **6** (1948).
MUELLER, H., G. GENSINI, A. E. PREVEDEL and S. G. BLOUNT jr.: Circulation Res. **2**, 426
(1954).
MÜRTZ, R.: Verh. dtsch. Ges. Kreislaufforsch. **21**, 416 (1955).
NEUHAUS, G.: Verh. dtsch. Ges. Kreislaufforsch. **16**, 201 (1950).
PRITCHARD, W. H., R. W. ECKSTEIN, R. ECKEL and C. L. PARSONS: Federat. Proc. **8**, 128
(1949).
RADNER, S.: Acta med. scand. (Stockh.) **148**, 57 (1954).
SIMONSON, E.: Amer. Heart J. **41**, 217 (1951).
STRAUB, H.: Handbuch der biologischen Arbeitsmethoden, Abt. V, T. 4.
WAGNER, R.: Z. Biol. **92**, 54 (1932).
WEISSEL, W.: Cardiologia (Basel) **21**, 410 (1952).
— F. SALZMANN and H. VATTER: Brit. Heart J. **14**, 47 (1952).
WERKÖ, L., E. VARNAUSKAS, H. ELIASCH, H. LAGERLÖF, A. SENNING and B. THOMASSON:
Circulation Res. **1**, 337 (1953).
— — — and B. THOMASSON: Circulation Res. **1**, 340 (1953).
WETTERER, E.: Z. Biol. **101**, 332 (1943).
— und H. PIEPER: Z. Biol. **105**, 49 (1952).
WILSON, R. H., W. HOSETH and M. DEMPSEY: Circulation Res. **3**, 3 (1955).
WOOD, E. H.: Amer. J. Physiol. **163**, 762 (1950).
— Proc. Staff Meet. Mayo Clinic **28**, 58 (1953).
—, W. SUTTERER, H. J. C. SWAN and H. F. HELMHALZ jr.: Proc. Staff Meet. Mayo Clinic
31, 108 (1956).
ZIM DAHL, W. T.: Amer. Heart I. **41**, 204 (1951).

Formen der Atmungsinsuffizienz

Von

A. Bühlmann

Mit 10 Abbildungen

Die Einteilung und Definition der Insuffizienzformen eines Organes werden maßgeblich von den angewandten Untersuchungsmethoden beeinflußt. Unsere Klassifikation der Lungeninsuffizienz (*Zürcher Klassifikation*. Rossier, Bühlmann und Wiesinger) basiert auf den Befunden, wie sie mit der Spirometrie, den arteriellen Blutgasen, dem Herzkatheterismus und der Untersuchung der Atemmechanik in Ruhe sowie bei körperlicher Arbeit, bei Luftatmung und Atmung von 40—60% Sauerstoff (Hyperoxieversuch) erhoben werden können. Selbstverständlich sind im Einzelfall zur Abklärung nicht immer alle diese Untersuchungen durchzuführen. Das arterielle Blut wird als das Erfolgsorgan der Lungen betrachtet, eine Hypoxämie, d. h. eine arterielle O_2-Sättigung unter 95% (in Meereshöhe bis etwa 1000 m) ist von Sonderfällen abgesehen (angeborene Herzfehler mit Rechts-Links-Shunt z. B.) das Charakteristikum der Lungeninsuffizienz.

Wir betrachten es als Vorteil, in der Nomenklatur pathologisch-anatomische und allgemein klinische Bezeichnungen zu vermeiden, unsere Klassifikation ist deshalb rein pathophysiologisch und descriptiv. Die „Globalinsuffizienz" z. B. (Hypoxämie und Hypercapnie wegen alveolärer Hypoventilation) kann ganz verschiedene Ursachen haben, Atemlähmungen verschiedenster Genese, Muskelschwäche bei Myasthenia gravis einerseits und andererseits eigentliche Lungen- und Thoraxerkrankungen wie Asthma bronchiale, Emphysem, schwere Thoraxdeformitäten usw. Es sei noch erwähnt, daß alle Insuffizienzformen, zumindestens was die arteriellen Blutgase betrifft, schon seit langem bekannt und von verschiedenen Autoren unabhängig voneinander beschrieben worden sind, ich denke deshalb nicht daran, mit meinem Übersichtsreferat Prioritätsansprüche zu verbinden.

Zürcher Klassifikation im einzelnen

A. Latente Insuffizienz

Die Lungenvolumen und Atemreserven sind gegenüber den theoretischen Sollwerten deutlich eingeschränkt, doch sind die arteriellen Blutgase in Ruhe noch normal. Die Anpassungsfähigkeit an körperliche Arbeit ist vermindert, es tritt bei einer Belastungsstufe, die noch mit normalen arteriellen Blutgasen bewältigt werden sollte, eine Hypoxämie in Erscheinung.

B. Manifeste Insuffizienz

Es liegt bereits in Ruhe eine arterielle Hypoxämie vor, dabei lassen sich 4 Typen unterscheiden.

1. Partialinsuffizienz oder Verteilungsstörung

Arterielle O_2-Sättigung unter 95%, CO_2-Spannung normal oder erniedrigt. Beim Hyperoxieversuch Anstieg der O_2-Sättigung auf 100%. Ursache der Partialinsuffizienz ist eine über das Normale hinausgehende unterschiedliche Belüftung der verschiedenen Lungenpartien, wir finden sie am häufigsten bei der chronischen Bronchitis, beim akuten und chronischen Asthma bronchiale, insbesondere beim Asthmaanfall aber auch bei Pleuraverwachsungen und schweren Thoraxdeformitäten. Die Partialinsuffizienz ist ein ausgesprochener Ruhebefund. Bei willkürlicher, insbesondere

Tabelle 1. *Partialinsuffizienz bei chronischer asthmoider Bronchitis*

	Ruhe	10 min 140 Watt	5 min nach Arbeitsende
O_2-Kap. Vol.-%	18,3	19,0	18,8
O_2-Sättigung %	92,5	94,8	95,8
O-Spannung mm Hg	68	77	81
CO_2-Gehalt Vol.-% (Plasma)	54,0	47,5	48,0
p_H	7,40	7,36	7,37
pCO_2 mm Hg	38,2	36,6	36,3

aber während mit körperlicher Arbeit erzwungener Ventilationssteigerung wird die Luftverteilung meistens besser, so daß die arterielle O_2-Sättigung ansteigt. Der alveolo-arterielle Gradient für die O_2-Spannung ist in Ruhe scheinbar vergrößert und wird während Arbeit kleiner evtl. sogar normal.

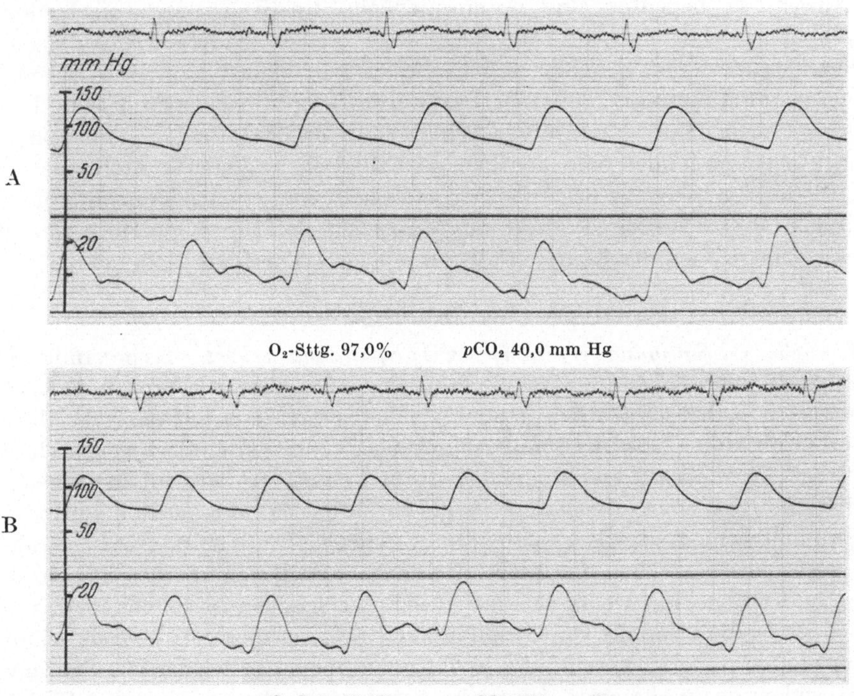

Abb. 1 A u. B. Druck in der A. pulmonalis und art. Blutgase während einseitiger Rückatmung bei einer lungengesunden Versuchsperson. A freie Atmung, B einseitige Rückatmung

Die mathematische Analyse der Verhältnisse bei einer Verteilungsstörung zeigt, daß über diesen Mechanismus die arterielle O_2-Sättigung nur wenig, in normalen Höhen keinesfalls unter 90% sinken kann (siehe Referat von Hertz). Nur im akuten Asthmaanfall kann es zu einer schweren Hypoxämie kommen, dann werden aber Alveolargebiete überhaupt nicht mehr belüftet, d. h. ihre Gasspannungen entsprechen denen des venösen Mischblutes, so daß kein Gasaustausch mehr stattfinden kann und ein vasculärer Kurzschluß entsteht. Dieser Zustand, gewissermaßen der Extremfall der Partialinsuffizienz, läßt sich experimentell mittels Bronchospirometrie und einseitiger Blockierung oder Rückatmung nachahmen. In Übereinstimmung mit den Untersuchungen von Hertz fanden wir bei derartigen Versuchen an lungen- und herzgesunden Versuchspersonen eine Abnahme der Durchblutung der blockierten oder rückatmenden Seite, was zur Folge hatte, daß nach 6—10 min die arterielle O_2-Sättigung bei erniedrigter CO_2-Spannung nicht unter 90% lag. Die Erhöhung des Strömungswiderstandes auf dieser Seite wird durch eine Senkung des Widerstandes in der anderen, zwangsläufig hyperventilierten Seite mehr oder weniger kompensiert, so daß trotz der arteriellen Hypoxämie keine pulmonale Hypertonie in Erscheinung tritt.

Auch bei der Partialinsuffizienz besteht keine pulmonale Hypertonie, die chronische Partialinsuffizienz führt nicht zur Cor pulmonale. So betrachtet, ist die Verteilungsstörung harmlos, sie verdient kaum den Namen Insuffizienz, besonders wenn wir daran denken, daß sich die Blutgase während körperlicher Arbeit meist bessern. Betrachten wie die Partialinsuffizienz jedoch atemmechanisch, so bedeutet eine unterschiedliche Belüftung der verschiedenen Lungenpartien, daß einzelne Teile der Lunge stärker, andere weniger gebläht werden, daraus ergibt sich eine erhöhte effektive oder dynamische Elastance s. Referat von Pircher). Bei einer Partialinsuffizienz wegen chronischer Bronchitis sind auch immer die viscösen Widerstände erhöht, deshalb stellt man bei diesen Patienten immer eine deutlich pathologisch veränderte Atemmechanik fest. Die an der Lunge zu leistende Atemarbeit ist immer wegen einem erhöhten elastischen und viscösen Widerstand vergrößert (s. Abb. 5, Mitte), was die subjektiven Angaben der Kranken über Dyspnoe z. T. erklärt.

2. Globalinsuffizienz

Arterielle O_2-Sättigung erniedrigt, CO_2-Spannung erhöht. Hypoxämie und Hypercapnie sind Folge einer Hypoventilation aller oder der großen Mehrzahl der Alveolen, dabei kann die mittels Spirometrie gemessene Gesamtventilation im Verhältnis zum Gaswechsel normal, gesteigert oder vermindert sein, d. h. die spezifische Ventilation (Atemäquivalent) gibt keinen Hinweis auf die alveoläre Ventilation. Bei einer alveolären Hypoventilation ist die „ideale" alveoläre O_2-Spannung erniedrigt, die CO_2-Spannung erhöht. Die respiratorische Acidose wird in chronischen Fällen durch eine Retention von Basen kompensiert, so daß das p_H in der Regel nur wenig zur sauren Seite verschoben ist. Beim Hyperoxieversuch steigt die arterielle O_2-Sättigung auf 100% an, meistens wird dabei aber die Ventilation weiter eingeschränkt, so daß es zu einem Anstieg der CO_2-Spannung und Absinken des p_H kommt. Dieses im Vergleich zu den anderen Insuffizienzformen einzigartige Verhalten gegenüber der O_2-Atmung zeigt, daß bei Globalinsuffizienz hinsichtlich der Atemregulation besondere Verhältnisse bestehen müssen. Die Ansprechbarkeit der bulbären Atemzentren gegenüber der CO_2-Spannung und dem p_H ist vermindert — man könnte auch von einer Verschiebung des „Regulationspegels" sprechen —, und die Atemregulation über die auf die arterielle O_2-Spannung empfindlichen Glomera carotica erhält quantitativ eine größere Bedeutung.

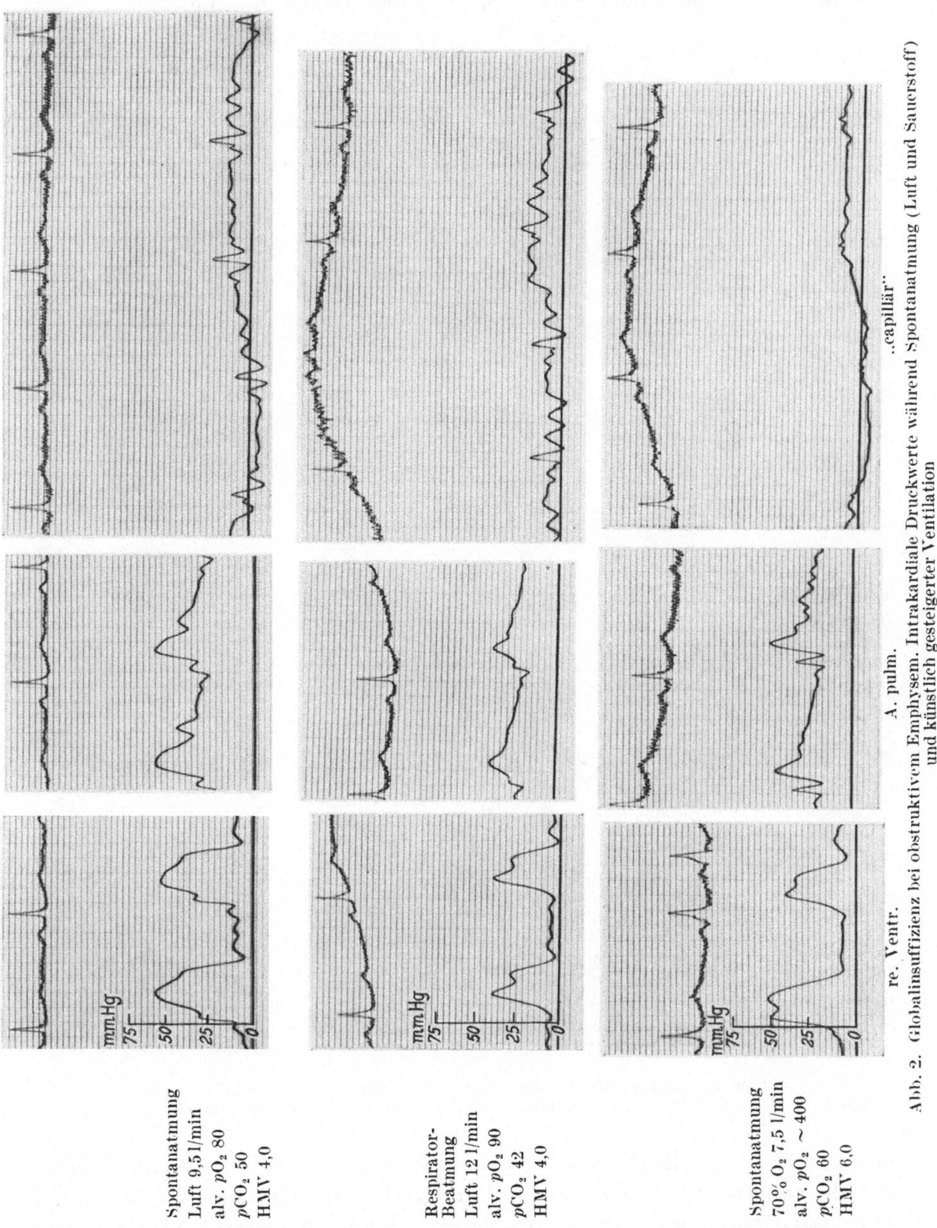

Abb. 2. Globalinsuffizienz bei obstruktivem Emphysem. Intrakardiale Druckwerte während Spontanatmung (Luft und Sauerstoff) und künstlich gesteigerter Ventilation

Im Lungenkreislauf findet man bei der Globalinsuffizienz regelmäßig einen erhöhten Strömungswiderstand und damit bei normalen oder erhöhten Herzzeitvolumen eine pulmonale Hypertonie, in chronischen Fällen kommt es zum Cor pulmonale. Steigert man die Ventilation künstlich, z. B. mit einem Respirator, so bewirken der Anstieg der alveolären O_2-Spannung und der Abfall der CO_2-Spannung eine signifikante Abnahme des Strömungswiderstandes und Senkung des Druckes in der A. pulmonalis. Auch eine massive Erhöhung der alveolären O_2-Spannung im Hyperoxieversuch führt zu einer Drucksenkung.

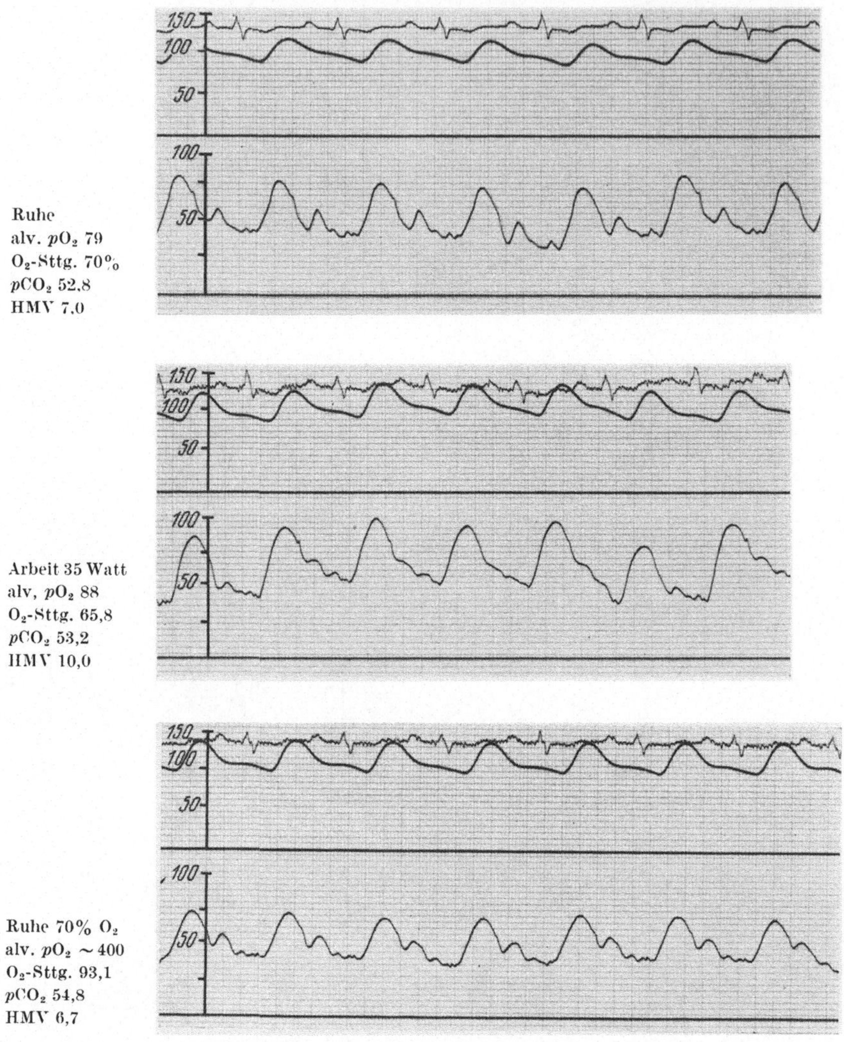

Abb. 3. Globalinsuffizienz bei schweren beidseitigen Bronchiektasen.
Intrakardiale Druckwerte während Spontanatmung (Luft und 70% Sauerstoff) und leichter Arbeit

Die apparativ gesteigerte Ventilation bzw. die künstliche Beatmung hat in diesen Fällen therapeutische Bedeutung und kann lebensrettend sein, wenn z. B. eine chronische Globalinsuffizienz durch eine akute Bronchitis oder Bronchopneumonie dramatisch verschlechtert wird (s. Abb. 8, Fälle D).

Die Globalinsuffizienz läßt sich experimentell nachahmen. Die Hypoventilation mit entsprechend veränderten alveolären Gasspannungen führt auch bei normalen Lungen- und Kreislaufverhältnissen zu einer pulmonalen Hypertonie.

Bei 8 lungen- und herzgesunden, curaresierten Versuchspersonen, die mit einem
Respirator künstlich beatmet wurden,
bestimmten wir die Druckwerte im großen
und kleinen Kreislauf und das Herzzeitvolumen während normaler Ventilation,

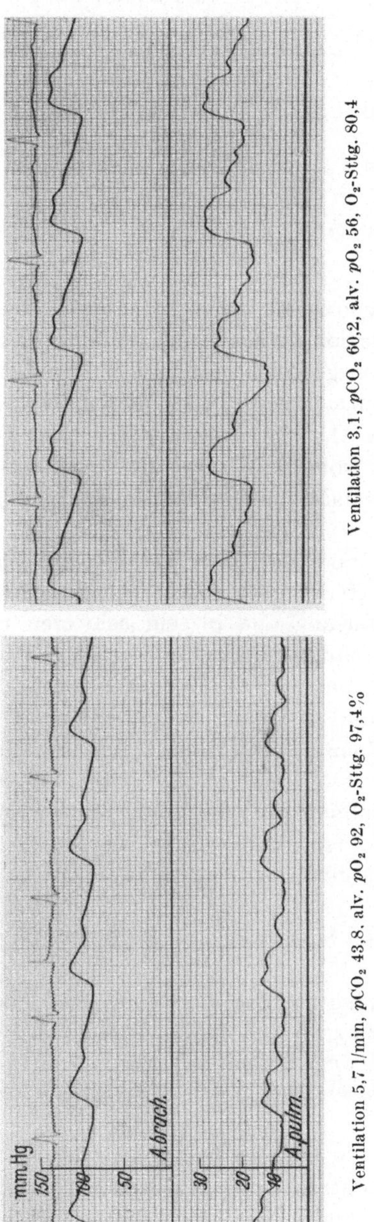

Ventilation 3,1, pCO_2 60,2, alv. pO_2 56, O_2-Sttg. 80,4

Ventilation 5,7 l/min, pCO_2 43,8, alv. pO_2 92, O_2-Sttg. 97,4%

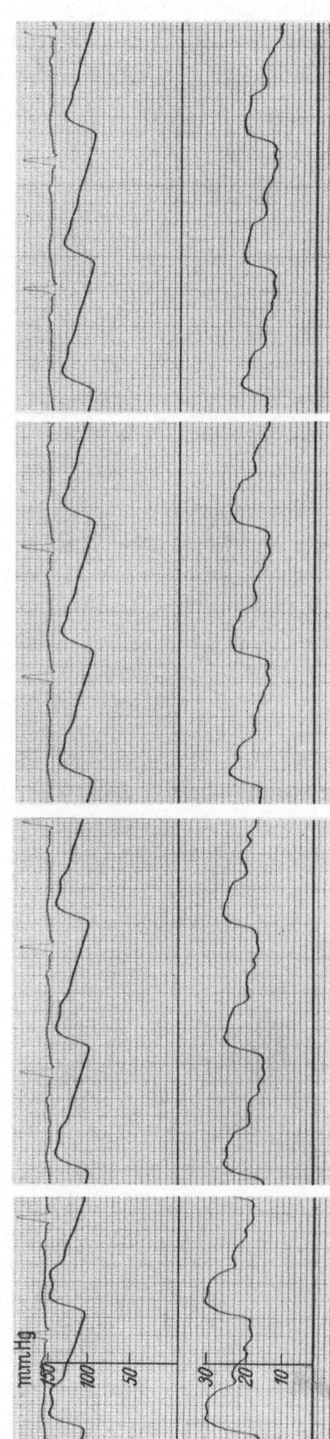

Abb. 4. Intrakardiale Druckwerte während künstlicher Beatmung bei lungengesunden Versuchspersonen. Normale Ventilation, Hypoventilation = Globalinsuffizienz

Hypoventilation und Hyperventilation mit Luft und etwa 70% Sauerstoff. In allen Fällen fanden wir während der Hypoventilation eine Erhöhung des Strömungswiderstandes im Lungenkreislauf. In der Mehrzahl der Fälle stieg auch der Strömungswiderstand im großen Kreislauf an.

Tabelle 2. *Alveoläre Gasspannungen und Strömungswiderstände bei lungen- und herzgesunden, curaresierten Versuchspersonen* (Mittelwerte) *während künstlicher Beatmung*

	alv. pO_2 mm Hg	pCO_2 mm Hg	Widerstand dyn sec cm^{-5}	
			Lunge	Körper
Normale Ventilation mit Luft (8 Fälle)	94	44,0	160	980
Hypoventilation mit Luft (8 Fälle)	69	55,0	330	1500
Hypoventilation mit 70% O_2 (4 Fälle)	etwa 500	54,0	200	1350

Es sei noch erwähnt, daß man bei Hypoxieversuchen, bei denen die CO_2-Spannung im Gegensatz zum Hypoventilationsversuch nicht erhöht, sondern wegen der unvermeidlichen Hyperventilation gesenkt wird, mit einer alveolären O_2-Spannung von 60—70 mm Hg noch keinen sicheren Effekt auf den Strömungswiderstand feststellen kann. Die alveoläre O_2-Spannung muß bei dieser Versuchsanordnung tiefer gesenkt werden, was wohl als Hinweis dafür gelten kann, daß nicht nur die alveoläre O_2-Spannung sondern auch die CO_2-Spannung von Bedeutung ist.

Die akute und chronische alveoläre Hypoventilation hat schwerwiegende Konsequenzen für den Kreislauf und das Herz. Man findet bei diesen Fällen meistens auch eine gesteigerte Hirndurchblutung und in sehr schweren Fällen Hirndrucksymptome, insbesondere eine Stauungspapille. Derartige Patienten kommen gelegentlich über den Umweg der Neurochirurgie zum Internisten.

Wir können heute 5 Ursachen der Globalinsuffizienz unterscheiden:

a) Primäre Schädigung der bulbären Atemzentren durch Traumata, Blutungen. Vergiftungen usw.

b) Schädigung der efferenten Nervenbahnen zur Atemmuskulatur, spinale Lähmungen usw.

c) Schädigung bzw. Schwäche der Atemmuskulatur selbst, z. B. Myasthenia gravis.

d) Besondere endokrine und Stoffwechsel-Situationen, z. B. M. Cushing und gelegentlich bei schwerer Adipositas.

e) Schwer pathologische Atemmechanik, so daß der Aufwand an Atemarbeit für eine ausreichende alveoläre Ventilation zu groß und unökonomisch wird. Zum Beispiel schwere Stenose in den oberen Luftwegen, schweres Emphysem, akutes und chronisches Asthma bronchiale, chronisch asthmoide Bronchitis, schwere Thoraxdeformitäten.

Bei allen 5 Möglichkeiten stellt die Globalinsuffizienz ein neues Gleichgewicht zwischen Gaswechsel, Tätigkeit der Atemzentren sowie Atemarbeit der Atemmuskulatur dar. Bei den ersten 3 Ursachen sind Lunge und Atmung Opfer einer extrapulmonalen Schädigung, die klinisch im Vordergrund steht, da aber in diesen Fällen (a, b, c) die Indikation zur künstlichen Beatmung diskutiert werden muß, hat sich der Lungenpathophysiologe auch mit diesen Fällen zu beschäftigen. Die Verhältnisse bei den unter d) genannten Möglichkeiten sind noch nicht ganz

aufgeklärt. Bei unseren Fällen von M. Cushing und schwerer Adipositas mit chronischer alveolärer Hypoventilation haben wir keine schweren atemmechanischen Veränderungen feststellen können, so daß auch hier eine zentralnervöse Ursache nahe zu liegen scheint. Führen atemmechanische Gründe zu einer Globalinsuffizienz, so liegen die Ursachen in pathologischen Lungen- und Thoraxverhältnissen. Je nach Standort wird man über die Bedeutung und Häufigkeit dieser verschiedenen Ursachen ein unterschiedliches Bild gewinnen. In einer Klinik und Poliklinik für innere Medizin ist die unter e) genannte Ursache weitaus am häufigsten. In einer Kinderklinik mit zahlreichen Poliomyelitisfällen, in einer chirurgischen oder neuro-chirurgischen Klinik mit zahlreichen Schädelunfällen sind die extrapulmonalen Ursachen häufig. Hier interessieren aber hauptsächlich die Lungen- und Thoraxerkrankungen, die zu einer Globalinsuffizienz führen

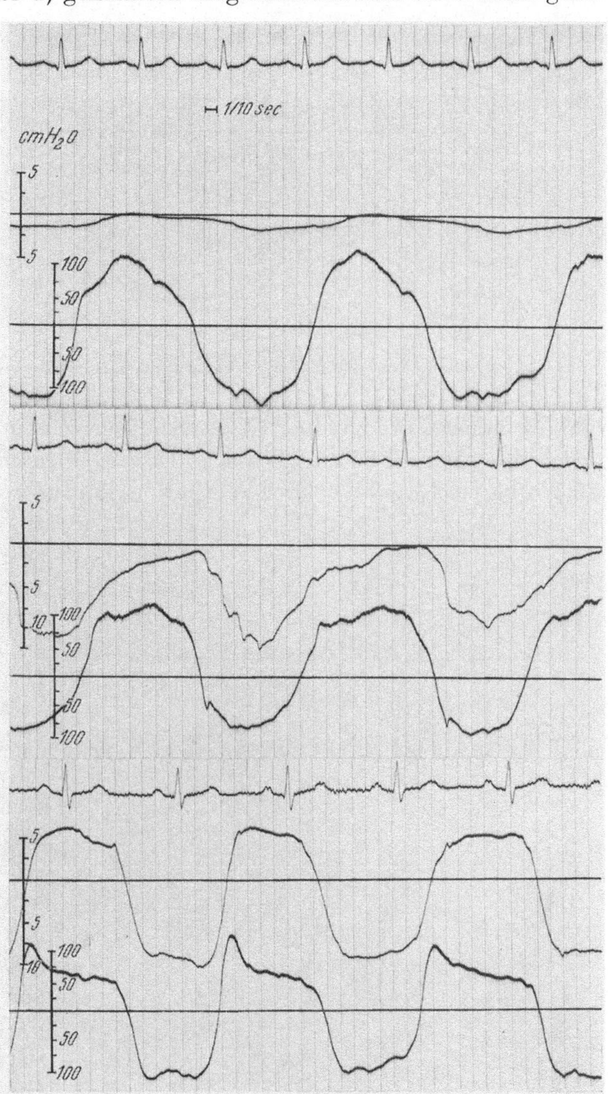

Abb. 5. Oesophagusdruck und Pneumotachogramm. Oben: Normale Verhältnisse, Mitte: Subacute Bronchitis ohne schwerere Störung der Lungenfunktion, Unten: Schweres Emphysem mit Globalinsuffizienz. (Druck in H₂O, Strömungsgeschwindigkeit cm³/¹⁄₁₀ sec) (Alle Kurven bei leichter Hyperventilation)

können. Die Untersuchung der Atemmechanik bietet uns einen Schlüssel zum Verständnis. Auf die methodischen Schwierigkeiten und Probleme will ich in diesem Zusammenhang gar nicht eingehen, sondern verweise auf das Referat PIRCHER, auf die Arbeit von SCHERRER u. Mitarb. und auf unsere Monographie. SCHERRER

u. Mitarb. haben mit der simultanen Untersuchung der Atemmechanik, des Gasaustausches, der arteriellen Blutgase und der Lungendurchblutung mittels Herzkatheterismus vor und während eines provozierten Asthmaanfalles gezeigt,

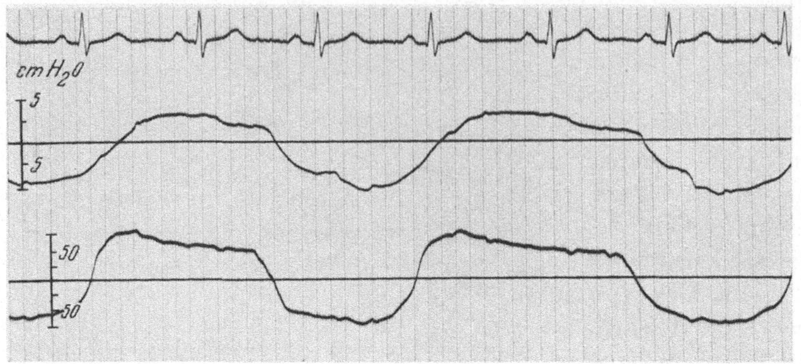

Abb. 6. Der letzte Fall der vorhergehenden Abbildung bei normaler Spontanatmung

daß es immer dann zu einer Globalinsuffizienz kommt, wenn die an den Lungen geleistete Atemarbeit eine kritische Grenze übersteigt. Unterhalb dieser Grenze (0,5 m/kg pro Liter alveolärer Ventilation) kam es trotz schwerer Dyspnoe lediglich zu einer Partialinsuffizienz oder zu einem ausgesprochenen Hyperventilationssyndrom mit respiratorischer Alkalose. Die Atemarbeit an den Lungen ergibt sich aus Druck mal gefördertem Volumen.

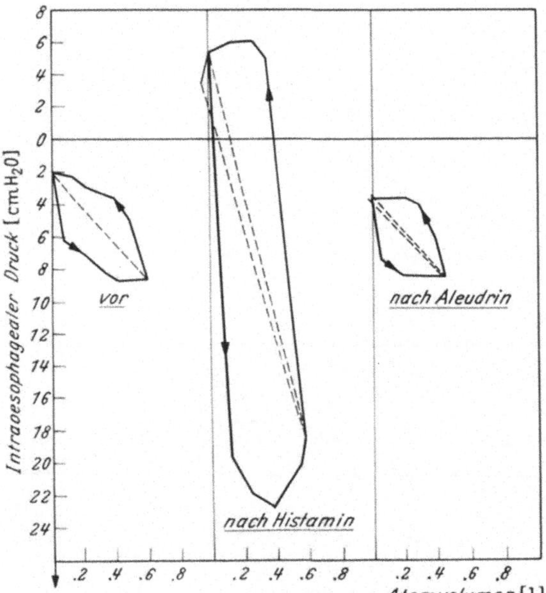

Normalerweise werden mit sehr kleinen intrathorakalen Druckschwankungen große Volumen gefördert. Bei einer chronischen Bronchitis z. B. sind diese Druckschwankungen als Folge eines erhöhten Strömungswiderstandes in den Bronchien schon bedeutend größer, sie spielen sich jedoch auch bei mäßiger Hyperventilation noch eindeutig im negativen Bereich ab (Abb. 5, Mitte). Bei einer Globalinsuffizienz wegen Emphysem usw. (Abb.5 unten und Abb.6) sind diese respiratorischen Druckschwankungen nicht nur sehr groß, der Druck wird während der Exspiration nicht nur bei Hyperventilation, sondern schon bei Spontanatmung eindeutig positiv. Konstruiert man aus Druck und Volumen die Atemschleife, so ergibt sich pro Atemzug wie auch für das Atemminutenvolumen eine um das Vielfache gesteigerte Atemarbeit an den Lungen.

Abb. 7. Druck-Volumen Diagramm (Atemschleife) vor, während und nach gelöstem akutem Asthmaanfall (nach SCHERRER u. Mitarb.)

In allen bisher von uns bezüglich der Atemmechanik untersuchten Fällen von Globalinsuffizienz bei Emphysem, chronischem Asthma bronchiale, chronischer asthmoider Bronchitis usw. fanden wir regelmäßig bereits bei Spontanatmung in Ruhe eine eindeutig aktive Exspiration mit positiven intrathorakalen Druckwerten. Die Atemarbeit betrug bei diesen chronischen Fällen zwischen 0,1—0,2 m/kg pro Liter Gesamtventilation, bzw. 0,2—0,3 m/kg pro Liter alveolärer Ventilation und damit das 10—20fache des Normalwertes. Bei lungengesunden Versuchspersonen kann man durch Vorschalten einer schweren Stenose eine Globalinsuffizienz erzeugen, bei diesen Experimenten ergibt sich eine Steigerung der Atemarbeit an den Lungen in der gleichen Größenordnung.

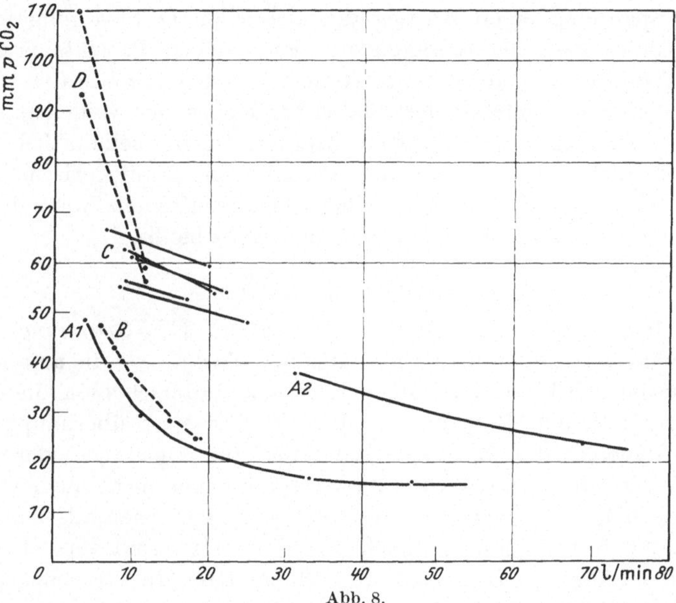

Abb. 8.
Relation zwischen Ventilation und art. Kohlensäurespannung bei willkürlich und apparativgesteigerter Ventilation.
A1, B und C willkürlich gesteigerte Ventilation, A2 während Arbeit, D künstliche Beatmung.

Es besteht also kein Zweifel, daß man in diesen Fällen immer eine um das Vielfache des Normalen gesteigerte Atemarbeit auch ohne Berücksichtigung der am Thorax geleisteten Arbeit findet. Man hat deshalb auch versucht, die Globalinsuffizienz damit zu erklären, daß die CO_2-Produktion der Atemmuskulatur so groß wird, daß die alveoläre CO_2-Spannung ansteigt und durch Ventilationssteigerung nicht wesentlich gesenkt werden kann. So einfach ist es aber nicht. Diese Patienten sind z. B. meistens in der Lage, ihr Atemminutenvolumen bei leichter Arbeit entsprechend dem gesteigerten Gaswechsel um das Doppelte bis Dreifache zu steigern. trotzdem bleibt die CO_2-Spannung gegenüber dem Ruhezustand praktisch unverändert (s. Abb. 3), was übrigens ebenfalls als Hinweis dafür gelten kann, daß es sich bei der Globalinsuffizienz um einen neuen Gleichgewichtszustand handelt, an dem die Patienten auch bei gesteigerten Gaswechsel während Arbeit festhalten. Zwingt man diese Kranken allerdings zu größeren Arbeitsleistungen, dann kommt es zu einem Anstieg der CO_2-Spannung, da die Ventilationsreserven immer sehr stark eingeschränkt sind.

Die Untersuchung bei willkürlich oder apparativ gesteigerter Ventilation bietet trotzdem einige interessante Aspekte.

Vergleicht man den Effekt der Hyperventilation auf die CO_2-Spannung bei normalen Versuchspersonen mit dem bei Asthmatikern, Emphysematikern usw. mit einer Globalinsuffizienz, so wird der viel geringere Effekt der Ventilationssteigerung bei den letzteren sehr deutlich. Wird die Ventilation passiv mit einem Respirator gesteigert, so daß eine Zunahme der Atemarbeit nicht in Betracht kommt, so erreicht man einen annähernd normalen Effekt auf die arterielle CO_2-Spannung.

Global- und Partialinsuffizienz sind bei Emphysematikern usw. häufig kombiniert, in diesen Fällen kann man dann während leichter Arbeit bei unveränderter CO_2-Spannung einen Anstieg der arteriellen O_2-Sättigung feststellen. Gelegentlich findet man bei Kranken aus der gleichen Patientengruppe, also Asthmatiker, Emphysematiker usw., in Ruhe eine leicht erhöhte CO_2-Spannung, die sich dann bei Arbeit normalisiert, dabei handelt es sich vielleicht um Übergangsstadien; von den amerikanischen Autoren wurde bekanntlich die Verteilungsstörung nicht strikte von der chronischen respiratorischen Acidose getrennt. Wir sprechen jedoch erst von einer Globalinsuffizienz, wenn die deutlich erhöhte CO_2-Spannung auch bei leichter Arbeit erhöht bleibt.

3. Vasculärer Kurzschluß

Arterielle Hypoxämie, normale oder erniedrigte CO_2-*Spannung.* Venöses Blut gelangt ohne Kontakt mit der normalen Alveolarluft auf die arterielle Seite. Dabei sind hinsichtlich Lunge zwei Möglichkeiten zu unterscheiden, die denselben Effekt auf das arterielle Blut haben. Das Blut kommt überhaupt nicht in Kontakt mit Alveolarluft z. B. in einer durchbluteten Atelektase oder es kommt zwar zum Kontakt, doch entsprechen die Gasspannungen nicht mehr ventilierter Alveolargebiete denen des venösen Mischblutes, so daß ebenfalls kein Gasaustausch und keine Aufsättigung möglich ist. Beim Hyperoxieversuch steigt die arterielle O_2-Sättigung im Gegensatz zu allen anderen Insuffizienztypen nicht auf 100%. Bei Arbeit kommt es in der Regel zu einem Abfall der arteriellen O_2-Sättigung, auch dann wenn die venöse Zumischung quantitativ nicht größer wird, weil die O_2-Sättigung des venösen Mischblutes absinkt. Ohne Herzkatheterismus kann (wenigstens theoretisch) nicht unterschieden werden, ob die venöse Zumischung intrapulmonal oder intrakardial erfolgt. Ob bei einem vasculären Kurzschluß bereits in Ruhe eine arterielle Hypoxämie vorliegt, ist eine quantitative Frage. Maßgebend sind Größe des Kurzschlusses und O_2-Sättigung des venösen Mischblutes. Für uns hat der Kurzschluß erst praktische Bedeutung, wenn er mindestens $15-20\%$ des Herzzeitvolumens ausmacht und die arterielle O_2-Sättigung weniger als 95% beträgt. Nach unserer Erfahrung betragen intrapulmonale Kurzschlüsse, abgesehen von arterio-venösen Aneurysmen, selten mehr als $25-30\%$ des Herzzeitvolumens.

4. Diffusionsstörung

Arterielle Hypoxämie, normale oder erniedrigte CO_2-*Spannung.* Beim Hyperoxieversuch Anstieg der O_2-Sättigung auf 100%. Während Arbeit nimmt die arterielle Hypoxämie zu, der alveolo-arterielle Gradient für die O_2-Spannung ist vergrößert und wird bei Arbeit noch größer. Die Diffusionsstörung wurde schon früh postuliert, ihr überzeugender Nachweis gelangt aber erst im letzten Dezennium. Um Mißverständnisse zu vermeiden, die Diffusionsstörung ist durch einen pathologisch vergrößerten alveolo-endcapillären O_2-Spannungsgradienten definiert. Dieser ist aber nicht direkt meßbar, sondern wird durch indirekte Verfahren ermittelt (s. Referate von BARTELS und RODEWALD). Einfacher und sicherer zu erfassen ist der alveolo-arterielle O_2-Spannungsgradient. Bei Ausschluß eines Kurzschlusses beweist eine Zunahme dieses Gradienten bei Arbeit, d. h. eine Zunahme über die Norm, so daß eine arterielle Hypoxämie entsteht bzw. noch stärker wird, eine Diffusionsstörung. Wir haben den Eindruck, daß der Arbeitsversuch die einfachste und zuverlässigste Methode darstellt, um eine Diffusionsstörung zu erfassen. Ursache einer Diffusionsstörung kann eine Verdickung der Alveolarmembran sein, was unseres Erachtens vom Lungenödem abgesehen sehr selten ist, als Beispiel sei die Lungenadematose erwähnt. Auch bei einer Verdickung der Alveolarmembran um das Mehrfache machen Capillarwand, Blutplasma und Erythrocyt immer noch den größeren Teil des Weges aus, den der Sauerstoff zum Hämoglobinmolekül wandern muß. Weitaus die häufigste Ursache einer Diffusionsstörung ist eine Einschränkung der für den Gasaustausch zur Verfügung stehenden Lungencapillaroberfläche. Eine derartige Einschränkung hat zur Folge, daß bei normalen Herzzeitvolumen die Strömungsgeschwindigkeit des Blutes in den noch durchbluteten Capillaren beschleunigt ist, womit die Kontaktzeit zwischen Blut und Alveolarluft verkürzt wird. Unterhalb einer bestimmten Grenze, nach ROUGHTON 0,3 sec, wird der Spannungsausgleich für den Sauerstoff unvollständig, damit ergibt sich ein pathologischer alveolo-endcapillärer und auch alveolo-arterieller O_2-Spannungsgradient. Die Größe des Herzzeitvolumens spielt für das Auftreten einer Diffusionsstörung eine wesentliche Rolle. Wird bei einer gegebenen Einschränkung der Lungencapillaroberfläche das Herzzeitvolumen reduziert, im Experiment z. B. mit Hexamethonium, so verlängert sich die Kontaktzeit, und die arterielle O_2-Sättigung steigt wieder an.

Tabelle 3. *Einfluß der Verminderung des Herzzeitvolumens bei einer schweren Diffusionsstörung mit Hexamethonium bei einer schweren Lungenfibrose* (HAMMAN-RICH)

	vor	während
	der Hexamethonium-wirkung	
Herzzeitvolumen l	2,1	1,6
alv. pO_2 mm Hg	111	112
pCO_2 mm Hg	35	39
art. pO_2 mm Hg	45	62
O_2-Sättigung %	80	91
Mitteldruck in der	35	29
A. pulm. mm Hg		
Strömungswiderstand	1140	1160
(Lunge) dyn sec cm^{-5}		

Damit in Ruhe wegen einer Diffusionsstörung oder anders ausgedrückt wegen einer Einschränkung der Diffusionskapazität eine arterielle Hypoxämie auftritt, müssen etwa zwei Drittel der gesamten Lungencapillaroberfläche ausgefallen sein, deshalb ist die Diffusionsstörung in Ruhe selten. Bei Arbeit hingegen kommt es entsprechend dem gesteigerten Gaswechsel und dem vergrößerten Herzzeitvolumen bereits bei einer geringeren Einschränkung der Capillaroberfläche zur Symptomatologie der Diffusionsstörung, belastet man entsprechend hoch, so kann man auch beim Lungengesunden eine arterielle Hypoxämie als Folge eines vergrößerten alveolo-arteriellen O_2-Spannungsgradienten nachweisen.

Die Diffusionsstörung betrifft wegen der viel größeren Löslichkeit der Kohlensäure immer nur den Sauerstoff. Im Gegensatz zur Globalinsuffizienz haben wir bei gesunden Lungen keine experimentelle Möglichkeit, eine Diffusionsstörung zu erzeugen. Wir wissen aber, daß nach einer Pneumonektomie, was grob einer Halbierung der Lungencapillaroberfläche entspricht, in Ruhe noch keine Diffusionsstörung nachweisbar ist, d. h. die arteriellen Blutgase sind bei intakter Lunge auf der anderen Seite normal. Läßt man aber diese Patienten arbeiten, so kommt es bei leichter bis mittelschwerer Belastung (etwa 800—1200 cm³ O_2/min) zu einer deutlichen arteriellen Hypoxämie trotz genügender Ventilation mit normaler oder niedriger CO_2-Spannung.

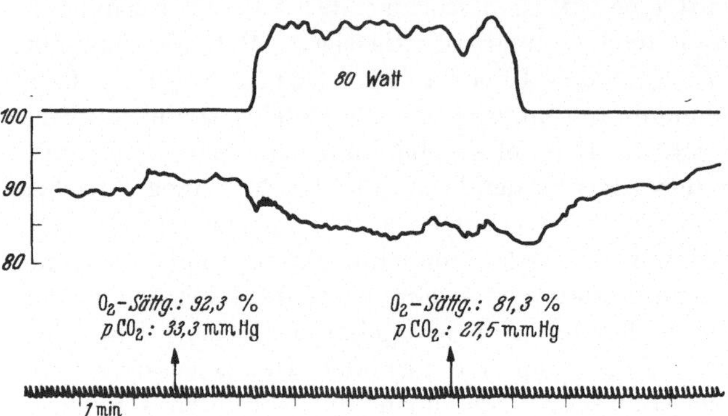

Abb. 9. Diffusionsstörung bei stark eingeschränkter Lungencapillaroberfläche. Photoelektrische Oxymetrie und art. Blutgase in Ruhe und bei mittelschwerer Arbeit

Ist die Diffusionsstörung Folge einer stark eingeschränkten Lungencapillaroberfläche, so ist auch ein gegenüber der Norm erhöhter Strömungswiderstand im Lungenkreislauf zu erwarten, der entsprechend der anatomischen Ursache weitgehend fixiert sein muß. Er wird bei Vergrößerung des Herzzeitvolumens während Arbeit im Gegensatz zu den normalen Verhältnissen nicht wesentlich abnehmen und kann auch nicht im Hyperoxieversuch deutlich gesenkt werden. Besteht bereits in Ruhe eine Diffusionsstörung wegen zu kleiner Lungencapillaroberfläche, so läßt sich auch immer eine pulmonale Hypertonie nachweisen, kommt es erst während Arbeit zur Diffusionsstörung wie bei einem pneumonektomierten Patienten, so tritt die pulmonale Hypertonie auch erst in diesem Zeitpunkt in Erscheinung. Die folgende Abbildung betrifft ebenfalls eine schwere Lungenfibrose.

Bei niedrigen Werten für die CO_2-Spannung ist die arterielle O_2-Sättigung bereits in Ruhe deutlich vermindert und fällt bei Arbeit auf einen ungewöhnlich tiefen Wert. Das Herzzeitvolumen ist eher groß, der Druck in der A. pulmonalis deutlich erhöht und steigt bei Arbeit noch an. Nach 6 Wochen Hospitalisation und Behandlung mit einem Cortisonpräparat war eine auffällige Besserung dieser Befunde festzustellen, die arterielle O_2-Sättigung sank bei einer Belastung mit 90 Watt nur noch auf 78%. Diese Besserung ist in der Hauptsache auf eine Reduktion des Herzzeitvolumens und weniger auf eine röntgenologisch auch gar nicht nachweisbare Abnahme der Lungenfibrose zurückzuführen.

Die Ursache einer Einschränkung der Lungencapillaroberfläche kann mit der Lungenfunktionsprüfung allein nicht differenziert werden, wir unterscheiden drei Möglichkeiten:

a) Obstruktion der kleinen Gefäße bei röntgenologisch mehr oder weniger normalen Lungenfeldern. Primäre und sekundäre Pulmonalsklerose. Status nach multiplen Lungenembolien. Thrombarteritiden usw.

b) Reduktion des Capillarbettes bei interstitiellen Prozessen, Lungenfibrosen, interstitielle Pneumonie usw.

c) Reduktion des Capillarbettes in Parallelität zu einem Parenchymverlust, Destruktionen verschiedenster Ätiologie, Kollaps- und Resektionstherapie.

Eine Kombination von Diffusionsstörung mit vasculären Kurzschluß kennen wir bei bestimmten angeborenen Herzmißbildungen, z. B. Eisenmenger-Komplex, Ductus Botalli sowie Ventrikel- und Vorhofsseptumdefekte mit schwerer Pulmonalsklerose und Shunt-Umkehr. Auch bei der Mitralstenose kommt es gelegentlich

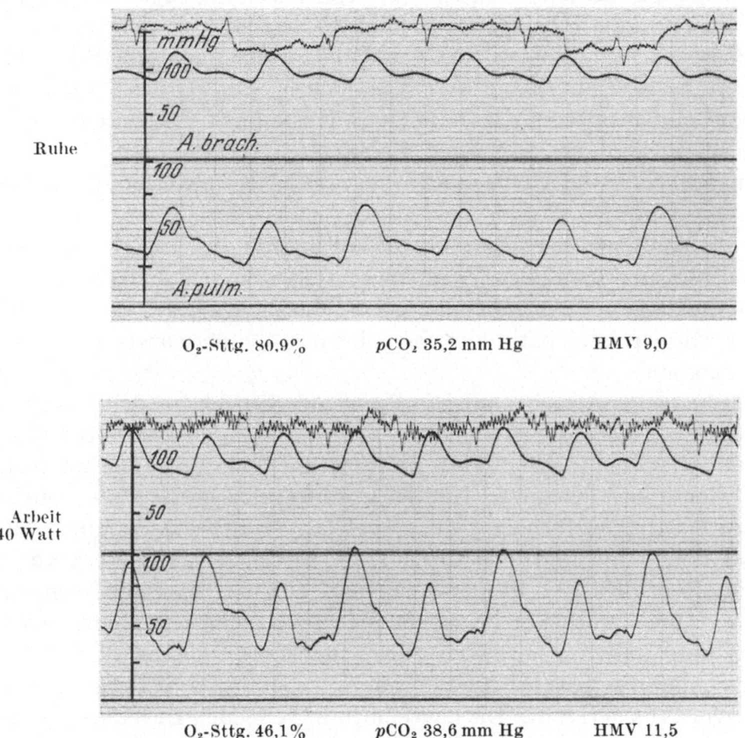

Abb. 10. Intrakardiale Druckwerte und art. Blutgase bei einer ungewöhnlich schweren Diffusionsstörung wegen Lungenfibrose in Ruhe und bei leichter Arbeit

zu einer schweren Pulmonalsklerose, hier werden die Verhältnisse wegen der dazugehörenden Lungenstauung bezüglich Diffusion und Kontaktzeit komplizierter, doch läßt sich auch in diesen Fällen eine Diffusionsstörung nachweisen. Die Kombination von Diffusionsstörung mit Globalinsuffizienz sehen wir beim weit fortgeschrittenen Emphysem sowie gelegentlich bei schwersten doppelseitigen Tuberkulosen und älteren Silikose-Kranken.

Da wir die Diffusionsstörung mit dem Arbeitsversuch erfassen, muß noch erwähnt werden, daß gesunde erwachsene Männer in der Lage sind, auf dem Fahrradergometer 160—180 Watt (1800—2000 cm³ O₂/min) zu bewältigen, ohne daß der alveolo-arterielle O₂-Spannungsgradient so groß wird, daß die arterielle O₂-Sättigung unter 95% sinkt. Bei Frauen und älteren Männern liegen diese Werte tiefer, bei trainierten Sportlern höher.

C. Besondere Syndrome

Der Vollständigkeit halber sollen noch einige Syndrome erwähnt werden, die zwar keiner eigentlichen Lungeninsuffizienz entsprechen, dem Patienten und Arzt aber als Störung der Atmung imponieren können. Hierher gehören die Hyperventilationssyndrome, wobei die Atemneurose (Effort Syndrom und Hyperventilationstetanie) als das Häufigste genannt werden kann. Diese Patienten kommen mit den Klagen über Dyspnoe zum Arzt, die Verkennung der psychologischen Faktoren und die Annahme einer pulmonalen Insuffizienz sowie entsprechende Therapieversuche führen zur Enttäuschung auf beiden Seiten. Wichtig ist weiterhin die Hyperventilation als Symptom einer schweren Störung des Säure-Basen-Gleichgewichtes (renale und diabetische Acidose z. B.). Während der Gravidität besteht physiologischerweise eine leichte Hyperventilation. Bei einer schweren Herzinsuffizienz, ganz allgemein bei stark reduziertem Herzzeitvolumen, insbesondere bei schwerer Pulmonal-, Aorten- und Mitralstenose beobachtet man ebenfalls meistens eine Hyperventilation mit erniedrigten Werten für die CO_2-Spannung.

Als letzte Form haben wir in unserer Klassifikation die „Pseudoinsuffizienz“, wir verstehen darunter arterielle Hypoxämiezustände, die nicht pulmonal, sondern physiko-chemisch bedingt sind. Hierher gehört die Hypoxämie bei hohem Fieber und beim Vorliegen von pathologischen Hämoglobinderivaten z. B. bei der Sulfhämoglobinämie.

Es war nicht meine Absicht, auf alle Probleme, die sich bei der Beschreibung und Einteilung der Lungeninsuffizienz ergeben, einzugehen. Meine Aufgabe habe ich darin gesehen, die „Zürcher Klassifikation“ zu erläutern. Die wesentlichen Fakten sind heute ziemlich klar. Mit der mathematischen Analyse können die verschiedenen Insuffizienzformen unter quantitativer Berücksichtigung aller am Gasaustausch beteiligten und bekannten Faktoren scharf definiert werden. Es läßt sich auf diesem Weg z. B. beweisen, daß bei normaler oder erniedrigter CO_2-Spannung und normaler Sauerstoff-Dissoziationskurve eine arterielle O_2-Sättigung unter 90% in normalen Höhen nur Folge einer Diffusionsstörung oder eines vasculären Kurzschlusses sein kann, wobei der Hyperoxieversuch eine sichere Differenzierung erlaubt. Die heute noch bestehenden Differenzen zwischen den Lungenpathophysiologen betreffen mehr Teilprobleme und Ansichten über den Wert der verschiedenen Untersuchungsmöglichkeiten und Bestimmungsmethoden.

Literatur

Rossier, P. H., A. Bühlmann u. K. Wiesinger: Physiologie und Pathophysiologie der Atmung. Springer 1956.

Scherrer, M., A. Kostyal, H. Wierzejewski, F. Schmidt and H. A. v. Geuns: Int. Arch. Allergy **9**, 56, 1956.

Ein Teil der für dieses Referat verwendeten Untersuchungen wurde mit Unterstützung des „Schweizerischen Nationalfonds zur Unterstützung der wissenschaftlichen Forschung“ und der „Gertrud Ruegg-Stiftung“ durchgeführt.

Störungen der Ventilation

Von

C. W. Hertz

Mit 19 Abbildungen

Für die Arterialisierung des Blutes sind vier Vorgänge von Bedeutung: Die Zusammensetzung des Inspirationsgases, die Ventilation, die Diffusion und die Lungendurchblutung.

Die Ventilation ist eine Resultante aus Leistung der Atemmuskulatur, Elastizität von Lunge und Thorax, und Strömungswiderstand in den Luftwegen. Die Ventilation dient der Beförderung von Sauerstoff aus der Außenluft in die Alveolen und von CO_2 aus den Alveolen in die Außenluft. Mit der Gasmischung, die als „Alveolarluft" bezeichnet wird, wird das durchströmende Lungencapillarblut „tonometriert", d. h. es setzt sich mit den Gasdrucken weitmöglichst ins Gleichgewicht. Die Arterialisierung des Blutes ist jedoch nicht allein von der ventilatorischen Funktion und mit ihr von der intrapulmonalen Gasverteilung abhängig, sondern auch von der Diffusionsgröße zwischen Alveolargasen und Blut. Ist die Diffusionsgröße nicht ausreichend, so kommt es zur unvollkommenen Sauerstoffsättigung des Lungencapillarblutes. Ist die Diffusionsgröße in einem Lungenbezirk gleich Null, also der Diffusionsweg unendlich, so liegt ein intrapulmonaler Kurzschluß vor. Ein solcher Kurzschluß kann auch extrapulmonal zwischen rechtem und linkem Herzen gelegen sein (kongenitale Mißbildungen).

Die Ventilation soll die regelrechte und gleichmäßige Zusammensetzung der Alveolarluft bewirken. Während bei der *Ventilationsstörung* eine verminderte arterielle Sauerstoffspannung auf die *Erniedrigung des alveolaren Sauerstoffdruckes* zurückzuführen ist, liegt bei der Diffusionsstörung die Ursache für die Hypoxämie im *mangelhaften Ausgleich* der Gase des Lungencapillarblutes mit dem normalen alveolaren Sauerstoffdruck. Selbstverständlich kommen Mischformen vor, wie z. B. beim Lungenemphysem mit chronischer Bronchitis.

Manifeste Störungen der Ventilation führen also zur Erniedrigung des alveolaren Sauerstoffdruckes. Diese Ventilationsstörungen können die ganze Lunge betreffen oder Teile derselben, wobei im ersten Falle die Mehrzahl der Alveolen, im zweiten Falle nur ein Teil der Alveolen hypoventiliert wird.

Es soll zunächst die von Rossier (*32*) als „Globalinsuffizienz" bezeichnete Ventilationsstörung, die

generelle Hypoventilation

besprochen werden. Wie kommt es zur Erniedrigung des alveolaren Sauerstoffdruckes, zur alveolaren Hypoxie?

Der Sauerstoffverbrauch des Organismus ist durch den Energiumsatz gegeben. In Körperruhe und auch bei Arbeit im steady state wird der Atemluft so viel

Sauerstoff entnommen, wie im Körper umgesetzt wird. Um den Ruheenergieumsatz zu gewährleisten, muß mit der Atmung die ausreichende Sauerstoffquantität zugeführt werden. Trotzdem kann es zur Erniedrigung des alveolaren Sauerstoffdruckes kommen. Wie ist diese alveolare Hypoxie trotz ausreichender Sauerstoffmenge zu erklären?

Die Erklärung liegt darin, daß die alveolare Sauerstoffkonzentration in erster Linie außer vom *Sauerstoffverbrauch* von der Größe der *alveolaren Ventilation* abhängig ist. In geringerem Maße hängt sie außerdem vom respiratorischen Quotienten ab.

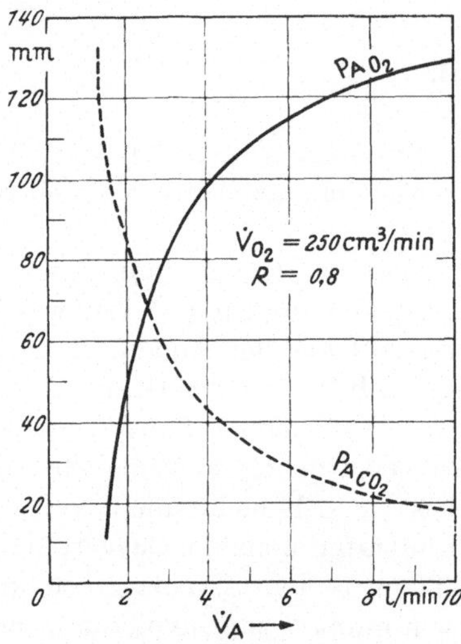

Abb. 1. Abhängigkeit des alveolaren O_2- und CO_2-Druckes von der alveolaren Ventilation bei einem Sauerstoffverbrauch von 250 cm³/min und einem respiratorischen Quotienten von 0,8. $\dot{V}_A$ alveolare Ventilation, $\dot{V}_{O_2}$ Sauerstoffverbrauch, R respiratorischer Quotient. $P_{A_{O_2}}$ alveolarer Sauerstoffdruck, $P_{A_{CO_2}}$ alveolarer CO_2-Druck. Berechnet nach Gl. (2) und (3)

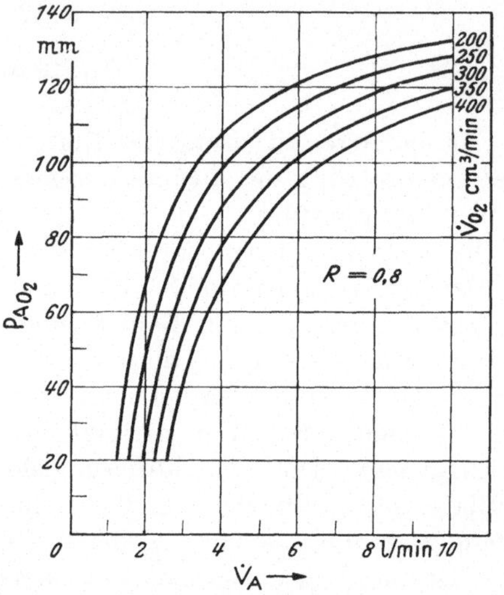

Abb. 2. Abhängigkeit des alveolaren Sauerstoffdruckes von alveolarer Ventilation und Sauerstoffverbrauch bei einem respiratorischen Quotienten von 0,8. $\dot{V}_A$ alveolare Ventilation, $\dot{V}_{O_2}$ Sauerstoffverbrauch, R respiratorischer Quotient, $P_{A_{O_2}}$ alveolarer Sauerstoffdruck. Berechnet nach Gl. (2) und (3)

Mit Hilfe einiger atemphysiologischer Grundformeln habe ich Diagramme errechnet, die die Verhältnisse erläutern sollen. Die zur Berechnung benutzten Gleichungen sind im Anhang angegeben. Abb. 1 zeigt, daß bei gegebenem Sauerstoffverbrauch der alveolare Sauerstoffdruck mit kleiner werdender alveolarer Ventilation abnimmt. Dies hat seine Ursache darin, daß die Eliminierung des CO_2 aus dem Blut eine von der Größe der alveolaren Ventilation abhängige alveolare CO_2-Konzentration bewirkt. Je größer dieser alveolare CO_2-Druck, desto kleiner ist notwendig der alveolare Sauerstoffdruck. Die zahlenmäßige Abhängigkeit des alveolaren Sauerstoffdruckes vom CO_2-Druck ist eine Funktion des respiratorischen Quotienten und somit der Stickstoffkonzentration in der Alveolarluft. Je kleiner der respiratorische Quotient ist, um so größer ist die alveolare Stickstoffkonzentration.

Abb. 2 demonstriert die Abhängigkeit des alveolaren Sauerstoffdruckes von alveolarer Ventilation und Sauerstoffverbrauch. Man erkennt, daß z. B. zur Aufrechterhaltung eines normalen alveolaren Sauerstoffdruckes von 100 mm bei einem Sauerstoffverbrauch von 200 cm³/min eine alveolare Ventilation von 3,4 l/min erforderlich ist, während bei einem Sauerstoffverbrauch von 350 cm³/min die alveolare Ventilation 5,9 l min betragen muß.

Die alveolare Ventilation nun ist abhängig

1. von der Ventilationsgröße, nämlich dem sog. Atemminutenvolumen, und

2. von der Größe des funktionellen Totraumes.

Eine *Erhöhung der Totraumventilation* findet sich tatsächlich bei den meisten Krankheitszuständen der Lunge, die mit einer Erniedrigung des alveolaren Sauerstoffdruckes einhergehen.

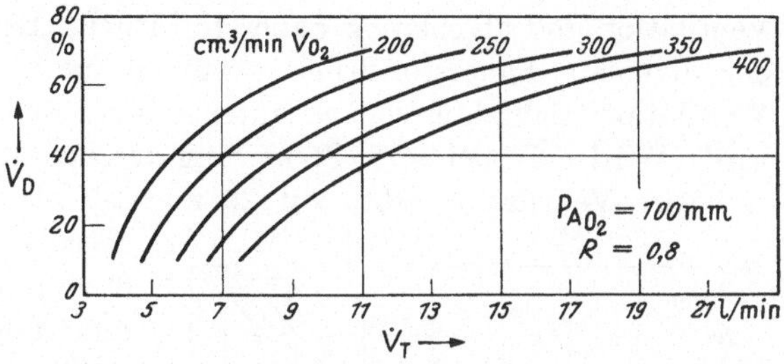

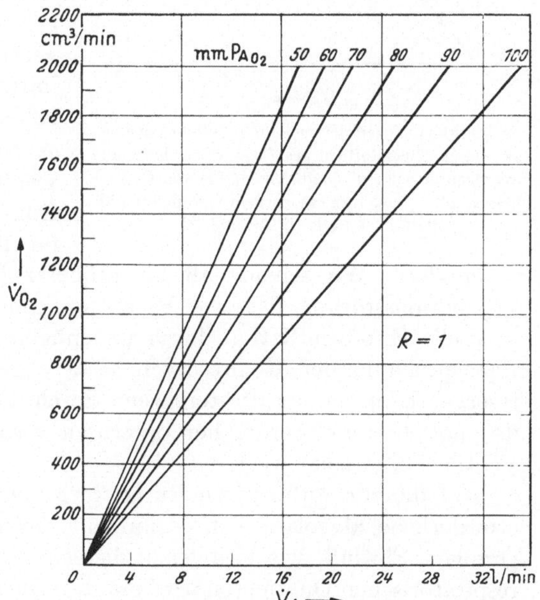

Abb. 3. Abhängigkeit des zur Aufrechterhaltung eines alveolaren Sauerstoffdruckes $P_{A_{O_2}}$ = 100 mm notwendigen Atemminutenvolumens $\dot{V}_T$ von der prozentualen Totraumventilation $\dot{V}_D$ und dem Sauerstoffverbrauch $\dot{V}_{O_2}$ bei einem respiratorischen Quotienten R = 0,8. Berechnet nach Gl. (2), (3) und (5)

Die Abhängigkeit des zur Aufrechterhaltung eines normalen alveolaren Sauerstoffdruckes erforderlichen Atemminutenvolumens von der Größe der Totraumventilation wird auf dem Diagramm der Abb. 3 gezeigt. Man erkennt den außerordentlich bedeutsamen Einfluß der relativen Totraumgröße auf die Ventilation. Bei einem Sauerstoffverbrauch von 300 cm³/min z. B. beträgt bei normalem funktionellem Totraum von 25 % des Atemvolumens das Atemminutenvolumen 6,7 l, bei einem Emphysematiker mit dem gleichen Sauerstoffverbrauch und einer Totraumventilation von 60 % ist zur Aufrechterhaltung des normalen alveolaren Sauerstoffdruckes eine Ruheventilation von 13 l/min erforderlich! Wenn man nun außerdem bedenkt, daß beim Lungenemphysem mit chronischer Bronchitis wegen der erhöhten Strömungswiderstände vermehrte Atemarbeit geleistet werden muß, so ist leicht einzusehen, daß bei diesem Krankheitsbild mitunter eine verminderte alveolare Ventilation und mit ihr ein erniedrigter alveolarer Sauerstoffdruck gefunden wird; d. h. der Kranke vermeidet möglichst die ihn anstrengende übermäßige Atemarbeit.

Abb. 4. Abhängigkeit des alveolaren Sauerstoffdruckes ($P_{A_{O_2}}$) von alveolarer Ventilation ($\dot{V}_A$) und Sauerstoffverbrauch ($\dot{V}_{O_2}$) bei einem respiratorischen Quotienten (R) von 1,0. Berechnet nach Gl. (6)

Besondere Anforderungen an die Atemleistung werden für derartige Patienten bei *Belastung* entstehen. Mit zunehmendem Energieumsatz muß auch die alveolare Ventilation gesteigert werden.

Abb. 4 zeigt die Beziehungen zwischen Sauerstoffverbrauch, alveolarer Ventilation und alveolarem Sauerstoffdruck. Es läßt sich hieraus erkennen, daß der alveolare Sauerstoffdruck absinken muß, wenn bei Arbeit die alveolare Ventilation nicht hinreichend entsprechend dem Sauerstoffverbrauch gesteigert wird. Wird z. B. bei einer Steigerung des Sauerstoffverbrauchs auf 1,5 l/min die alveolare Ventilation statt auf 25 nur auf etwa 14 l/min erhöht, so sinkt der alveolare Sauerstoffdruck von 100 auf 60 mm ab. So kann es bei Patienten mit ungenügenden Atemreserven bei größerer Belastung zur Hypoxämie kommen, obwohl die arterielle Sauerstoffspannung in Ruhe normal ist, da die notwendige alveolare Ventilation zur Aufrechterhaltung des alveolaren Sauerstoffdruckes nicht erreicht werden kann. Voraussetzung hierfür ist, daß die Belastung nicht schon durch die Leistungsfähigkeit des Kreislaufs limitiert ist, bevor überhaupt der kritische Sauerstoffverbrauch erreicht wird. Aber auch bei Patienten mit *partieller* Ventilationsbehinderung kann es bei Belastung zur *generellen* Hypoventilation kommen. Denn auch bei Kranken mit erheblicher Einschränkung einer Lungenseite sind im allgemeinen die Gesamt-Atemreserven

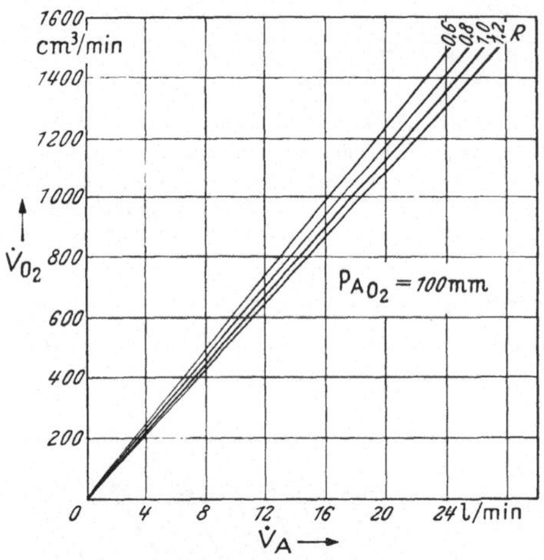

Abb. 5. Abhängigkeit der zur Aufrechterhaltung eines alveolaren Sauerstoffdruckes $P_{A_{O_2}} = 100$ mm notwendigen alveolaren Ventilation $(\dot{V}_A)$ von O_2-Verbrauch $(\dot{V}_{O_2})$ und respiratorischem Quotienten (R). Berechnet nach Gl. (2) und (3)

vermindert. Wir sehen, daß bei größerer Belastung partielle und allgemeine Ventilationsstörung dasselbe Erscheinungsbild bewirken können, nämlich die generelle Hypoventilation durch ungenügende Atemreserven oder ungenügende Beanspruchung der Atemreserven. Eine ungenügende Beanspruchung der Atemreserven kann dann auftreten, wenn durch die vermehrt zu leistende Atemarbeit dyspnoische Beschwerden hervorgerufen werden, ohne daß die maximal mögliche Ventilation erreicht wird.

Auf die zur Aufrechterhaltung eines normalen alveolaren Sauerstoffdruckes erforderliche alveolare Ventilation hat der respiratorische Quotient nur einen geringen Einfluß, wie sich leicht berechnen läßt (Abb. 5). Dieser Einfluß des respiratorischen Quotienten wird um so geringer je kleiner der alveolare Sauerstoffdruck ist.

Anders verhält es sich aber mit den Beziehungen zwischen alveolarem CO_2-Druck und respiratorischem Quotienten. Aus der Abb. 6 ist zu ersehen, daß der respiratorische Quotient einen erheblichen Einfluß hat auf die zur Aufrechterhaltung eines normalen alveolaren CO_2-Druckes erforderliche alveolare Ventilationsgröße. Das liegt im Wesen des respiratorischen Quotienten selbst begründet, da er ja das Verhältnis CO_2-Ausscheidung zu O_2-Aufnahme darstellt.

Würde man auf der Ordinate statt des Sauerstoffverbrauches die CO_2-Ausscheidung eintragen, entfiele natürlich überhaupt der respiratorische Quotient.

Die praktische Bedeutung der auf der Abb. 6 gezeigten Verhältnisse wird dann besser ersichtlich, wenn man den alveolaren Sauerstoffdruck in die Darstellung einbezieht (Abb. 7). Bei Absinken des respiratorischen Quotienten wird,

wie aus der Abbildung ersichtlich, bei gleichbleibendem alveolarem CO_2-Druck und ansteigendem Sauerstoffverbrauch der alveolare Sauerstoffdruck nur unwesentlich erniedrigt. Tatsächlich haben diese Beziehungen praktische Bedeutung. SUSKIND, BRUCE, McDOWELL, YU und LOVEJOY (35) haben gefunden, daß bei beginnender Belastung der respiratorische Quotient zunächst kurzfristig abnimmt und dann sich im steady state auf einen Wert einstellt, der höher als der Ausgangswert liegt[1]. Aus unserem Dia-

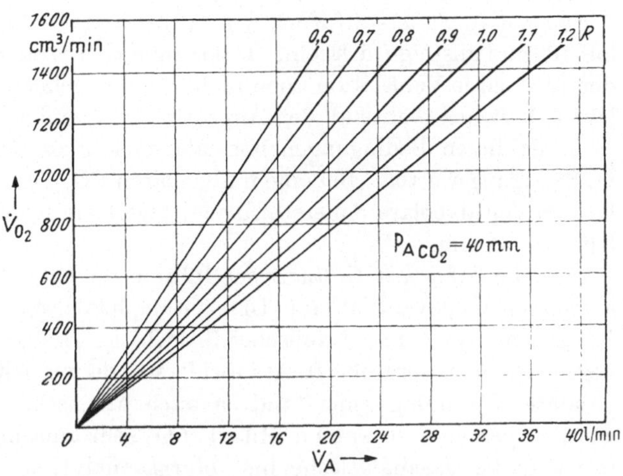

Abb. 6. Abhängigkeit der zur Aufrechterhaltung eines alveolaren CO_2-Druckes $PA_{CO_2} = 40$ mm notwendigen alveolaren Ventilation ($\dot{V}_A$) von Sauerstoffverbrauch ($\dot{V}_{O_2}$) und respiratorischem Quotienten (R). Berechnet nach Gl. (3)

gramm (Abb. 7) ist nun zu ersehen, welche Vorgänge sich hierbei in der Lunge abspielen. Nehmen wir beispielsweise an, daß bei einer Belastung der Sauerstoffverbrauch von 200 cm^3/min auf 1000 cm^3/min ansteige. Der Ruhe-RQ betrage 0,8. Bei beginnender Belastung sinke der respiratorische Quotient auf 0,6, d. h. die alveolare Ventilation steige zunächst von 3,8 l/min auf 13 l/min an. Dann

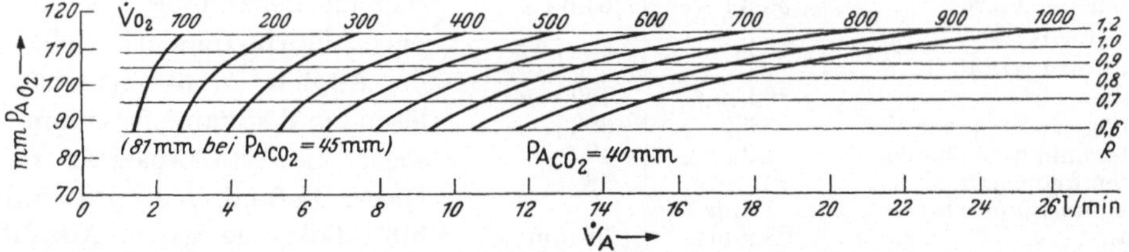

Abb. 7. Abhängigkeit des alveolaren O_2-Druckes (PA_{O_2}) von alveolarer Ventilation ($\dot{V}_A$), Sauerstoffverbrauch ($\dot{V}_{O_2}$) und respiratorischem Quotienten (R) bei gegebenem alveolarem CO_2-Druck $PA_{CO_2} = 40$ mm. Links an der $R = 0,6$-Linie ist angedeutet, daß bei $PA_{CO_2} = 45$ mm die $R = 0,6$-Linie bei 81 mm PA_{O_2} liegen würde. Berechnet nach Gl. (2) und (3)

nehme die alveolare Ventilation weiter zu, bis sie einen Wert von etwa 22 l/min erreichen soll. Nun haben wir einen respiratorischen Quotienten von 1 im steady state (der RQ liegt über dem Ruhewert, da bei Belastung mehr Kohlenhydrate

---

[1] Die gleichen Befunde sind aus den Arbeitsspirogrammen von FLEISCH (Nouvelles méthodes d'études des échanges gazeux et de la fonction pulmonaire, Basel 1955) und von REINDELL und KIRCHHOFF (Dtsch. med. Wschr. **1956**, 592) abzulesen.

verbrannt werden). Die Änderungen des respiratorischen Quotienten während der Anpassungsperiode an den gesteigerten Sauerstoffverbrauch beruhen also darauf, daß die alveolare Ventilation nicht abrupt den erforderlichen Wert erreicht, sondern allmählich ansteigt, während die arteriovenöse O_2-Differenz schneller vergrößert wird als die arteriovenöse CO_2-Differenz. Man sieht nun, daß bei konstant gehaltenem alveolarem CO_2-Druck während des Anpassungsvorganges der alveolare Sauerstoffdruck von 101 mm auf 87 mm absinkt und schließlich auf 109 mm ansteigt, d.h. eine Hypoxämie tritt trotz der anfangs nur ungenügenden alveolaren Ventilation auch nicht vorübergehend auf. Selbst wenn der alveolare CO_2-Druck während der Anpassung um einige Millimeter ansteigt, kommt es unter diesen Bedingungen normalerweise nicht zu pathologischen arteriellen O_2-Sättigungswerten. Bei einem alveolaren CO_2-Druck von 45 mm beispielsweise beträgt der alveolare Sauerstoffdruck bei einem respiratorischen Quotienten von 0,6 noch 81 mm.

Welche *klinischen Bedingungen* führen zur Globalinsuffizienz bzw. generellen alveolaren Hypoventilation? Die weitaus häufigste Ursache ist das substantielle Lungenemphysem mit chronischer Bronchitis. Hierbei muß, wie schon angedeutet, gegen erheblich vergrößerte Atemwiderstände vermehrte Arbeit geleistet werden. Erhöhter Strömungswiderstand ist auch bei Asthma bronchiale zu beobachten, worüber gerade Scherrer u. Mitarb. (*34*) sehr aufschlußreiche kombinierte atemmechanische, gasanalytische und blutgasanalytische Untersuchungen angestellt haben. Weiter kommen für eine generelle Hypoventilation in Betracht: Medikamentös bedingte Hypoventilation, unvollständige Atemlähmungen, ungenügende künstliche Beatmung bei vollkommener Atemlähmung usw.

Als Beispiel sei ein Fall von Lungenemphysem mit spastischer Bronchitis demonstriert. Tab. 1 zeigt die spirographischen Werte und die arterielle Sauerstoffspannung vor und nach Aludrin-Inhalation. Nach der Applikation des spasmenlösenden Medikamentes nimmt sogar die Vitalkapazität zu. Dieser Befund deutet darauf hin, daß eine ganze Anzahl von Bronchiolen vollkommen

Tabelle 1. *Spirographische Werte und arterielle Sauerstoffspannung (Pa_{O_2}) bei einem 58jährigen Patienten mit Lungenemphysem und spastischer Bronchitis vor und nach Aludrin-Inhalation*

		Nach Aludrin-Inhalation
Vitalkapazität	3820 cm³	4550 cm³
Atemgrenzwert	36,3 l	64,5 l
$\dfrac{\text{Residualvolumen}}{\text{Totalkapazität}}$	56%	
Tiffeneau	860 cm³	1590 cm³
Tiffeneau in % der VK	23%	35%
Atemminutenvolumen	14,8 l	17,5 l
Atemfrequenz	20	18
Helium-Einmischzeit	7 min	
Pa_{O_2}	68 mm	78 mm

verschlossen war, die erst durch die bronchodilatatorische Behandlung geöffnet wurden. Der Atemgrenzwert vergrößert sich auf das Doppelte, ebenso das nach maximaler Inspiration in der ersten Sekunde forciert ausgestoßene Exspirationsvolumen [Tiffeneau-Test (*36*) bzw. timed capacity (*17*)]. Daß sich der prozentuale Wert weniger deutlich ändert, liegt an der Zunahme der Vitalkapazität nach der Aludrin-Inhalation. Das Residualvolumen beträgt 56% der Totalkapazität und ist somit erheblich vergrößert. Die Heliumeinmischzeit ist stark verlangsamt. Die arterielle Sauerstoffspannung, die mit der Methode von Bartels (*3, 27*) bestimmt wurde, ist deutlich erniedrigt und steigt nach dem Aludrinversuch an;

die alveolare Ventilation wird also durch die Verminderung des Strömungswiderstandes im Bronchialsystem offenbar verbessert. Dies erhellt auch daraus, daß das Atemminutenvolumen nach der Aludrininhalation größer wird, wobei die Atemfrequenz abnimmt. Durch die Verminderung der Atemwiderstände wird also die Ruheventilation gesteigert, so daß das Alveolargebiet besser belüftet

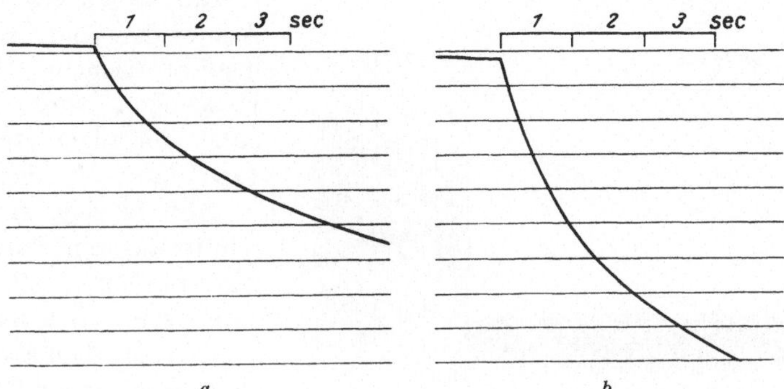

Abb. 8 a u. b. Ausschnitte aus den Atemkurven des Tiffeneau-Testes (forcierte Exspiration nach maximaler Inspiration) eines Patienten mit Lungenemphysem und spastischer Bronchitis (Tab. 1). *a* vor, *b* nach Aludrin-Inhalation

werden kann. In Abb. 8 sind Ausschnitte aus den Atemkurven des Tiffeneau-Testes vor und nach Aludrin-Inhalation gezeigt, auf denen der Unterschied deutlich zu erkennen ist. Abb. 9 demonstriert die Zunahme des Atemgrenzwertes.

Was besagt nun die Vergrößerung der „Residualluft" oder besser des *Residualvolumens*, die z. B. bei Emphysematikern fast regelmäßig angetroffen wird? Für die Zusammensetzung der Alveolarluft ist, wie wir gesehen haben, nur die alveolare Ventilation, der Sauerstoffverbrauch und der respiratorische Quotient von Bedeutung. Die Größe des Residualvolumens hat hierauf keinen direkten Einfluß. Wenn die alveolare Ventilation ausreichend ist für den normalen alveolaren Sauerstoffdruck, so ist es gleichgültig, ob das Residualvolumen 20% oder 50% des Lungenvolumens beträgt.

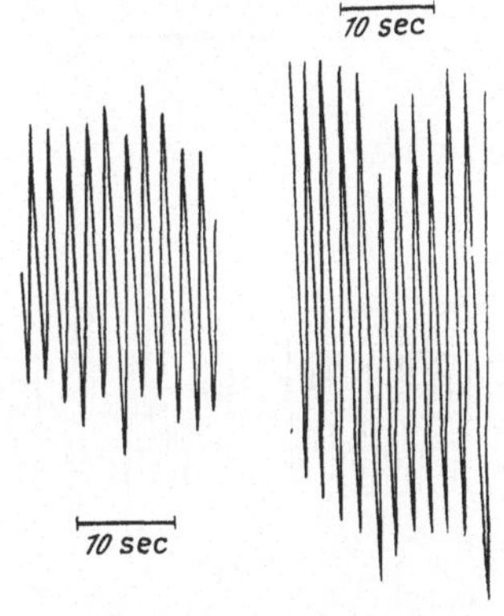

Abb. 9 a u. b. Ausschnitte aus den Atemkurven des Atemgrenzwertes bei dem Patienten der Tab. 1. *a* vor, *b* nach Aludrin-Inhalation

Ein zu kleines Residualvolumen kann sich sogar ungünstig auswirken, indem dann der alveolare Sauerstoffdruck ziemlich großen in- und exspiratorischen Schwankungen unterliegt, was sich natürlich auf die Arterialisierung des Blutes auswirkt. Ein zu großes Residualvolumen dagegen verzögert die Einmischung bei Wechsel des inspiratorischen Gasgemisches, wie etwa bei Übergang auf Sauerstoffatmung oder Beatmung mit einem Narkosegas, oder mit einem Fremdgas zu physiologischen Untersuchungszwecken.

Der wesentliche Nachteil eines vergrößerten Residualvolumens besteht jedoch in zwei Faktoren: Erstens geht die Vergrößerung des Residualvolumens i. allg. mit einer Totraumvergrößerung einher, deren ungünstiger Einfluß anfangs demonstriert wurde. Zweitens ist mit der Weiterstellung des Thorax und Erhöhung der Atemmittellage die Komplementärluft und somit die inspiratorische Kapazität vermindert. Letzteres wirkt sich natürlich in erster Linie bei Belastung aus, indem jetzt die Atemreserven geringer sind. Hinzu kommt aber noch, daß in solchen Fällen bei Steigerung der Ventilation das Exspirationsniveau wegen der erhöhten Atemwiderstände sogar zur inspiratorischen Seite hin verschoben wird. Hierauf haben vor allem Hirdes und van Veen (*24*) hingewiesen.

Abb. 11 zeigt einen Ausschnitt aus dem Spirogramm eines Patienten mit Lungenemphysem. Bei maximaler Ventilation, dem Atemgrenzwert also, steigt das Exspirationsniveau gegenüber der vorangegangenen Ruheatmung deutlich an. Dies besagt aber nichts anderes als

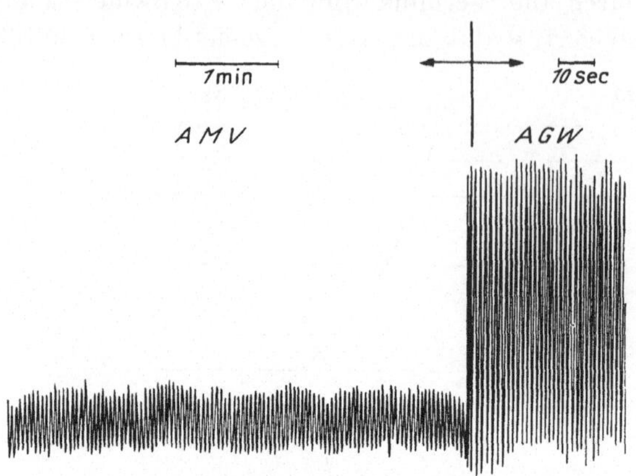

Abb. 10. Auschnitt aus dem Spirogramm einer Patientin mit isolierter Oberlappenkaverne rechts. *A M V* Atemminutenvolumen, *A GW* Atemgrenzwert. Der Atemgrenzwert wurde bei erhöhter Kymographengeschwindigkeit geschrieben. Das Exspirationsniveau ist bei ruhiger Atmung und Atemgrenzwert gleich

daß bei Ventilationssteigerung die funktionelle Residualkapazität (Residualvolumen plus exspiratorischem Reservevolumen) noch größer wird. Würde dieser Patient nicht sein Exspirationsniveau bei Belastung erhöhen, so wären natürlich die Atemreserven größer. In Abb. 10 ist zum Vergleich ein entsprechender Ausschnitt aus einem normalen Spirogramm wiedergegeben, aus dem zu ersehen ist, daß das Exspirationsniveau bei ruhiger Atmung und beim Atemgrenzwert gleichbleibt.

Zusammenfassend sei noch einmal wiederholt: Die generelle Hypoventilation bzw. Globalinsuffizienz ist dadurch charakterisiert, daß der alveolare Sauerstoffdruck der ganzen Lunge im Mittel erniedrigt ist und der alveolare CO_2-Druck erhöht ist.

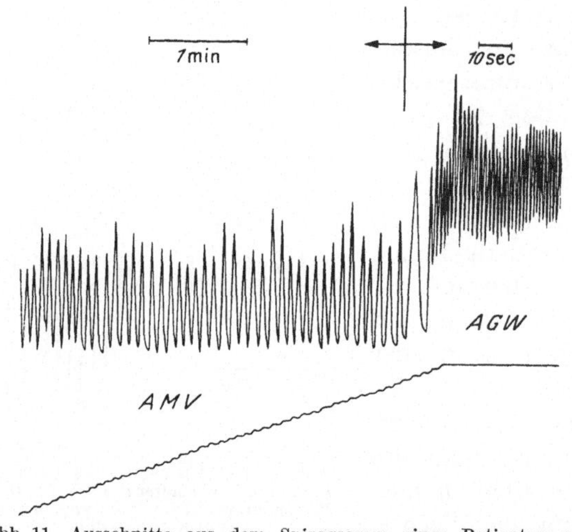

Abb. 11. Ausschnitte aus dem Spirogramm eines Patienten mit Lungenemphysem und chronischer Bronchitis. *A M V* Atemminutenvolumen, *A GW* Atemgrenzwert. Der Atemgrenzwert wurde bei erhöhter Kymographengeschwindigkeit geschrieben. Gegenüber der Abb. 10 erkennt man hier beim Atemgrenzwert die Verschiebung des Exspirationsniveaus zur inspiratorischen Seite hin

Die Ursache hierfür besteht in der ungenügenden alveolaren Ventilation wegen Totraumvergrößerung, erhöhter Atemwiderstände, unzureichender Atemreserven oder Parese der Atemmuskulatur bzw. Lähmung des Atemzentrums.

In Abb. 12 sind nun verschiedene Zustände schematisch gezeigt, die zur
partiellen Hypoventilation
der sog. „Verteilungsstörung" oder nach ROSSIER „Partialinsuffizienz" führen.
Die gestrichelten Linien stellen die Lungenumrisse bei der Exspiration, die aus-

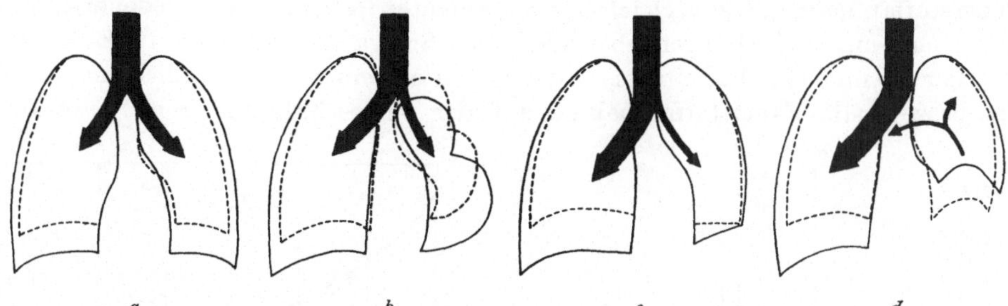

a   b   c   d

Abb. 12 a—d. Schematische Darstellung der Ventilation bei normalen und pathologischen Verhältnissen. Die gestrichelten Linien stellen die Lungenumrisse nach der Exspiration, die ausgezogenen nach der Inspiration dar. Die Pfeile sollen Stärke und Richtung des geatmeten Luftvolumens während der Inspiration demonstrieren. a normale Verhältnisse, b Pneumothorax, c Pleuraschwarte, d komplette Phrenicuslähmung. (Nähere Erläuterung siehe Text)

gezogenen bei der Inspiration dar. Die Pfeile sollen Stärke und Richtung des geatmeten Luftvolumens während der Inspiration demonstrieren. Das Bild am weitesten links zeigt die normalen Verhältnisse, mit der Stärke der Pfeile soll angedeutet werden, daß die rechte Lunge normalerweise etwas mehr ventiliert als die linke. Die nächsten Bilder zeigen die Verhältnisse bei Pneumothorax, Pleuraschwarte und Phrenicusausschaltung. Bei der Phrenicusausschaltung ist die Richtung des Luftstroms bei paradoxer Verschieblichkeit des Zwerchfells dargestellt; inspiratorisch steigt der erschlaffte Zwerchfellanteil an und die darüber befindlichen Gase werden in andere Lungengebiete gesogen, exspiratorisch kehrt sich dieser Vorgang um (Pendelluft) es kommt also paradoxerweise nur exspiratorisch zu einer sehr geringen Frischluftzufuhr von der Totraumluft der anderen Seite her. Bei temporärer Phrenicusausschaltung ist allerdings eine paradoxe Ruheatmung sehr selten und kann meistens nur im Schnupfversuch erzeugt werden.

Tabelle 2. *Mittelwerte des prozentualen Anteils der rechten bzw. linken Lungenseite an Vitalkapazität (VK) und Sauerstoffaufnahme ($\dot{V}_{O_2}$) bei 50 Patienten mit rechtsseitiger und 58 Patienten mit linksseitiger Pleuraschwarte und bei 54 Vergleichspersonen (23)*

	Pleuraschwarten rechts		Vergleichspersonen	
	VK_{re}	$\dot{V}_{O_{2}re}$	VK_{re}	$\dot{V}_{O_{2}re}$
m	38,38%	36,90%	53,33% ± 2,58	53,65% ± 4,47
max	53%	57%		
min	10%	5%		
n	50	50	54	54
	Pleuraschwarten links		Vergleichspersonen	
	VK_{li}	$\dot{V}_{O_{2}li}$	VK_{li}	$\dot{V}_{O_{2}li}$
m	30,06%	27,64%	46,67% ± 2,58	46,35% ± 4,47
max	43%	47%		
min	5%	0%		
n	58	58	54	54

Des weiteren können zur Verteilungsstörung führen: Emphysem, Bronchitis, Bronchusstenosen, thoraxchirurgische Eingriffe, Exsudate, Cystenbildungen, um nur einiges zu nennen.

Als Beispiel für die Auswirkungen der Verteilungsstörung auf die Atmungsfunktion sollen die Ergebnisse der Bronchospirometrie bei 50 rechtsseitigen und
58 linksseitigen Pleuraschwarten dienen (Tab. 2). Es handelt sich bei den angegebenen Werten um Prozent der Gesamt-Vitalkapazität bzw. der Gesamt-
Sauerstoffaufnahme. Als Vergleichspersonen dienten Patienten verschiedener Alters-
klassen mit minimaler Lungentuberkulose ohne Schwarten oder operative Eingriffe.

Hier ist nun eine bedeutsame Tatsache zu erkennen: daß nämlich im Mittel
die prozentuale Sauerstoffaufnahme auf der eingeschränkten Seite etwa der

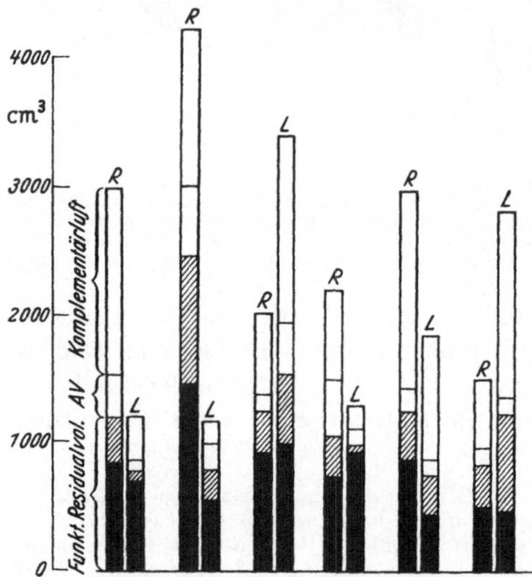

Abb. 13. Lungenvolumina (einschließlich Residualvolumen)
jeder Lungenseite bei 6 Patienten mit Pleuraschwarte.
R rechte Lunge, *L* linke Lunge. Die ganzen Säulen geben
die Totalkapazität jeder Lungenseite wieder, die schwarzen
Anteile das Residualvolumen, die schraffierten die Reserve-
luft, zusammen also die sog. funktionelle Residualkapazität.
Darüber befinden sich abgeteilt Atemvolumen und Komplementärluft. Die Schwartenseite ist immer diejenige mit
der kleineren Totalkapazität. Nähere Erläuterung siehe Text

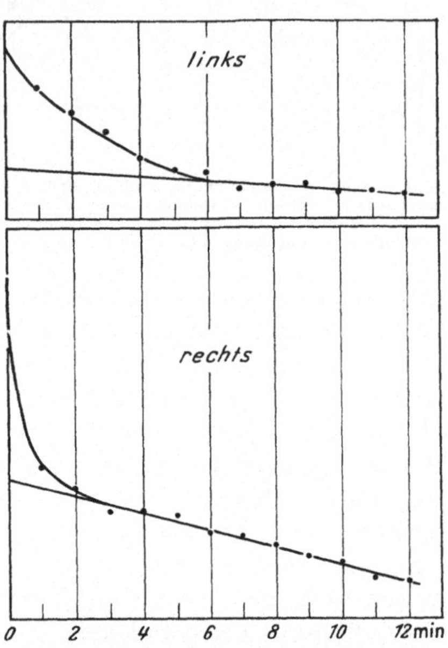

Abb. 14. Helium-Einmischkurven jeder Lungenseite bei einem Patienten mit ausgedehnter linksseitiger Pleuraschwarte. Die Einmischung ist
auf der linken Seite deutlich verzögert

prozentualen Vitalkapazität entspricht. Da bei der Bronchospirometrie beider-
seits reiner Sauerstoff geatmet wird, kann man aus der relativen Sauerstoffaufnahme auf die relative Durchblutungsgröße jeder Lungenseite schließen. Man
erkennt also, daß durchweg die Durchblutung entsprechend der Ventilations-
einschränkung herabgesetzt ist. Dieser Befund ist bei den weitaus meisten
Patienten mit einseitiger Ventilationsbehinderung, gleich welcher Ursache, zu
erheben. Die Folge ist, daß die alveolare Sauerstoffkonzentration auf der behinderten Seite relativ hochgehalten wird; denn bei geringerer Sauerstoffausschöpfung
wegen verminderter Durchblutung ist auch zur Aufrechterhaltung des alveolaren
Sauerstoffdruckes eine geringere alveolare Ventilation notwendig. Die Anpassung
der Durchblutung an die Ventilationsgröße wirkt sich daher auf die arterielle
Sauerstoffspannung günstig aus.

Unter Belastung werden häufig bei einseitiger Ventilationsbehinderung die
Bedingungen für den Gasaustausch dieser Seite ungünstiger. Ich möchte hierzu
wieder auf die Beziehungen des Atemvolumens zum funktionellen Residualvolumen hinweisen.

Wir haben bei einigen Patienten mit Pleuraschwarte bronchospirometrisch sukzessiv mit Volumenstabilisation das Residualvolumen jeder Seite getrennt mit der Heliummethode bestimmt (Abb. 13). Bei einigen Patienten ist das Residualvolumen auf der Schwartenseite kleiner als auf der Gegenseite; das ist auf die Volumenverminderung der Lungenseite durch Einengung des Hemithorax, Zwerchfellhochstand und die zum Teil erhebliche Mediastinalverziehung zurückzuführen (23). Bei fast allen Patienten findet sich auf der Schwartenseite eine ungünstige Relation der funktionellen Residualkapazität zur Inspirationskapazität (das ist die amerikanische Bezeichnung für Atemvolumen plus Komplementärluft). Da das bei Belastung erreichbare „maximale Atemvolumen" [HIRDES und VAN VEEN (24)] normalerweise mit dieser Inspirationskapazität

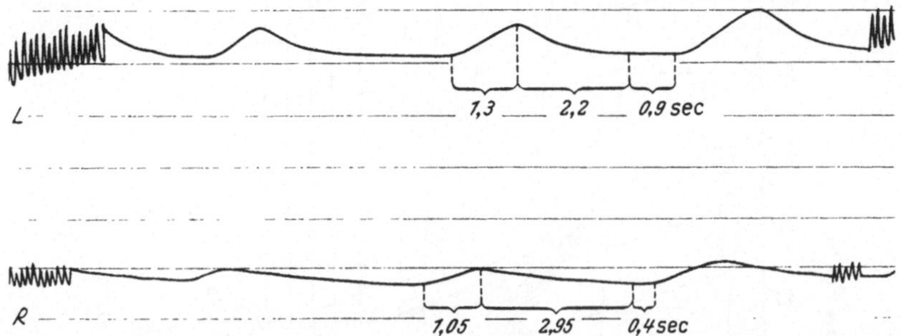

Abb. 15. Ausschnitt aus dem Bronchospirogramm eines Patienten mit rechtsseitiger Pleuraschwarte bei schneller Kymographengeschwindigkeit. *L* linke Seite, *R* rechte Seite. Auf der Schwartenseite ist eine deutliche Exspirationsstörung zu erkennen. Außerdem setzt die Inspiration auf der Schwartenseite verspätet ein, dauert aber nun auch kürzer an, da das Inspirationsendvolumen eher erreicht ist

identisch ist, kann man erkennen, daß die relative Ventilation der behinderten Seite bei Belastung schlechter wird. Die Einmischung kann schon in Ruhe gegenüber der anderen Seite verzögert sein. Abb. 14 zeigt die Helium-Einmischkurven jeder Seite bei dem ersten Fall der Abb. 13. Eine verzögerte einseitige Gaseinmischung wird sich dann nicht nachteilig auf die Arterialisierung auswirken, wenn die Durchblutung dieser Seite entsprechend reduziert ist. worauf bereits oben hingewiesen wurde.

Hinzu kommt aber, daß sich unter Belastung wegen der vermehrten mechanischen Atemwiderstände auf der Schwartenseite das Exspirationsniveau zur inspiratorischen Seite hin verschieben kann. Abb. 15 zeigt bei einem Fall mit rechtsseitiger Pleuraschwarte eine deutliche Exspirationsstörung auf der Schwartenseite schon in Ruhe. Außerdem sieht man, daß die Inspiration auf der Schwartenseite verspätet einsetzt, aber nun auch kürzer andauert, da das Inspirationsendvolumen eher erreicht ist.

Schließlich sei noch kurz auf die Vorgänge eingegangen, die sich bei partieller Ventilationsbehinderung in der Lunge abspielen.

Zur Erläuterung möge das cartesianische Nomogramm der Sauerstoff- und CO_2-Dissoziationskurven nach HENDERSON (19) dienen, das hier für die Verhältnisse bei Sauerstoffatmung erweitert wurde. In das Nomogramm sind verschiedene Blut-R Q-Linien eingetragen worden (Abb. 16).

Der respiratorische Quotient kann bei Verteilungsstörungen in verschiedenen Lungenbezirken unterschiedlich sein. Die endcapillaren Blutgaswerte sind je

nach den regionalen respiratorischen Quotienten verschieden und liegen auf den
eingetragenen RQ-Linien. Die Zusammensetzung des venösen Mischblutes ist
für alle Lungengebiete gleich; die RQ-Linien laufen daher auf einen Punkt
zusammen. Aus dem Verlauf der CO_2-Spannungskurven kann man nun die

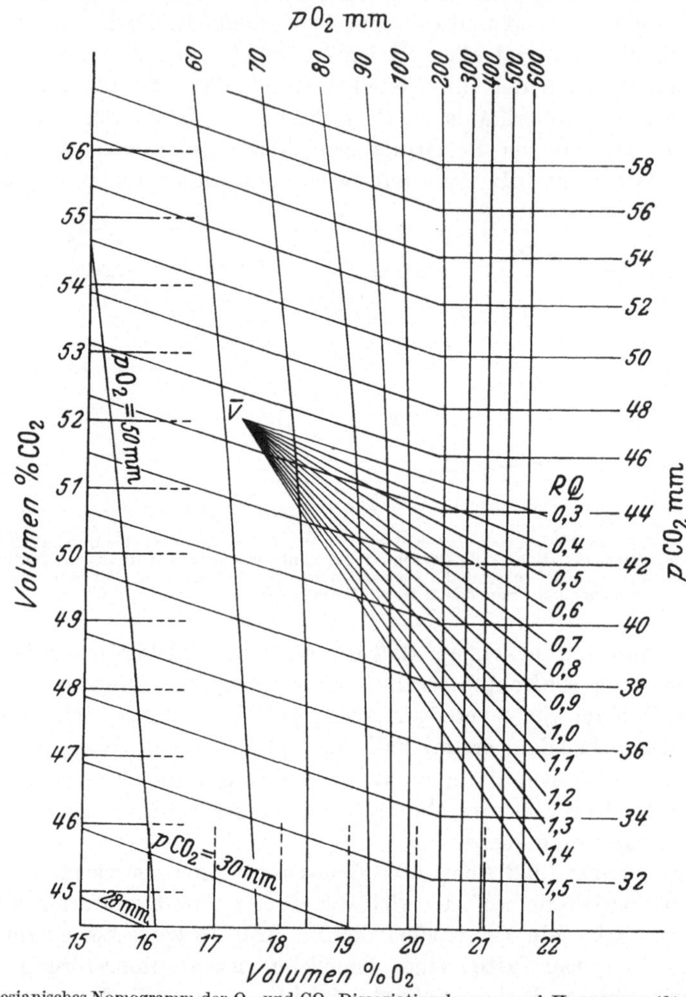

Abb. 16. Cartesianisches Nomogramm der O_2- und CO_2-Dissoziationskurven nach Henderson (für die Verhältnisse
bei O_2-Atmung erweitert), in das verschiedene Blut-RQ-Linien eingetragen sind bei gegebener Zusammensetzung
des venösen Mischblutes. (Nähere Erläuterung siehe Text)

wesentliche Erkenntnis ziehen, daß *bei Luftatmung ein repiratorischer Quotient
unter 0,3 auch in einzelnen Lungenbezirken nicht möglich ist*, da die endcapillare
CO_2-Spannung nicht höher als die CO_2Spannung des venösen Mischblutes sein
kann. Bei Sauerstoffatmung kann der partielle RQ theoretisch noch tiefer
liegen, wie aus dem Verlauf der CO_2-Spannungslinien zu ersehen ist.

Wir haben, wie früher schon Björkman (7), bronchospirometrisch bei Patienten
mit deutlicher *einseitiger Ventilationsbehinderung fast stets einen unterschiedlichen
respiratorischen Quotienten auf beiden Lungenseiten gefunden*.

Wie ist der *unterschiedliche respiratorische Quotient in verschiedenen Lungen-bezirken* zu erklären ? Die Ursache liegt in der Gestalt der Sauerstoff- und CO_2-Dissoziationskurven. Ich habe ein Beispiel berechnet, bei dem angenommen wird, daß 40% der Lunge einen respiratorischen Quotienten von 0,6 und 60% einen respiratorischen Quotienten von 0,94 haben (Abb. 17). Die Alveolen des einen Lungengebietes werden relativ weniger ventiliert, die CO_2-Spannung des Blutes fällt von 44,5 mm nur auf etwa 41,5 mm ab, in dem anderen Gebiet, das

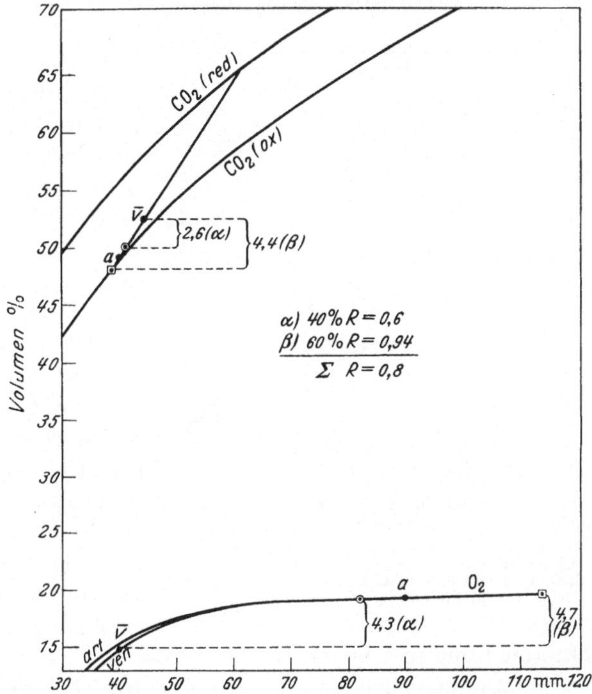

Abb. 17. O_2- und CO_2-Dissoziationskurven in gleichem Maßstab. CO_2(ox) = CO_2-Dissoziationskurve für oxydiertes Blut, CO_2(red) für reduziertes Blut; O_2 = Sauerstoffdissoziationskurve. a = arterielles Blut, $\bar{v}$ venöses Mischblut. α eine Lungenseite, β andere Lungenseite. R respiratorischer Quotient. ΣR Gesamt-RQ. (Nähere Erläuterung siehe Text)

besser ventiliert wird, jedoch auf 38,5 mm. Dem entspricht auf der schlechter ventilierten Seite eine venös-endcapillare CO_2-Differenz von 2,6 Vol.-%, auf der besser ventilierten von 4,4 Vol.-%. Die venös-endcapillare *Sauerstoff*differenz ist in beiden Gebieten jedoch nur um 0,4 Vol.-% verschieden, wie aus den Werten der Sauerstoffdissoziationskurve unten, die in gleichem Maßstab wie die CO_2-Bindungskurven gezeichnet wurde, zu ersehen ist. Hieraus läßt sich der unterschiedliche respiratorische Quotient beider Lungengebiete erklären.

Bei der Verteilungsstörung wird durch kompensatorische Hyperventilation der gesunden Lungenanteile die arterielle CO_2-Spannung normal gehalten oder liegt sogar tiefer als normalerweise (*33*).

Abb. 18 zeigt das O_2—CO_2-Diagramm von FENN, RAHN und OTIS (*15*), in das die venösen Gasspannungen eingetragen wurden. Ein respiratorischer Quotient unter 0,3 ist auch in einzelnen Lungenbezirken, wie gezeigt wurde, nicht möglich. Bei einem respiratorischen Quotienten von 0,4 würde der alveolare

Sauerstoffdruck *bei normaler arterieller* CO_2-*Spannung* etwa um 60 mm liegen. Das Vorkommen eines solchen respiratorischen Quotienten ist aber in größeren Bezirken unwahrscheinlich, da dort im allgemeinen eine Durchblutungsdrosselung durch den Hypoxie-Reflex anzunehmen wäre[1]. Wir haben an über 80 Patienten mit zum Teil schweren einseitigen Ventilationsstörungen den respiratorischen Quotienten jeder Seite bronchospirometrisch bestimmt, zum Teil bei Luft-, zum Teil bei Sauerstoffatmung (*23a*). *Der niedrigste einseitige RQ, den wir bisher bei Luftatmung gefunden haben, war 0,58; also der einseitige RQ lag praktisch nie unter 0,6* bei normalem

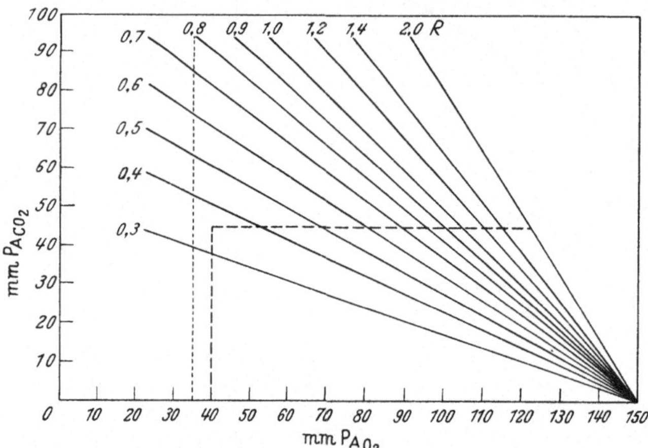

Abb. 18. O_2-CO_2-Diagramm nach Fenn, Rahn und Otis. modifiziert. $P_{A_{O_2}}$ alveolarer Sauerstoffdruck, $P_{A_{CO_2}}$ alveolarer CO_2-Druck, R respiratorischer Quotient. Die gestrichelten Linien entsprechen den normalen venösen Gasspannungen. Die gepunktete Linie gibt die venöse O_2-Spannung bei einer arteriellen O_2-Spannung von 60 mm und einer arterio-venösen O_2-Differenz von 4,5 Vol.-% an

Gesamt-RQ bis 0,9. Das heißt aber, daß in Ruhe der mittlere einseitige alveolare Sauerstoffdruck auch bei schwerster Beeinträchtigung der Ventilation *nicht unter 80 mm lag, wenn die arterielle* CO_2-*Spannung normal war.* Dies beruht eben auf der gleichzeitigen Verminderung der Durchblutung. Übrigens werden bei Sauerstoffatmung gelegentlich auch niedrigere respiratorische Quotienten gefunden, was sich leicht erklären läßt, worauf hier aber nicht näher eingegangen werden soll.

Mit der gepunkteten Linie in Abb. 18 ist die venöse Sauerstoffspannung bei einer arteriellen O_2-Spannung von 60 mm angedeutet, die also nicht wesentlich niedriger als bei normalen Verhältnissen liegt. Das erklärt sich ebenfalls aus dem Verlauf der Sauerstoffdissoziationskurve, wie Abb. 19 darlegt.

---

[1] Nachdem von Euler und Liljestrand (*14*) im Tierexperiment einen Druckanstieg in der A. pulmonalis bei genereller Hypoxie nachgewiesen hatten und daraufhin eine Vasoconstriction auch einzelner minderbelüfteter Lungenabschnitte postuliert wurde (*13*), haben Dirken und Heemstra (*12*), Atwell u. Mitarb. (*2*), Rahn und Bahnson (*29*), Heemstra (*18*), Venrath u. Mitarb. (*38*) tierexperiementell eine einseitige Durchblutungsverminderung durch unilaterale Hypoxie erzeugen können. Schon früher waren bei allerdings nicht immer hinreichenden Versuchsbedingungen und anderer Interpretation der Ursachen ähnliche Ergebnisse beim Versuchstier erzielt worden (*1, 25, 26* u. a.).

Wir konnten diesen Regulationsmechanismus während einseitiger Hypoxie (Rückatmungsanordnung) bei contralateraler Luft- und Sauerstoffatmung auch *beim Menschen* finden (*20, 21*). Inzwischen sind Bühlmann (*9*) und neuerdings auch Ulmer (*37*) zu ähnlichen Ergebnissen gekommen. Im Gegensatz hierzu fanden Fishman u. Mitarb. (*16*) keine Durchblutungsverminderung auf der Hypoxieseite.

Bei einseitiger CO_2-Erhöhung (inspiratorisch etwa 7% CO_2) konnte nur eine sehr geringe, statistisch nicht signifikante Durchblutungsverminderung (die allerdings in 27 von 32 Versuchen beobachtet wurde) gefunden werden (*22*). Ähnliche Ergebnisse waren vorher von Rahn und Bahnson (*29*) im Tierexperiment gewonnen worden.

Man kann also wohl den Schluß ziehen, daß eine *deutliche arterielle Sauerstoff-untersättigung bei normaler arterieller* CO_2*-Spannung im allgemeinen nur durch eine Diffusionsstörung oder einen Kurzschluß*[1] *bedingt sein kann.* Kommt es bei einer Verteilungsstörung ohne Diffusionsstörung unter Belastung zu einer Hypoxämie, so ist eben durch die verminderten Atemreserven eine *generelle* Hypoventilation mit gleichzeitiger CO_2-Erhöhung eingetreten, wie mit den ersten Diagrammen zu zeigen versucht wurde.

Es darf aber vielleicht in diesem Zusammenhang auch darauf hingewiesen werden, daß in 2000—3000 m Höhe ein alveolarer Sauerstoffdruck um 60 mm

gefunden wird, und daß dort bekanntermaßen ausgiebig Skisport betrieben wird. Ja, DILL u. Mitarb. (*11*) haben bei Menschen, die in den Anden in 5000 bis 6000 m Höhe lebten und *arbeiteten.* einen alveolaren O_2-Druck von etwa 42 mm festgestellt. Für eine ausreichende Lungenfunktion sind letztlich, wenn eine schwere Diffusionsstörung, ein größerer Kurzschluß und eine mangelhafte Herzleistung ausgeschlossen werden können, die effektiven Atemreserven maßgebend. Mit dem Wort „effektiv" soll ausgedrückt werden, daß die Atemreserven eine Belastung ohne dyspnoische Erscheinungen ermöglichen sollten. Die maximale Atemanstrengung für einige Sekunden, wie sie der Atemgrenzwert darstellt,

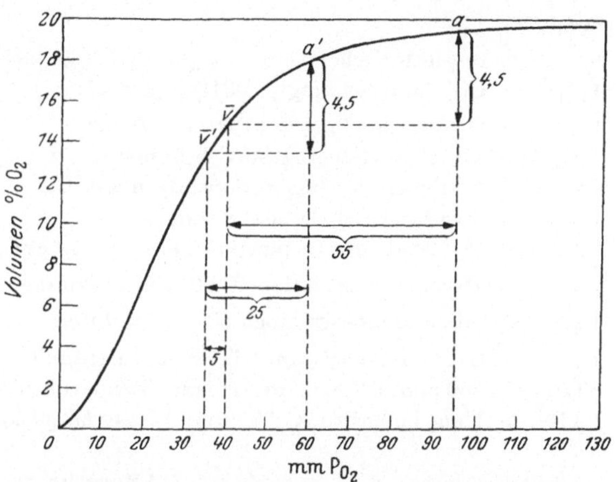

Abb. 19. Normale Sauerstoffdissoziationskurve. *a* und $\bar{v}$ Werte für arterielles und venöses Blut bei einer arteriellen Sauerstoffspannung von 95 mm und einer arterio-venösen O_2-Differenz von 4,5 Vol.-%; *a'* und $\bar{v}'$ dieselben Werte für eine arterielle O_2-Spannung von 60 mm bei gleicher arterio-venöser O_2-Differenz. Man erkennt, daß der Unterschied zwischen den venösen O_2-Spannungen beider Fälle nur 5 mm beträgt, obwohl die arteriellen Sauerstoffspannungen um 35 mm verschieden sind

ist nur ein relativer Index. Auch die Spirographie bei körperlicher Belastung ermöglicht keine direkte Beurteilung der Atemanstrengung und gar keine der Arterialisierung. Ebenfalls gibt der Befund normaler arterieller Blutgaswerte bei Belastung keinen direkten Aufschluß darüber, ob der Patient die erforderliche Ventilation mit oder ohne Anstrengung aufbringt. Vielleicht kann hier einiges von zusätzlichen atemmechanischen Untersuchungen erhofft werden.

Anhang

Zur Berechnung der Diagramme 1—7 wurden folgende Gleichungen benutzt:

$$R = \frac{\dot{V}_{CO_2}}{\dot{V}_{O_2}} \tag{1}$$

$$P_{A_{O_2}} = P_{I_{O_2}} - P_{A_{CO_2}}\left(F_{I_{O_2}} + \frac{1 - F_{I_{O_2}}}{R}\right) \tag{2}$$

---

[1] Sind Bronchen durch Sekret, Spasmen oder Kollaps vollkommen verschlossen — wenn auch nur vorübergehend—, so ist das abhängige, vom Lungenkreislauf durchströmte Alveolengebiet zur Zeit des Bronchalverschlusses funktionell als Kurzschluß aufzufassen.

$$PA_{CO_2} = \frac{\dot{V}_{O_2} \cdot R \cdot 0{,}863}{\dot{V}_A} \tag{3}$$

$$\dot{V}_A = \dot{V}_T - \dot{V}_D \tag{4}$$

$$\% \ \dot{V}_D = \frac{\dot{V}_T - \dot{V}_A}{\dot{V}_T} \cdot 100 \tag{5}$$

$$\dot{V}_A \ (\text{bei } R = 1) = \frac{\dot{V}_{O_2} \cdot 0{,}863}{PI_{O_2} - PA_{O_2}} \tag{6}$$

Symbole:

R = respiratorischer Quotient (gas exchange ratio)
$\dot{V}_{CO_2}$ = CO_2-Ausscheidung (STPD) in cm^3/min
$\dot{V}_{O_2}$ = O_2-Ausscheidung (STPD) in cm^3/min
PA_{O_2} = alveolarer Sauerstoffdruck in mm Hg
PI_{O_2} = O_2-Druck der Inspirationsluft in mm Hg
PA_{CO_2} = alveolarer CO_2-Druck in mm Hg
FI_{O_2} = O_2-Gehalt der Inspirationsluft (bezogen auf 1)
$\dot{V}_A$ = alveolare Ventilation (BTPS) in Litern/min
$\dot{V}_T$ = Atemminutenvolumen (BTPS) in Litern
$\dot{V}_D$ = Totraumventilation (BTPS) in Litern/min
STPD = 760 mm, 0° und Trockenheit (Standardbedingungen)
BTPS = Umgebungsdruck, 37° und Wasserdampfsättigung (Körperbedingungen)

Literatur

1. Andrus de Witt, G.: Arch. Surg. 10, 506 (1925).
2. Atwell, R. J., J. B. Hickam, W. W. Pryor and E. B. Page: Amer. J. Physiol. 166, 37 (1951).
3. Bartels, H.: Pflügers Arch. 254, 17 (1951).
4. — u. D. Laué: Pflügers Arch. 254, 126 (1951).
5. — W. Burger, W. Eschweiler u. D. Laué: Pflügers Arch. 254, 137 (1951).
6. Björk, V. O., and E. F. Salén: J. Thorac. Surg. 20, 933 (1950).
7. Björkman, S.: Acta med. scand. (Stockh.) Suppl. 56 (1934).
8. Bühlmann, A., u. G. Hossli: Schweiz. med. Wschr. 1956, 681.
9. Bühlmann, A.: Schweiz. Internistenkongreß 1956.
10. Comroe, J. H., R. E. Forster, A. B. DuBois, W. A. Briscoe and E. Carlsen: The Lung. Chicago 1956.
11. Dill, D. B., J. H. Talbott and W. H. Consolazio: J. of Biol. chem. 118, 649 (1937).
12. Dirken, M. N. J., and H. Heemstra: Quart. J. Exper. Physiol. 34, 193 (1948).
13. Euler, U. S. v.: Verh. dtsch. Ges. Kreislaufforsch. 17, 8 (1951).
14. — and G. Liljestrand: Acta physiol. scand (Stockh.) 12, 301 (1944).
15. Fenn, W. O., H. Rahn and A. B. Otis: Amer. J. Physiol. 146, 637 (1946).
16. Fishman, A. P., A. Himmelstein, H. W. Fritts and A. Cournand: J. Clin. Invest. 34, 637, (1955).
17. Gaensler, E. A.: Amer. Rev. Tbc. 64, 256 (1951).
18. Heemstra, H.: Quart. J. Exper. Physiol. 39, 83 (1954).
19. Henderson, L. J.: Blood, New Haven 1928; — deutsche Ausgabe: Blut. Dresden u. Leipzig 1932.
20. Hertz, C. W.: Verh. dtsch. Ges. Kreislaufforsch. 21, 447 (1955).
21. — Klin. Wschr. 1956, 472.
22. — Klin. Wschr. 1956, 532.
23. — IV. internat. Kongr. Amer. College Chest Physicians, Köln 1956.

23a. HERTZ, C.W.: Unveröffentlichte Untersuchungen.
24. HIRDES, J. J., and G. VAN VEEN: Acta tbc. scand. (Københ.) **26**, 264 (1952).
25. KURUSU, M., T. MATSUSHIGE and T. IBA: Mitt. Med. Akad. Kioto **23**, 1039 (1938).
26. MOORE, R. L., and H. W. COCHRAN: J. Thorac. Surg. **2**, 468 (1931).
27. OPITZ, E. und H. BARTELS: Gasanalyse, in: HOPPE-SEYLER/THIERFELDER, Handbuch der physiologischen und pathologisch-chemischen Analyse Bd. 2, 268—275. Berlin-Göttingen-Heidelberg 1955.
28. PETERS, R. M., and A. ROOS: J. Thorac. Surg. **24**, 389 (1952).
29. RAHN, H. and H. T. BAHNSON: J. Appl. Physiol. **6**, 105 (1953).
30. — and W. O. FENN: A graphical analysis of the respiratory gas exchange. The O_2-CO_2-diagram. Washington 1955.
31. ROSSIER, P. H., et H. MÉAN: Schweiz. med. Wschr. **1943**, 327.
32. — — Helvet. med. Acta **10**, 117 (1943).
33. —, A. BÜHLMANN u. K. WIESINGER: Physiologie und Pathophysiologie der Atmung. Berlin-Göttingen-Heidelberg 1956.
34. SCHERRER, M., A. KOSTYAL, H. WIERZEJEWSKI, F. SCHMIDT u. H. A. VAN GEUNS: Internat. Arch. Allergy a. Appl. Immunol. **9**, 65 (1956).
35. SUSKIND, M., R. A. BRUCE, M. E. McDOWELL, P. N. YU and LOVEJOY jr.: J. Appl. Physiol. **3**, 282 (1950).
36. TIFFENEAU, R., et A. PINELLI: Paris méd. **37**, 624 (1947).
37. ULMER, W.: IV. internat. Kongr. Amer. College Chest Physicians, Köln 1956.
38. VENRATH, H., H. LECHTENBÖRGER, H. VALENTIN u. W. BOLT: Z. Kreislaufforsch. **44**, 544 (1955).

Aus der Medizinischen Univ.-Klinik Köln (Direktor: Professor Dr. Dr. h. c. H. W. KNIPPING)

Die Lungenfunktionsprüfung mit Hilfe von Isotopen

Von

H. VENRATH

Mit 12 Abbildungen

Der Einbruch der Naturwissenschaften in die klinische Medizin während der vergangenen 30 Jahre, dem sich heute kein Arzt und erst recht kein medizinischer Forscher mehr verschließen kann, hat durch die Einführung radioaktiver Isotope in die Medizin eine erneute Verbreiterung erfahren. Die erkenntnistheoretischen

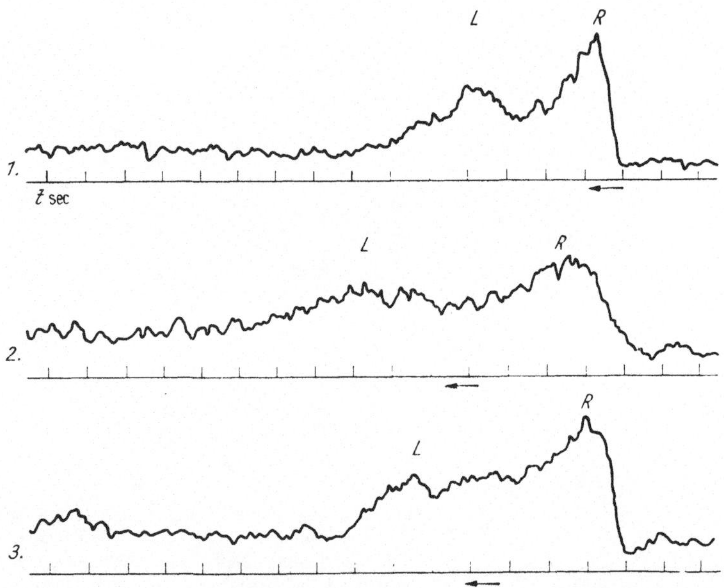

Abb. 1. *Radiozirkulogramme* bei (1) einem gesunden Mann und (2 u. 3) bei Patientinnen mit Mitralstenose. Injektion von wenigen μC Na²⁴Cl in eine Vena cubitalis. Etwa 2 sec nach der Injektion registriert ein über dem Herzen gegenüber Streustrahlen abgeschirmter Scintillationszähler das Radiozirkulogramm. Die Kurven sind entsprechend der Pfeilrichtung von rechts → links zu lesen. In Kurve 2 und 3 ist die R-L-Zeit infolge des verzögerten Einströmens des Blutes in das linke Herz verlängert

und praktischen Konsequenzen, welche sich daraus ergeben, sind noch in keiner Weise zu übersehen und in ihrer Tragweite für die Diagnostik und die Therapie abzustecken. Nach den ersten tastenden Vorversuchen deutscher, französischer und namentlich amerikanischer Forscher haben sich die radioaktiven Isotope heute auch bereits in der Medizin eine Schlüsselposition errungen, weil sie ein ungewöhnliches Maß von Exaktheit und Empfindlichkeit erreichen lassen.

Es ist daher naheliegend gewesen, auch auf dem Gebiet der Lungenfunktions-diagnostik Radioisotope zu verwenden. Zuerst fanden Isotope in der *Bestimmung der Durchblutungsverhältnisse in den Lungen* Verwendung. PRINCEMETAL u. Mitarb. bestimmten erstmals die Kreislaufzeit rechtes, linkes Herz. Die Untersuchungen wurden dann von WASER und HUNZINGER weiter ausgebaut. Methodisch werden wenige μ eines γ-Strahlers (Na^{24}, J^{131}) in eine Cubitalvene injiziert. Die Aktivität wird mit Hilfe eines Geiger-Müller-Zählers oder eines Scintillations-zählers über dem Herzen gemessen. Das Zählrohr ist gegen Streustrahlen abgeschirmt. Werden bei der Registrierung nicht Einzel-impulse, sondern die inte-grierten Werte aufgenommen (Zeitkonstante = 0,1 — 0,2 sec), so erhält man nach einer kurzen Zeit (Arm-Herz-Zeit) mit Einströmen der aktiven Blutwolke in das rechte Herz einen Aktivitätsgipfel, mit Ab-strömen in die Lungenstrom-bahn einen Abfall und mit der Rückkehr des aktiven Blutes in das linke Herz einen zweiten Gipfel. Der Abstand der Scheitelpunkte beider Gipfel rechts und links ergibt die Durchströmungszeit der Lungen. Sie beträgt im Mittel bei Gesunden 3 — 4 sec und ist bei Abflußbehinderung des Blutes in das linke Herz, z. B. durch Stenosierung des Mitral-ostiums, verlängert, ebenfalls bei kleinem Herzminuten-volumen, vielfach bei Lungen-emphysem usw. Durch Plani-

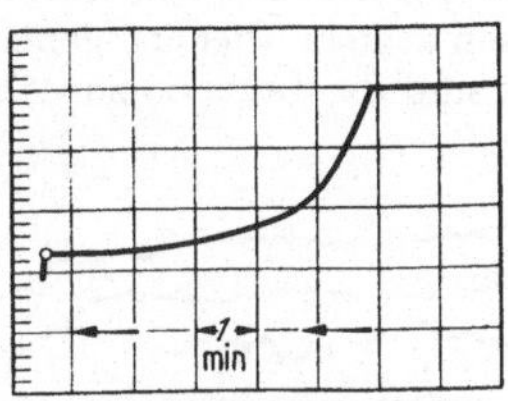

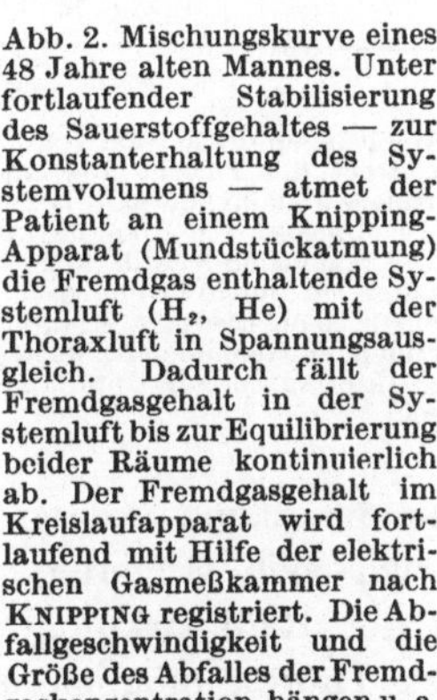

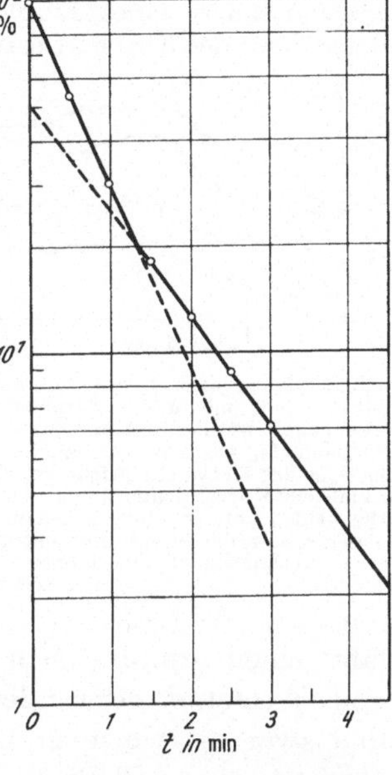

Abb. 2. Mischungskurve eines 48 Jahre alten Mannes. Unter fortlaufender Stabilisierung des Sauerstoffgehaltes — zur Konstanterhaltung des Systemvolumens — atmet der Patient an einem Knipping-Apparat (Mundstückatmung) die Fremdgas enthaltende Systemluft (H_2, He) mit der Thoraxluft in Spannungsaus-gleich. Dadurch fällt der Fremdgasgehalt in der Systemluft bis zur Equilibrierung beider Räume kontinuierlich ab. Der Fremdgasgehalt im Kreislaufapparat wird fort-laufend mit Hilfe der elektri-schen Gasmeßkammer nach KNIPPING registriert. Die Ab-fallgeschwindigkeit und die Größe des Abfalles der Fremd-gaskonzentration hängen u. a. von der Größe des Residualvolumens und der Größe der Ventilation ab. Bezeichnet man den Ausgangs-wert des Fremdgasgehaltes mit 100 und den Endwert mit 0 und trägt die Kurvenwerte halblogarithmisch gegen die Zeit in ein Koordinaten-system ein, so liegen gleich ventilierte Lungenteile auf einer Geraden. Ist die Ventilation und somit die intrapulmonale Durchmischung des Fremdgases in den Lungen unterschiedlich, so erhält man zwei oder mehrere in ihrer Steilheit unterschiedliche Geraden. Verlängert man letztere bis zum 0-Wert der Zeit, so zeigt der Schnittpunkt der Y-Achse die prozentualen Anteile unterschiedlich beatmeter Lungenpartien

metrierung der Kurvenflächen und Extrapolation der abfallenden Kurven-schenkel gegen 0, läßt sich das Blutvolumen der Lungen entsprechend der Hamilton-Methode berechnen.

Seit einiger Zeit versuchen wir an der Medizinischen Klinik in Köln, der Blutspeicher-funktion von Herz und Lungen mit Hilfe radioaktiver Substanzen näherzukommen. Die bisher erhobenen Befunde sind recht ermutigend. Das gleiche gilt für Blutverschiebungen im großen Kreislauf z. B. im Kollaps.

Eine gewisse Abrundung hat inzwischen die *regionale Ventilationsanalyse* der Lungen mit Hilfe inhalierbarer radioaktiver Gase gefunden. Auf die Methodik und die Ergebnisse soll im folgenden eingegangen werden.

Es liegt kaum mehr als 40 Jahre zurück, daß die Lungenfunktionsdiagnostik noch als Aufgabe theoretisch-physiologisch denkender Naturwissenschaftler betrachtet wurde. Es

ist etwa die gleiche Zeit verstrichen, seitdem die ersten später zu Routine-Methoden aus
gebauten Operationen an den Thoraxorganen durchgeführt wurden. Ohne die Fortschritte in
der Funktionsdiagnostik der Lungen wäre der methodische und praktische Fortschritt in der
Lungen- und Herzchirurgie kaum möglich gewesen, oder er wäre mit einer viel größeren Mor
talität belastet als er es war und ist. Die stürmische Entwicklung in der Thoraxchirurgie zur
Segment- und Subsegmentresektion hin erfordert eine regionale Analyse der Ventilation und
der Respiration. Die übliche globale Lungenfunktionsprüfung erlaubt eine solch gezielte
Diagnostik, wie sie zur Segmentanalyse notwendig wäre, nicht. Man ist zwar in der Lage
mit Hilfe der kontinuierlichen Messung der Gasdurchmischung in den Lungen festzustellen
ob eine gleichmäßige oder ungleichmäßige Belüftung der Lungen stattfindet, ohne aber
etwas darüber aussagen zu können, wo diese Störungen lokalisiert sind. In Abb. 2 ist die Original
mischungskurve eines Emphysematikers wiedergegeben, daneben die halblogarithmische
Darstellung der Kurve. Details sind der Legende zur Abbildung zu entnehmen.

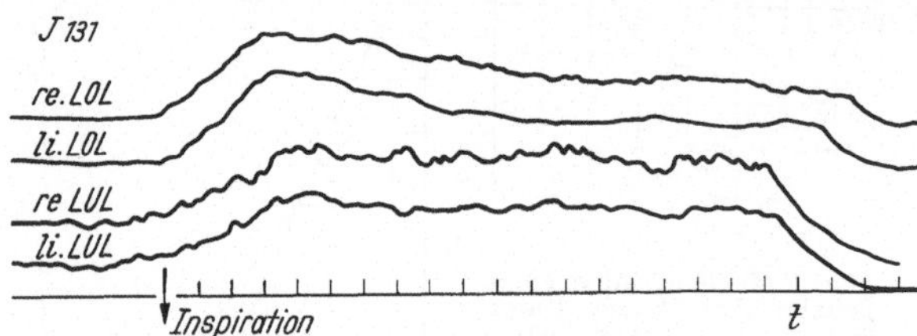

Abb. 3. *Isotopenthorakogramm* mit 4 Ableitungen. Inhalation von J[131]-
Alkyl. Nach maximaler Exspiration atmet der Patient aus einem
Atembeutel, welcher Luft und dampfförmiges Jodalkyl enthält, tief ein.
Sistieren der Atmung bei maximaler Inspiration. Die Höhe des Aus-
schlages der Kurve entspricht jeweils der regionalen Ventilation. Der
Abfall der Kurven 1 und 2 geht der regionalen Durchblutung parallel.
Die beiden unteren Kurven zeigen keinen nennenswerten Abfall, da
dieser vom radioaktives Blut enthaltenden Herzen überstrahlt wird.
(*1* re. Oberlappen, *2* li. Oberlappen, *3* re. Unterlappen, *4* li. Unterlappen,
t Zeit in sec)

Jakobaeus und Björkman führten die *Bronchospirographie* zur getrennten Ventilations und Respirationsmessung jeder Lungenseite ein. Dieser mechanischen Methoden zur Atmungsmessung ist schon aus morphologischen Gründen am Hauptbronchus ein Limit gesetzt.

Diese Situation, vor der wir uns in der quantitativen regionalen Funktionsanalyse befanden, hat Knipping, Bolt, Valentin, Venrath und Endler veran-
laßt, einen grundsätzlich neuen diagnostischen Weg zu gehen. Auf Vorschlag
von Knipping verwenden wir seit längerem inhalierbare radioaktive Gase,
und zwar — wie auch bei der Radiozirkulographie — Gammastrahler, deren
Registrierung außerhalb des Thorax möglich ist. Die ersten Untersuchungen
wurden mittels Jodalkylen 1951 durchgeführt. Diese Substanzen haben aber
den großen Nachteil, daß das radioaktive Jod in den Lungen vom Blut leicht
absorbiert wird und die Registrierung der Ventilation insofern beeinflußt, als
das nach dem ersten Atemzug radioaktives Blut enthaltende Herz Feinheiten
der Ventilationsänderungen in den Untergeschossen der Lungen überstrahlt.
Zudem verbleibt das Jod zu lange im Körper, wenn sich auch organisch gebun-
denes Jod kaum in der Schilddrüse ablagert, sondern in den Nieren aus-
geschieden wird.

Aus diesen Gründen verwenden wir seit etwa 2 Jahren das für diese Belange
ideale Edelgas Xenon[133] als Atemgas. Xenon[133], ebenfalls ein γ-Strahler von
einer Energie von 0,085 MeV und einer Halbwertzeit von 5,27 Tagen, wird
nicht über das Maß seiner physikalischen Löslichkeit in das Blut aufgenommen. Der Löslichkeitskoeffizient α für Xenon beträgt 0,0983. Xenon geht als
Edelgas keine chemischen Bindungen im Organismus ein und ist somit bereits wenige Minuten nach Beendigung der Inhalation wieder vollständig ab-
geatmet. Das ist insofern von Bedeutung, als der Strahlungseffekt auf den
menschlichen Körper bei Arbeiten mit radioaktiven Isotopen berücksichtigt
werden muß.

Methodik der Isotopenthorakographie

Ähnlich wie bei der Radiozirkulographie werden ausgeblendete Geiger-Müller-Zählrohre, wie in Abb. 4 im Schnitt dargestellt ist, über dem Thorax angebracht. Jedes Zählrohr nimmt die abgeblendete Strahlung eines bestimmten Lungenkegels auf. Dadurch findet natürlich die segmentale Unterteilung der Lungen keine Berücksichtigung. Die aufgenommenen Einzelimpulse werden über einen Verstärker einem Integrator zugeleitet, mit einer Zeitkonstanten von 0,24 sec, so daß nicht Einzelimpulse, sondern Summationswerte aufgenommen werden. Registriert wird über 16 verschiedenen Lungenpartien. Ein Schreibsystem nimmt diese Werte als Kurven auf.

Die Patienten atmen mehrere Atemzüge aus einem Isotopenthorakographen nach KNIPPING, welcher ein Gemisch von Sauerstoff, inaktivem Xenon und eine bekannte Menge Xenon^{133} enthält. Der Spirograph befindet sich in einer Bleikammer, welche die relativ weiche Strahlung absorbiert. Registriert wird simultan über symmetrischen Lungenfeldern, in den vorliegenden Untersuchungen an 8 verschiedenen Meßstellen jeder Lungenseite. Die Strahlenexposition des Kranken ist bei Verwendung hochempfindlicher Zählrohre (7-fach Zählrohre) und Verstärkersysteme minimal und unschädlich. Sie beträgt entschieden weniger als eine normale Lungendurchleuchtungsdosis.

Das Angebot des radioaktiven Gases wird mit Hilfe einer speziellen Dosierungsvorrichtung automatisch gesteuert, so daß die Aktivität in der Systemluft auf einem konstanten gewünschten Wert gehalten werden kann. Durch vorheriges Aufsättigen des Organismus mit inaktivem Xenon läßt sich die physikalische Lösung aktiven Xenons weiterhin reduzieren und fast vollständig ausschalten. Die Kontrolle der Aktivität des Blutes ergab bereits 3 min nach Beendigung der Inhalation des aktiven Gases beim Gesunden wieder den 0-Wert. Bei Emphysemkranken, bei denen eine schlechte Durchmischung der Luft in der Alveole erfolgt, ist der 0-Wert im Blut etwas später erreicht.

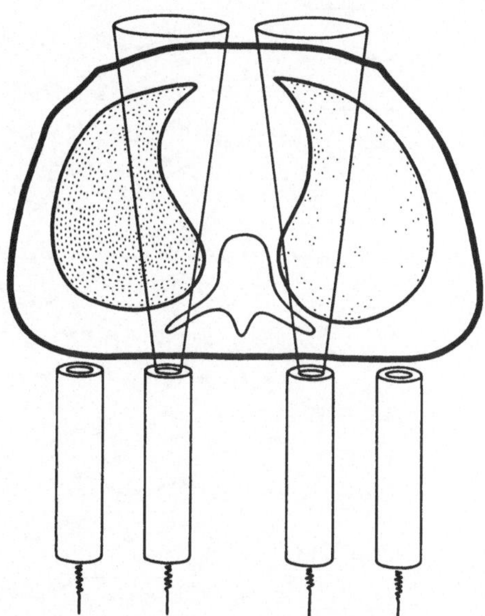

Abb. 4. Die Anordnung der Geiger-Müller-Zählrohre in einer Liege, auf welcher der Patient ruht. Die mit Blei abgeschirmten Zählrohre nehmen die Aktivität eines Gewebskegels, in der Abb. schematisch angedeutet, auf. Je nach Einstellung der Rohre ist der Durchmesser des Kegels größer oder kleiner. In der Abbildung ist die Schnittebene durch den Thorax in Mamillenhöhe gelegt

In Abb. 5 ist das Isotopenthorakogramm eines gesunden Mannes von 30 Jahren wiedergegeben. Mit Beginn des 1. Atemzuges und Einströmen des radioaktiven Xenons steigt die Aktivität über allen Lungenpartien weitgehend gleichmäßig und symmetrisch an, ein Zeichen für eine gute Lungenbelüftung. Meist ist die Aktivität über den unteren Lungenpartien etwas höher als über den Obergeschossen. Ursache dafür wird der größere Tiefendurchmesser des Thorax oberhalb des Zwerchfells gegenüber den Lungenspitzen sein. In Abb. 6 sind die Formen knöchernen Thorax, die des Herzens und der Lungen auf die Positionsübersicht der 16 Zählrohre projiziert. Diese schematische Darstellung soll das Auffinden der Ableitungsstellen am Thorax erleichtern. Rechts befinden sich die Zählrohre 1—8, links 9—16. Die Kurven 1 und 9, 2 und 10 usw. bis 8 und 16 entsprechen symmetrischen Ableitungsstellen rechts und links. Gleiche Ausschlagshöhe der Kurven von der jeweiligen 0-Linie ab spricht für gleiche Aktivität

im darunter liegenden Lungenbezirk, da die Empfindlichkeit aller Zählrohre die
gleiche ist. Eine exaktere Auswertung der Kurven ist durch Planimetrie der
Flächen über der 0-Linie möglich. Ist der Thorax sehr kurz bzw. stehen die
Zwerchfelle sehr hoch, so kann die aufgenommene Aktivität in den Zählrohren
7—8 und 15—16 sehr klein sein. Ein Vergleich mit dem Röntgenbild klärt in
solchen Fällen die Ursache eines ungenügenden Kurvenanstieges in diesen

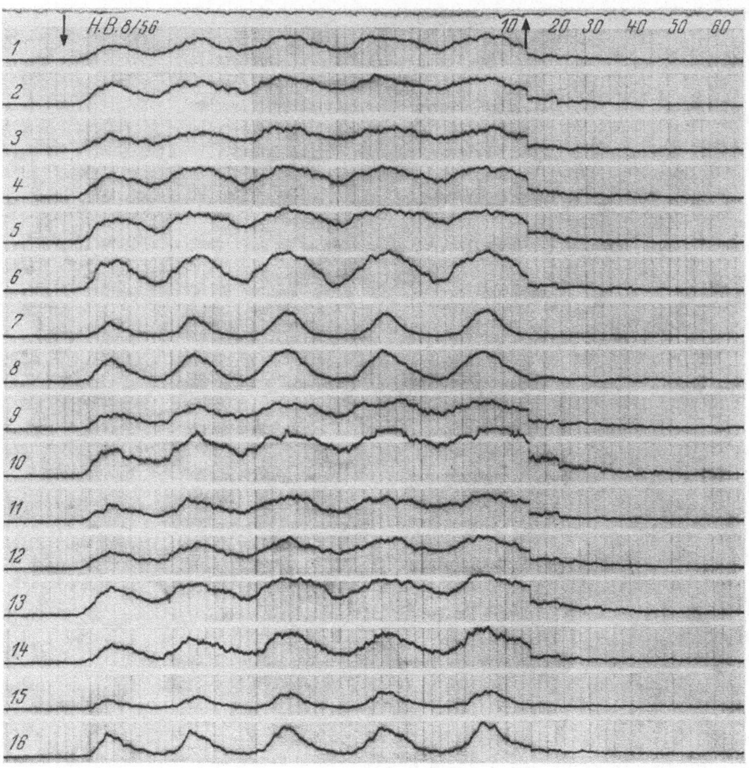

Abb. 5. Isotopenthorakogramm eines gesunden, 30 Jahre alten Mannes. Der Abwärtspfeil zeigt den Beginn der
Aktivitätsatmung an. Die Kurven sind entsprechend den Zählrohren in Abb. 6 von 1—16 durchnumeriert.
Man sieht deutlich die respiratorischen Schwankungen des Aktivitätsgehaltes über allen Lungenteilen. Durch
die Auf- und Abwärtsbewegungen des Zwerchfells findet in Exspiration vielfach keine Einstrahlung von Aktivität
in die Zählrohre 7—8 und 15—16 statt. Dadurch kehren die Kurven exspiratorisch bis praktisch zum Nullwert
zurück. Die Kurvenausschläge sind über symmetrischen Lungenteilen nahezu gleich groß

Ableitungen. Da ein Teil des Meßbereiches des Zählrohres 15 von der inaktiven
Herzmasse eingenommen wird, hinkt der Kurvenausschlag in Ableitung 15 meist
etwas hinter dem der korrespondierten Ableitung 7 nach.

Ist die Atmung in einzelnen Lungenteilen durch Zerstörung des Lungenparenchyms, Stenosierung eines größeren Bronchus usw. reduziert oder aufgehoben, so erfolgt der Anstieg der Kurven über diesen Partien entweder verzögert oder schwächer oder er wird, falls der Bezirk von der Ventilation vollständig ausgeschaltet ist, ganz fehlen. Zwischen der Höhe der Aktivität und der
Belüftungsgröße besteht bei linearer Verstärkung eine direkte Beziehung. Nach
Abschalten des Patienten vom Spirographen erfolgt die Registrierung der Ent-
mischungskurven nach dem nämlichen Prinzip. Eine schlechte Zumischung

bringt im allgemeinen eine verzögerte Entmischung mit sich. Die Abgabe des aktiven Gases erfolgt in der Norm in den Obergeschossen der Lungen langsamer als in den unteren Partien.

Dieser Befund spricht dafür, daß die Ventilation der Lungenuntergeschosse normalerweise schon größer ist als die der oberen.

Vergleicht man das folgende Isotopenthorakogramm mit dem des Gesunden in Abb. 5, so zeigt es lediglich in den Ableitungen 1 und 2 Abweichungen. Während in Ableitung 1 die Kurve nur angedeutete Schwankungen um den Nullwert aufweist, steigt sie in Abl. 2 etwas überhöht an, wenn man ihren

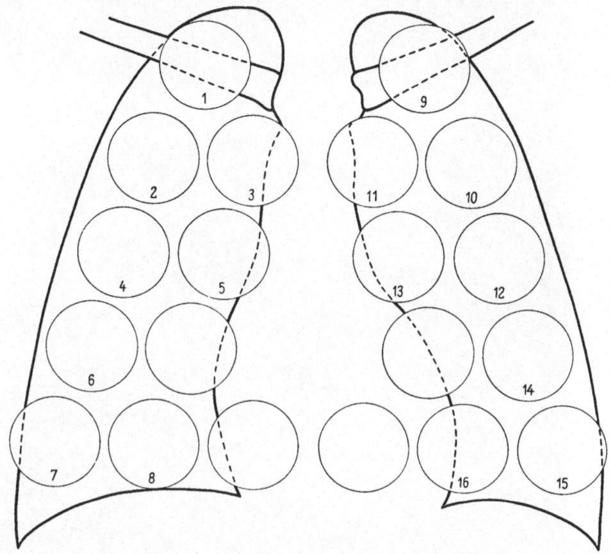

Abb. 6. Anordnung der 16 Zählrohre hinter dem Thorax. Der knöcherne Thorax und die Lungenbegrenzung sind schematisch einskizziert. (Näheres s. Text)

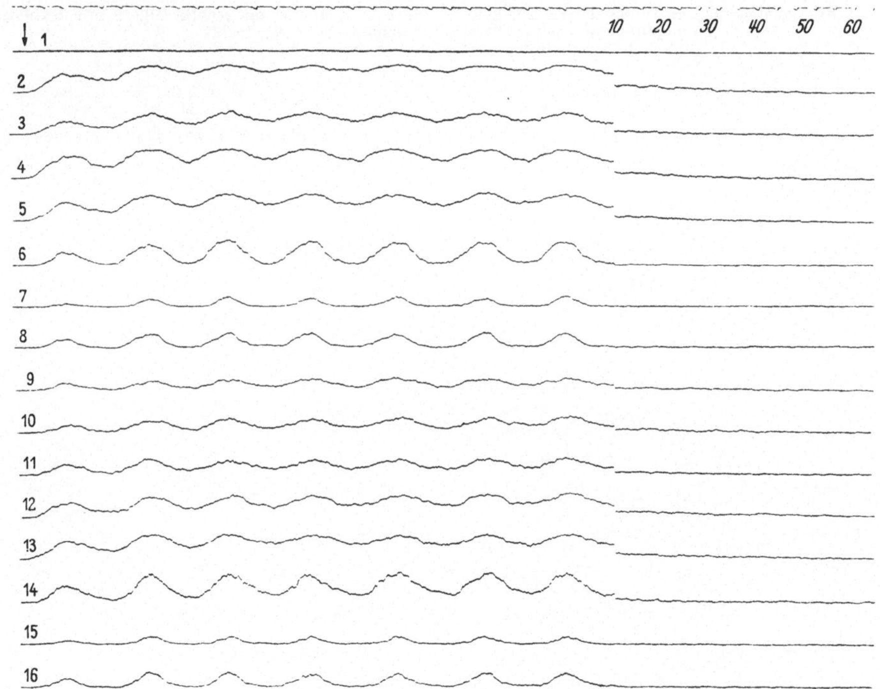

Abb. 7. Isotopenthorakogramm eines 38 Jahre alten Mannes mit Teilverschluß des apikalen Segmentbronchus rechts durch ein kleines Adenocarcinom

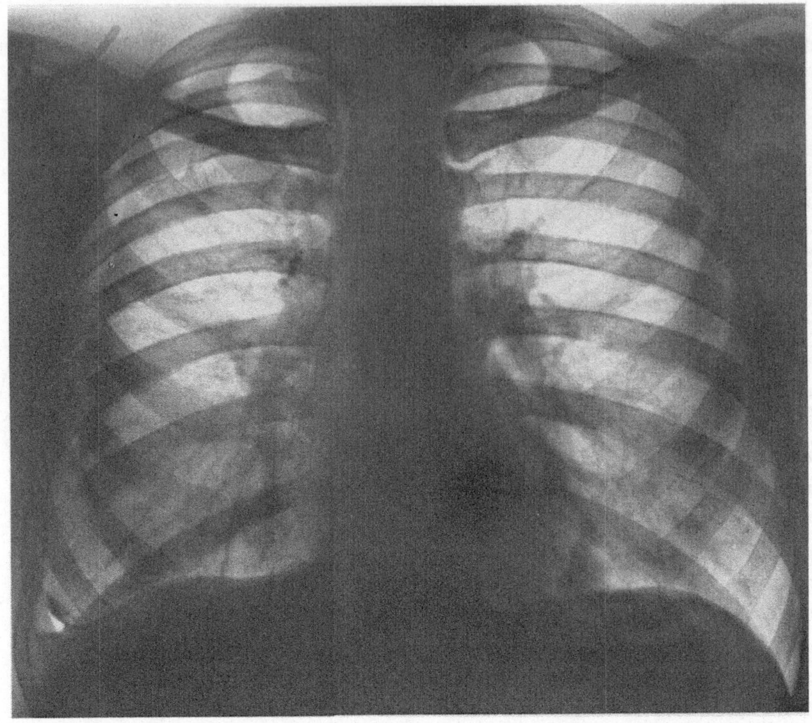

Abb. 8. Röntgenübersichtsaufnahme der Lungen eines 32 Jahre alten Mannes mit rechtsseitigem, in Rückbildung begriffenem Pneumothorax. Zwerchfellverklebung rechts

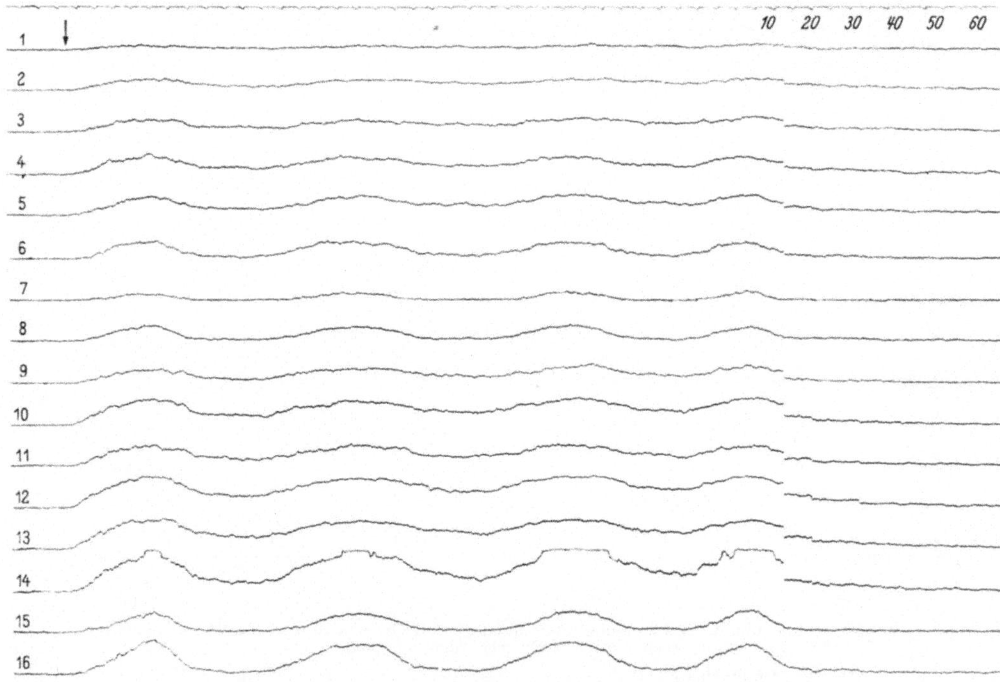

Abb. 9. Isotopenthorakogramm zu Abb. 8. (Details s. Text)

Verlauf mit dem der korrespondierenden Abb. 10 vergleicht. Die übrigen Kurven zeigen regelrechte Abläufe.

Es handelt sich um einen 38 Jahre alten Mann, der nach länger bestehendem Reizhusten geringe Blutbeimengungen im Sputum beobachtete. Bei der Röntgendurchleuchtung fanden sich keine Veränderungen. Der Befund im Isotopenthorakogramm veranlaßte uns, eine bronchographische Darstellung des rechten Oberlappenbronchus vorzunehmen, wobei sich ein das Lumen des apikalen Segmentbronchus fast vollständig verschließender kleiner Tumor zeigte. Es war noch nicht zu einem kompletten Bronchusverschluß gekommen, so daß sich noch keine Atelektase ausgebildet hatte. Für die Beatmung ist dieser Bezirk aber bereits ausgefallen. Die erhöhte

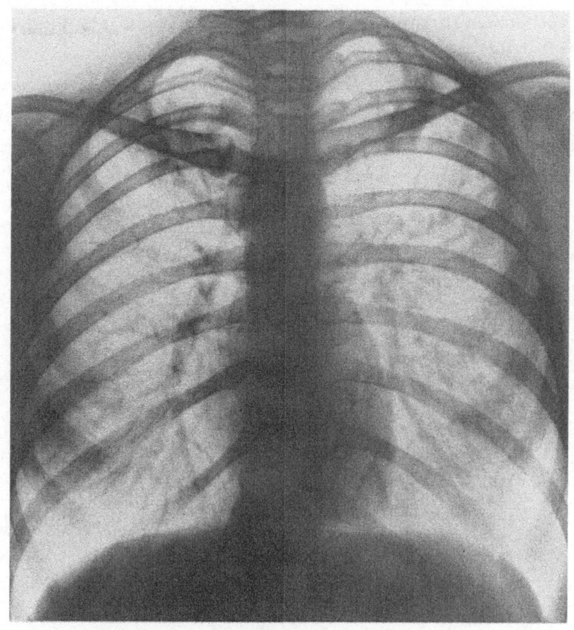

Abb. 10.
Röntgenübersichtsaufnahme der Lungen bei einer 20 Jahre alten Patientin mit schrumpfender Restkaverne im Infraclaviculargebiet rechts und Pleuraauflagerung im Mittelgeschoß der rechten Lunge

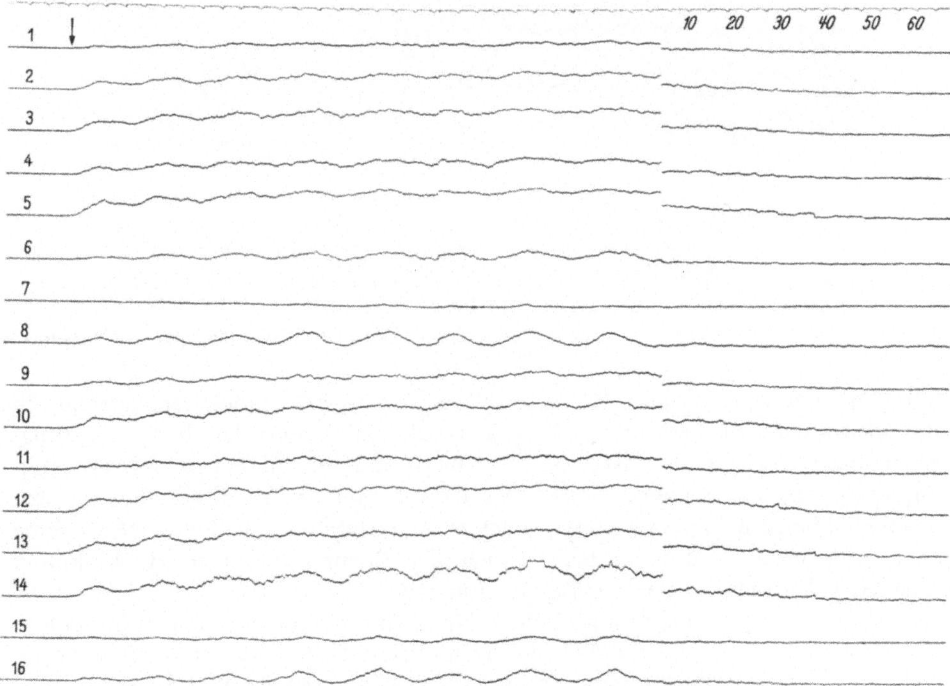

Abb. 11. Zugehöriges Isotopenthorakogramm zu Abb. 10. (Beschreibung im Text)

Aktivitätsaufnahme im Nachbarbezirk muß als vikariierende Hyperventilation aufgefaßt werden.

Im folgenden sind die Röntgenübersichtsaufnahme und das Isotopenthorakogramm mit regionaler Ventilationsanalyse nebeneinandergestellt. Morphologisches Bild und Funktionsbefund gehen — das ist auch aus den weiteren Abbildungen ersichtlich — nicht immer parallel. Abb. 8 zeigt die Übersichts-

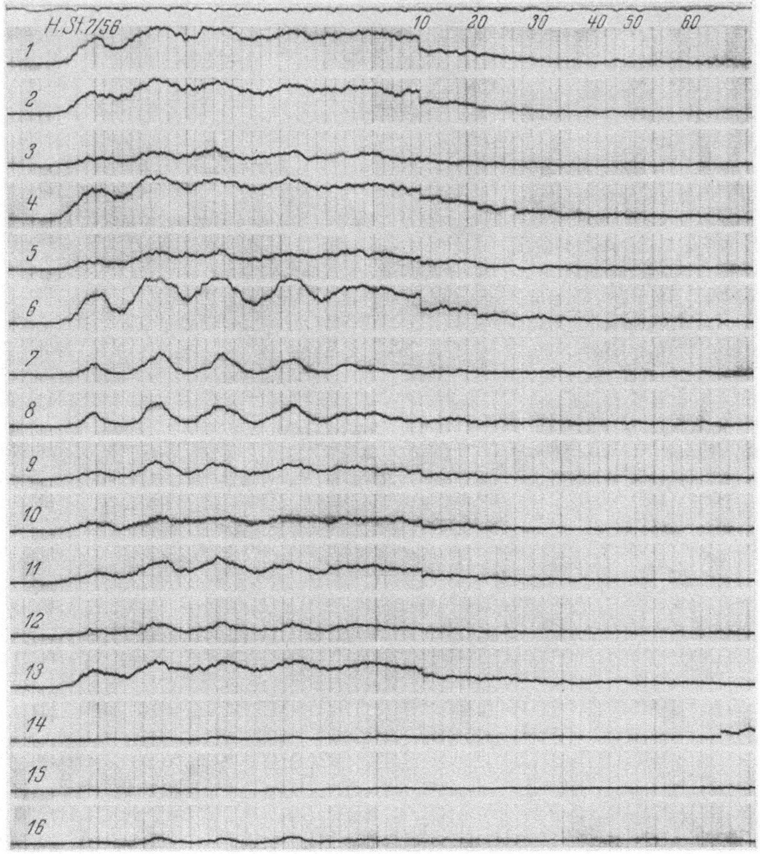

Abb. 12. Isotopenthorakogramm eines 56 Jahre alten Mannes mit Mediastinaltumor (Sarkom) und linksseitiger Phrenicusparese

aufnahme der Lungen eines 32 Jahre alten Mannes. Anamnestisch bestand ein infraklavikulärer tuberkulöser Prozeß rechts mit zentraler Kavernisierung. Pneuanlage 1954. Guter Kollaps des Ober- und Mittellappens nach Strangdurchtrennung im Spitzenbereich. Der Unterlappen ist an der Basis mit dem Zwerchfell breitflächig verwachsen. Kleiner Winkelerguß. Zur Zeit der Aufnahme des Isotopenthorakogramms befand sich der Pneumothorax in Rückbildung. Man sieht deutlich die Begrenzung der Lungen.

Das Isotopenthorakogramm (Abb. 9) läßt sich zwanglos mit dem Röntgenbild parallelisieren. Während die Ventilation und damit die Aktivitätsaufnahme im rechten Lungenobergeschoß nur minimal ist, steht die der Mittel- und Untergeschosse nur unwesentlich der Aktivität der gesunden linken Seite nach. Die deutlichsten Differenzen zeigen davon noch Abl. 7 u. 8, vermutlich als Folge der Pleuraverklebung.

Eine verminderte Ventilation des rechten Spitzenbezirks insbesonders wird auch im Isotopenthorakogramm der 20 Jahre alten Patientin G. Schi. deutlich (Abb. 10 u. 11). Auch hier liegt eine rechtsseitige Oberfeldtuberkulose vor.

Vor etwa 2 Jahren wurde nach einer Pleuritis exsudativa rechts, die sich rasch zurückbildete, eine Cavernisierung im rechten Spitzenbereich gefunden. Unter entsprechender Behandlung besserte sich der Befund, es besteht heute noch ein Schrumpfherd im rechten Infraclaviculargebiet mit kleiner Restkaverne.

Wie zu erwarten, nimmt das rechte Spitzengebiet deutlich weniger Aktivität auf als die linke. Bei weitgehend regelrechten weiteren Kurvenverläufen zeigen lediglich Abl. 6 u. 7 einen ungenügenden Kurvenanstieg gegenüber den symmetrischen Punkten 14 u. 15. Am deutlichsten ist die Differenz in den Abl. 16 u. 14. Als Ursache ist die angedeutete Schwartenbildung im rechten Mittelgeschoß anzusprechen, die aber nicht ausgedehnt zu sein scheint, da in den übrigen Lungenbezirken die Ventilation nicht nennenswert beeinträchtigt ist.

In Abb. 12 ist das Isotopenthorakogramm eines 56 Jahre alten Mannes wiedergegeben, der mit einem Mediastinaltumor erkrankte, welcher kaum in das Lungengewebe eingewachsen war, aber zu einer linksseitigen Zwerchfellparese geführt hat. Die Ventilation der rechten Lunge (Abl. 1—8) ist normal, die der linken insgesamt schlechter als rechts, wobei die Ventilationsminderung von oben nach unten zunimmt. Die Zählrohre 14—16 zeigen kaum noch eine Aktivitätseinstrahlung. Ähnliche Befunde sind bei Phrenicusparesen anderer Ätiologie zu erheben.

Überblickt man resumierend die wiedergegebenen Röntgenbilder und Isotopenthorakogramme, so gehen daraus eindeutig die Indikation zu den einzelnen Untersuchungen, aber auch deren Grenzen hervor. Das Röntgenbild liefert gewissermaßen ein morphologisches Bild der Lungen, während das Isotopenthorakogramm sich ganz auf die Wiedergabe der *regionalen Funktion* beschränkt, ohne etwas über das morphologische Substrat auszusagen. Beide Methoden ergänzen sich somit in idealer Weise.

Zusammenfassung

Es wird eine neue Methode zur regionalen Ventilationsanalyse, die *Isotopenthorakographie*, beschrieben. Als Atemgas findet das Edelgas Xenon[133] als γ-Strahler Verwendung. Befunde werden aufgeführt und mit den jeweiligen Röntgenbildern parallelisiert. Mit Hilfe dieser Methode erhält man Einblick in die Beatmung einzelner Lungenteile, ohne den Kranken in irgendeiner Form zu belästigen oder zu belasten.

Literatur

JAKOBAEUS, H. C., u. Mitarb.: Acta med. scand. (Stockh.) **79**, 174 (1932).
KNIPPING, H. W., u. Mitarb.: Dtsch. med. Wschr. **1955**, 1146.
—, BOLT, VALENTIN, VENRATH: Untersuchung und Beurteilung des Herzkranken.
    Stuttgart: Enke 1955.
PRINCEMETAL, M. u. Mitarb.: Science (Lancaster, Pa.) **108**, 340 (1948).
WASER, P. G., u. W. HUNZINGER: Schweiz. med. Wschr. **1951**, 216.
Die Untersuchungen wurden durchgeführt gemeinsam mit BOLT, VALENTIN, HOLLMANN und ENDLER von dieser Klinik.

Aus der Chirurgischen Universitätsklinik[1] der Hansestadt Hamburg
(Direktor: Prof. Dr. L. Zukschwerdt)

Untersuchungen über Kurzschlußdurchblutung der Lunge und Diffusionsverhältnisse bei Herz- und Lungenkranken

Von

G. Rodewald

Mit 4 Abbildungen

In Ergänzung zur Arbeit von Bartels (*3*) wird hier über Ergebnisse des Verfahrens zur Bestimmung der Kurzschlußdurchblutung und der Diffusionsverhältnisse berichtet, die wir an Kranken gewonnen haben.

Es sei kurz wiederholt, daß im Mittelpunkt unserer Untersuchungen die Bestimmung der alveolar-arteriellen Sauerstoffdruckdifferenz (AaD_{O_2}) bei verschiedenem O_2-Gehalt der Inspirationsluft steht (*4, 5, 6, 22*). Diese Differenz wird im wesentlichen durch 2 Faktoren bedingt:

1. durch Kurzschlußblut im kleinen Kreislauf, das am Gasaustausch nicht teilnimmt und so als venöses Blut dem arterialisierten Lungencapillarblut beigemischt wird,

2. durch Umstände, die die Diffusionsbedingungen zwischen Alveolarluft und Lungencapillarblut so verändern, daß das Blut am Ende der Lungencapillaren nicht auf den O_2-Druck der Alveolarluft angeglichen ist.

Um den Anteil dieser Faktoren „Kurzschluß" und „Diffusion" am Zustandekommen der bei Luftatmung bestimmten AaD zu differenzieren, messen wir die AaD:

1. bei Hyperoxie und nehmen an, daß eine hier vorhandene Differenz kurzschlußbedingt ist,

2. bei Hypoxie, wobei die AaD selbst bei größeren Kurzschlüssen im wesentlichen diffusionsbedingt ist.

Beschäftigen wir uns zuerst mit der Kurzschlußblutbestimmung bei Hyperoxie. Nach der Formel ist im Hyperoxiebereich ($Pa_{O_2} \geqq 150$ mm Hg) (*6*):

$$Q_{sh} = \frac{(PA_{O_2} - Pa_{O_2}) \times 0{,}31}{Cc'_{O_2} - C\bar{v}_{O_2}}$$

(1)

Es bedeuten:

Q_{sh} = Kurzschlußanteil in Prozent des Herzzeitvolumens
PA_{O_2} = alveolarer Sauerstoffdruck
Pa_{O_2} = arterieller Sauerstoffdruck
Cc'_{O_2} = Gesamtsauerstoffgehalt des Blutes am Ende der Lungencapillaren
$C\bar{v}_{O_2}$ = Gesamtsauerstoffgehalt des venösen Mischblutes
$0{,}31$ = eine Konstante (*6*)

[1] Mit Unterstützung der Deutschen Forschungsgemeinschaft.

Die Genauigkeit unserer Kurzschlußbestimmung hängt also ab von der Genauigkeit der Bestimmung folgender Größen:

Alveolarer Sauerstoffdruck (PA_{O_2})

Wir berechnen ihn mit Hilfe des arteriellen Kohlensäuredruckes und des RQ aus der Exspirationsluft (*11*). Bei dieser Art der Bestimmung kann uns, wie BARTELS (*2*) in Wiesbaden gezeigt hat, dann ein Fehler unterlaufen, wenn eine ventilatorische Verteilungsstörung vorliegt. Unter solchen Bedingungen werden wir einen alveolaren O_2-Druck errechnen, der höher liegt, als der wahre alveolare O_2-Druck ist. Der Einfluß dieser Störung nimmt mit steigendem alveolarem O_2-Druck ab und wird schließlich bei O_2-Atmung fast gleich Null. Wir kommen unten auf den Einfluß der ventilatorischen Verteilungsstörung zurück.

Arterieller Sauerstoffdruck (Pa_{O_2})

Wir bestimmen ihn mit der Methode nach BARTELS (*1*). Diese bringt es mit sich. daß die Genauigkeit mit steigender O_2-Spannung abnimmt. HERTZ (*12*) hat Eichkurven bis zu 9 Eichpunkten bei O_2-Konzentrationen von $3,6—93,4\%$ aufgestellt und dabei gefunden, daß die größte Fehlerbreite bei 500 mm Hg P_{O_2} etwa 40 mm Hg ausmacht. Bei einer AVD_{O_2} von 4.5 Vol.-$\%$ würden wir dann $2,8\%$ Kurzschlußblut zuviel oder zu wenig bestimmen. Diese Fehlerquelle kann man ausschalten, wenn man den Sauerstoffdruck amperometrisch mit der Platinelektrode nach MOSCHIZUKI und BARTELS bestimmt (*17*).

Sauerstoffdruck am Ende der Lungencapillaren ($Pc'_{O_2} \sim Cc'_{O_2}$)

Wir benötigen diese Größe. um den Gesamtsauerstoffgehalt im Lungencapillarblut zu berechnen. Wir können diesen Druck nicht direkt messen. Wir ermitteln ihn deshalb indirekt durch die Annahme, daß bei alveolaren O_2-Drucken von 250 und mehr mm Hg Diffusionsstörungen ausgeschaltet werden und daß man deshalb bei solchen Sauerstoffdrucken den alveolaren und den lungencapillaren Sauerstoffdruck gleichsetzen kann (*7*). Theoretisch erleidet diese Annahme durch die Berücksichtigung der oben besprochenen ventilatorischen Verteilungsstörung eine Einschränkung. Wir haben früher gemeinsam mit BARTELS, BEER und MOCHIZUKI (*7*) 12 Lungenkranke untersucht. um festzustellen, welche O_2-Konzentrationen in der Einatmungsluft notwendig sind, um auch bei größeren Diffusionsstörungen ausschließlich den Kurzschlußblutanteil zu bestimmen, mit anderen Worten. welche O_2-Konzentration hinreichend ist. vollständigen Druckausgleich zwischen Alveolarluft und Lungencapillarblut zu erreichen. Die Patienten atmeten 40,55 und 69% O_2 in N_2. Hätten Diffusionsstörungen bei 40% O_2 noch einen Einfluß auf die AaD gehabt. so hätte diese bei 55 und 69% O_2 in der Inspirationsluft kleiner werden müssen. Die Ergebnisse zeigten aber, daß selbst bei ausgeprägten Diffusionsstörungen die AaD bei allen 3 Hyperoxiepegeln gleich groß blieb. Damit blieben auch die Kurzschlußblutwerte bei diesen Stufen gleich groß.

Wir haben damals den Einfluß der ventilatorischen Verteilungsstörung — jedenfalls im Sinne der jetzt allgemein üblichen Definition — nicht berücksichtigt. Die Kranken hatten aber fast ohne Ausnahme Prozesse, die einen

Lungenflügel durch Pneumothorax, Empyeme oder Schwartenbildungen so betrafen, daß auch ohne bronchospirometrische Untersuchungsbefunde angenommen werden konnte, daß ventilatorische Verteilungsstörungen vorlagen. Das Untersuchungsergebnis zeigt aber ganz unbeabsichtigt, daß der Einfluß dieser Störungen in praxi nicht so groß sein kann, daß er das Ergebnis der Kurzschlußblutbestimmung wesentlich verfälscht.

Sauerstoffgehalt des venösen Mischblutes ($C\overline{v}_{O_2}$)

Diesen Wert bestimmen wir direkt mit dem Van Slyke-Apparat, wenn wir eine Herzkatheterung durchführen. Im anderen Fall müssen wir mit angenommener AVD_{O_2}, im allgemeinen mit 4,5 Vol.-%, oder mit einem Näherungsverfahren rechnen (8, 19). Für 10 Patienten, bei denen wir mit Herzkatheter die AVD_{O_2} bei 40% O_2 in der Inspirationsluft bestimmt haben (22), sind in Tab. 1 die so ermittelten Kurzschlußblutgrößen denen mit angenommener AVD_{O_2} von 4,5 Vol.-% berechneten gegenübergestellt. Man sieht, daß in dieser Reihe mit einer Ausnahme der so entstandene Fehler 1,6% Kurzschluß nicht übersteigt.

Tabelle 1. *Vergleich von Q_{sh}-Werten (Kurzschlußanteil in Prozent des HZV. die mit gemessener AVD_{O_2} (Herzkatheter) und mit angenommener AVD_{O_2} (4,5 Vol.-%) berechnet wurden. Ergebnisse an 10 Lungenkranken*

mit Herzkatheter		ohne Herzkatheter	
AVD_{O_2}	Q_{sh}	Q_{sh} bei AVD_{O_2} = 4,5 Vol.-%	ΔQ_{sh}
4,7	5,4	5,6	+0,2
2,6	10,3	5,9	—4,4
3,8	8,4	7,1	—1,3
5,8	4,6	5,9	+1,3
5,9	2,1	2,8	+0,7
5,3	8,9	10,5	+1,6
6,5	3,4	4,9	+1,5
4,9	7,6	8,2	+0,6
4,9	5,2	5,6	+0,4
5,4	3,6	4,3	+0,7

Nach diesen methodischen Betrachtungen wollen wir einige Beispiele in der Klinik gemessener Kurzschlußblutmengen anführen und untersuchen, welchen Einfluß diese Mengen auf den Gasaustausch haben.

Die größten veno-arteriellen Kurzschlüsse finden wir bei kongenitalen Vitien. Tab. 2 zeigt das Ergebnis der Kurzschlußbestimmung bei einem 6jährigen Jungen mit einer Fallotschen Tetralogie. Man sieht, daß bei Außenluftatmung eine beträchtliche arterielle Hypoxie von 21 mm Hg arteriellem Sauerstoffdruck besteht. In der Annahme, daß diese Untersättigung ausschließlich kurzschlußbedingt sei, haben wir die Kurzschlußblutgröße bei Außenluftatmung berechnet und fanden einen Wert von 81 %. Wir haben dann berechnet, welchen arteriellen Sauerstoffdruck wir bei diesem Kurzschluß unter Sauerstoffatmung voraussichtlich erhalten würden, wenn wir die AVD_{O_2} konstant halten. Wir berechneten einen Sauerstoffdruck von 26,2 mm Hg. Tatsächlich fanden wir bei Sauerstoffatmung einen Sauerstoffdruck von 26 mm Hg. Da die AVD_{O_2} sich etwas vergrößerte, nahm die Kurzschlußblutmenge etwas ab. Das Ergebnis zeigt, daß bei einem Kurzschluß dieser Größe selbst Sauerstoffatmung die arterielle Hypoxie nicht mehr zu beeinflussen vermag.

Es ist interessant festzustellen, daß wir bei so großen Kurzschlüssen, bei denen die Sauerstoffdruckdifferenz zwischen Alveolarluft und arteriellem Blut auch bei Außenluftatmung praktisch nur kurzschlußbedingt ist, mit unseren

Methoden keine Möglichkeit mehr haben, eine etwa vorhandene Diffusionsstörung aufzudecken, es sei denn, man kann bei bestimmten Anomalien, wie bei der Fallotschen Trilogie, Lungenvenenblut durch den Herzkatheter gewinnen.

Wahrscheinlich auf Grund solcher, an sich seltener Befunde findet man häufig die Ansicht vertreten, daß die Messung der arteriellen Sauerstoffsättigung des Hb bei O_2-Atmung es ermöglichen soll, Kurzschlußblutstörungen von Diffusionsstörungen zu differenzieren: während bei einer Diffusionsstörung unter O_2-Atmung die arterielle Sauerstoffsättigung 100% erreicht, soll dies bei Kurzschlußblutstörungen nicht der Fall sein. Wir (20) und neuerdings HERTZ (12) haben darauf hingewiesen, daß die arterielle Sauerstoffsättigung unter Sauerstoffatmung bei Kurzschlüssen erst dann unter 100% absinkt, wenn diese etwa 25% betragen. Kleinere Kurzschlüsse kann nur die Sauerstoffdruckmessung aufdecken.

Tabelle 2. *U. L. ♂ 6 Jahre. Fallotsche Tetralogie*

| | FI_{O_2} | | |
| | 0,2093 | 0,98 | |
		berechnet	gemessen
PA_{O_2}	100	658	655
Pa_{O_2}	21	26,2	26
Q_{sh}	81	81	75

FI_{O_2} = Sauerstoffgehalt der Inspirationsluft in Teilen von 1,
PA_{O_2} = alveolarer Sauerstoffdruck in mm Hg
Pa_{O_2} = arterieller Sauerstoffdruck in mm Hg
Q_{sh} = Kurzschlußanteil in Prozent des HZV.
im übrigen s. Text

Tabelle 3

| Bei PA_{O_2} = 100 mm Hg und AVD_{O_2} = 4,5 Vol.-% | |
erniedrigt ein Kurzschluß von Q_{sh}	den arteriellen P_{O_2} auf Pa_{O_2}
4,4	92
12	80
22	66

Einzelheiten s. Text

Sieht man von den Auswirkungen eines solchen extremen Kurzschlusses von 75% ab, so fragt sich, welche Kurzschlußblutmengen erforderlich sind, um bei Luftatmung eine arterielle Hypoxie zu erzeugen. Tab. 3 zeigt den Einfluß verschiedener Kurzschlußblutgrößen auf den arteriellen Sauerstoffdruck bei Luftatmung, wenn wir annehmen, daß ein alveolarer Sauerstoffdruck von 100 mm Hg und keine Diffusionsstörung bestehen. Man sieht, daß bei einem Kurzschluß von 12% ein noch fast normaler Pa_{O_2} besteht. Bei 22% Kurzschluß, dem maximalen Wert, den wir bei einem Lungenkranken fanden, sinkt der arterielle Sauerstoffdruck auf 66 mm Hg ab.

Zusammenfassend kann man also sagen, daß erst Kurzschlußblutmengen von 15% und mehr für die Abnahme des arteriellen Sauerstoffdruckes eine Rolle spielen. In solchen Fällen kann uns die Blockung eines Astes der A. pulmonalis des erkrankten, kurzschlußdurchbluteten Bezirks zeigen, welchen Effekt die Ausschaltung des Kurzschlusses für den Patienten haben wird. Tab. 4 zeigt Meßwerte bei einem 56 Jahre alten Mann, bei dem ein Bronchialadenom zum Verschluß des linken Hauptbronchus geführt hatte. Die Kurzschlußblutmenge betrug 20%. Wir haben berechnet, welche Werte nach Ausschaltung des Kurzschlusses zu erwarten wären. Man sieht, daß die nach Blockung tatsächlich gemessenen

Tabelle 4. *W. W. ♂ 56 Jahre. Verschluß des li. Hauptbronchus durch Adenom. Totalatelektase li.* VK: 1680 cm³ (= 43% vom Sollwert). AGW: 37 l. Prot. Nr. 9968/56

FI_{O_2}	linke A. pulmonalis		PA_{O_2}	Pc'_{O_2} *	Pa_{O_2}	Q_{sh}
0.2093	offen		97	75	62	20
	geblockt	berechnet	97	75	75	0
		gemessen	95	77	75	2

FI_{O_2} = Sauerstoffgehalt der Inspirationsluft in Teilen von 1

PA_{O_2} = alveolarer Sauerstoffdruck in mm Hg

Pc'_{O_2} = ,,lungenendcapillarer'' Sauerstoffdruck in mm Hg

Pa_{O_2} = arterieller Sauerstoffdruck in mm Hg

Q_{sh} = Kurzschlußanteil in Prozent des HZV., ermittelt bei Hyperoxie (FI_{O_2} = 0,4)

* berechnete Werte

Werte mit den errechneten übereinstimmen. Das Angiogramm der Lungengefäße[1] (Abb. 1) zeigt die Durchblutung der nicht ventilierten Seite.

Im Gegensatz hierzu finden wir Kranke mit aufgehobener Ventilation eines Lungenflügels, bei denen die Kurzschlußblutbestimmung normale oder nur

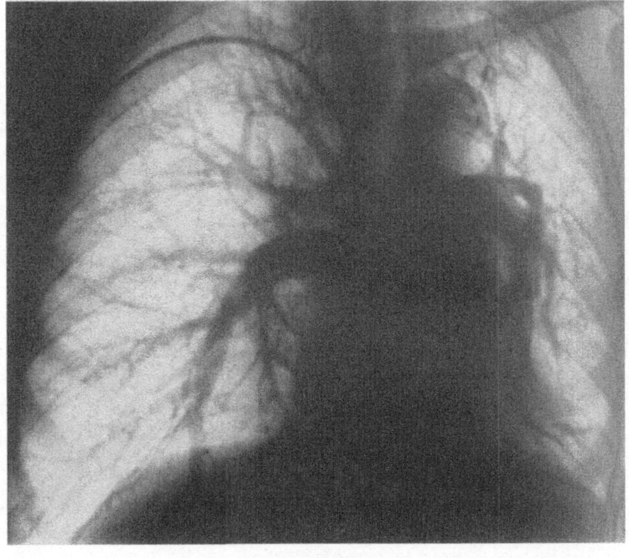

Abb. 1

geringgradig erhöhte Werte ergibt. Bei einem 44 Jahre alten Mann mit einem länger bestehenden Verschluß des linken Hauptbronchus zeigt das Angiogramm (Abb. 2), daß die Durchblutung der kranken, wie die Operation später zeigte, fast völlig zerstörten Lunge praktisch aufgehoben ist. In Übereinstimmung damit fanden wir eine Kurzschlußblutmenge von 5,9%.

---

[1] Die Angiogramme verdanke ich der Freundlichkeit von Herrn Dr. HOFFHEINZ.

Sieht man von erhöhten Kurzschlußblutmengen bei kongenitalen Vitien, Atelektasen und anderen Befunden ab, die die Kurzschlußblutentstehung erklären können, so bleiben in seltenen Fällen Kranke mit Kurzschlüssen übrig, deren Ursachen uns unklar sind. Tab. 5 zeigt die Verhältnisse bei einem 56 Jahre alten Mann, dessen klinische Diagnose „Emphysem und Pulmonalsklerose" lautete. Die Kurzschlußblutmenge, mit Hilfe des Herzkatheters bestimmt, betrug 11 %.

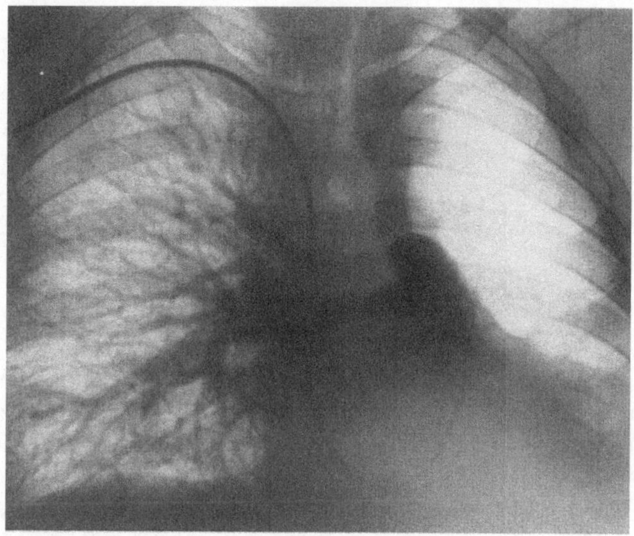

Abb. 2

Nach Blockung der rechten A. pulmonalis stieg die Kurzschlußblutmenge auf 21 % an. Es war auffällig, daß der nach Blockung erhöhte Druck in der A. pulmonalis unverändert hoch blieb. Die Ursachen für diese Kurzschlußblutzunahme sind vielleicht im Zusammenhang mit den hier vorgetragenen Ergebnissen von GIESE (24) zu suchen. Es sei auch auf die Befunde von GADERMANN (25) verwiesen, mit dem wir diese Untersuchungen gemeinsam durchführten.

Tabelle 5. *M. K. ♂ 56 Jahre. Emphysem, Pulmonalsklerose.* Prot. Nr. 13123/56

FI_{O_2}	rechte A. pulmonalis	PA_{O_2}	Pa_{O_2}	AVD_{O_2}	Q_{sh}	Blutdruck in A. pulmonalis	
						systolisch	diastolisch
1,00	offen	666	510	4,08	11,9	11	0,5
	geblockt	666	410	3,73	21,0	23	0

Erläuterungen s. Tab. 2 und 4 und im Text.

Abb. 3 zeigt noch einmal schematisch die Verhältnisse im Lungenkreislauf hinsichtlich des Gasaustausches. Im Mittelpunkt unserer bisherigen Überlegungen bezüglich der Kurzschlußblutbestimmungen stand dabei die Differenz zwischen Pc' und Pa_{O_2}.

Bei der Analyse der nun zu besprechenden *Diffusionsstörungen* handelt es sich im wesentlichen um die Ermittlung des Gradienten $PA - Pc'_{O_2}$. Nach den Ausführungen von Bartels (*3*) will ich auf die Schwierigkeiten, die sich bei der Bestimmung dieses Gradienten ergeben, nur kurz eingehen.

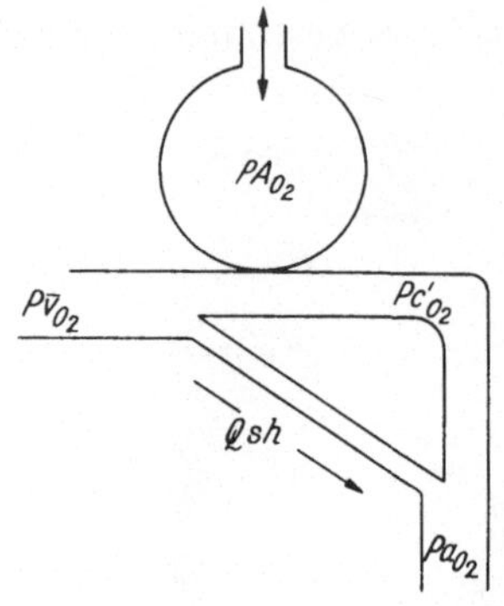

Abb. 3.
Schemazeichnung zur Veranschaulichung der im Text besprochenen Größen:

PA_{O_2} = alveolarer Sauerstoffdruck
$P\bar{v}_{O_2}$ = Sauerstoffdruck im venösen Mischblut
Pc'_{O_2} = Sauerstoffdruck am Ende der Lungencapillare
Pa_{O_2} = arterieller Sauerstoffdruck
Q_{sh} = Kurzschlußanteil des HZV.

Alveolarer Sauerstoffdruck (PA_{O_2})

Er wird (s. o.) berechnet. Da der Einfluß einer ventilatorischen Verteilungsstörung bei Außenluftatmung und Hypoxie auf die Bestimmung des alveolaren Sauerstoffdruckes größer wird als bei Hyperoxie, sei die Größe dieses Einflusses hier untersucht.

Nach den Ergebnissen von Hertz (*13*) ist, arterielle Kohlensäuredrucke zwischen 40 und 45 mm Hg vorausgesetzt, bei einer ventilatorischen Verteilungsstörung unter Außenluftatmung der niedrigste mögliche alveolare P_{O_2} im hypoventilierten Bezirk 60 mm Hg. Abb. 4a zeigt solche Verhältnisse an einem Belüftungs-Durchblutungsschema. Ein Lungenabschnitt wird hypoventiliert, hier beträgt PA_{O_2} 60 mm Hg. Im anderen normal, bzw. relativ hyperventilierten Abschnitt beträgt PA_{O_2} 110 mm Hg. Die Berechnung des mittleren alveolaren Sauerstoffdruckes $P\bar{A}_{O_2}$ aus der Exspirationsluft ergibt unter Berücksichtigung des angegebenen Ventilationsverhältnisses von 0,3 : 0,7 einen Wert von 95 mm Hg. Nimmt man an, daß die Durchblutung dieser nicht gleichmäßig ventilierten Lungenabschnitte gleichmäßig bleibt, worin an sich das Wesen der ventilatorischen Verteilungsstörung bestehen soll und nimmt man ferner an, daß zwischen Alveolarluft und Lungencapillarblut Sauerstoffdruckausgleich $(PA = Pc')$ eintritt, so erhält man im angeführten Beispiel einen arteriellen Sauerstoffdruck von 76 mm Hg. Wir finden also eine alveolar-arterielle Sauerstoffdruckdifferenz von 19 mm Hg, obgleich am Ende der mehr oder minder belüfteten Lungencapillaren jeweils voller Sauerstoffdruckangleich herrschte.

Wie entsteht diese scheinbare Differenz? Um den arteriellen Sauerstoffdruck zu berechnen, müssen wir vom Sauerstoffgehalt des Blutes am Ende der Lungencapillaren ausgehen, bzw. von der prozentualen Sauerstoffsättigung des Hb (Sc'_{O_2}). Durch Ablesung auf der Standard-Dissoziationskurve bei p_H 7,4 finden wir:

für die hypoventilierte Seite bei Pc'_{O_2} 60 mm Hg Sc'_{O_2} 89,
für die hyperventilierte Seite bei Pc'_{O_2} 110 mm Hg Sc'_{O_2} 98.

Wir erhalten bei gleichmäßiger Durchblutung also $(89 + 98) : 2 = 93{,}5$ für Sa_{O_2} und einen korrespondierenden Pa_{O_2} von 76 mm Hg. Die Differenz ist also bedingt durch den nicht linearen Verlauf der O_2-Bindungskurve.

Nach den Referaten von LOCHNER (15) und HERTZ (13) können wir annehmen, daß die Durchblutung minderbelüfteter Lungenbezirke herabgesetzt wird. Abb. 4b zeigt die Verhältnisse, die sich ergeben, wenn die Durchblutung analog der Belüftung reduziert wird. Hier erhalten wir für $P\overline{A}_{O_2}$. 95 mm Hg, für Pa_{O_2} 86 mm Hg, die „scheinbare" AaD_{O_2} beträgt also 9 mm Hg.

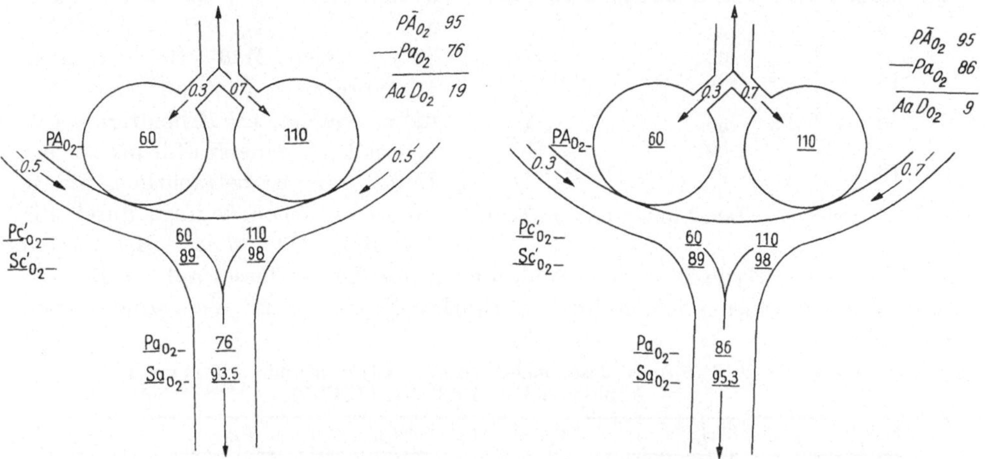

Abb. 4a u. b. Ventilations-Perfusionsschema der Lunge

Abb. 4a. Ventilatorische Verteilungsstörung: Ventilation re : li = 0,3 : 0,7; Perfusion re : li = 0,5 : 0,5

Abb. 4b. Anpassung der Perfusion an die Ventilation in 4a (Einzelheiten s. Text)

PA_{O_2} = alveolarer Sauerstoffdruck
$P\overline{A}_{O_2}$ = mittlerer alveolarer Sauerstoffdruck
Pc'_{O_2} = Sauerstoffdruck am Ende der Lungencapillaren

Pa_{O_2} = arterieller Sauerstoffdruck
Sc'_{O_2} = % O_2Hb am Ende der Lungencapillaren
Sa_{O_2} = % O_2Hb im arteriellen Blut
AaD_{O_2} = alveolar-arterielle Sauerstoffdruckdifferenz

FARHI und RAHN (10) haben den Einfluß der Verteilungsstörung unter physiologischen Bedingungen berechnet und fanden bei Luftatmung einen Wert von 3,4 mm Hg. Für unseren Fall ergibt sich also eine *maximale* „scheinbare" AaD_{O_2} von 20 mm Hg, die aber in praxi kleiner sein dürfte.

Sauerstoffdruck am Ende der Lungencapillaren (Pc'_{O_2})

Wir ermitteln ihn nach der Formel:

$$Pc'_{O_2} \sim Cc'_{O_2} = Q_{sh} \times AVD_{O_2} \div Ca_{O_2}\ (22) \tag{2}$$

Da wir Q_{sh} im Hyperoxiebereich ermittelt haben und nun bei Außenluftatmung und Hypoxie einsetzen, ist die Genauigkeit der Bestimmung von Pc' davon abhängig, ob Kurzschluß und AVD konstant bleiben oder nicht. Tab. 6 zeigt als Beispiel, in welchem Ausmaß Pc'_{O_2} durch Änderungen von Q_{sh} bei gegebenem arteriellen Sauerstoffdruck und konstanter AVD_{O_2} beeinflußt wird. Man sieht, daß gleichgroße Änderungen im Hypoxiebereich einen geringeren Einfluß haben als bei Außenluftatmung. Aus diesen Überlegungen ergibt sich die hier von

Bartels (*3*) erhobene theoretische Forderung, bei Kranken $PA - Pc'_{O_2}$ unter Hypoxie von $11-14\%$ O_2 in der Inspirationsluft zu bestimmen. Ob man diese Einschränkung in jedem Fall gelten lassen soll, möchten wir zur Diskussion stellen. Wir finden nämlich bei manchen Patienten mit kleinen Kurzschlüssen und Lungenerkrankungen, die nicht mit ventilatorischen Verteilungsstörungen einhergehen, unter Umständen schon bei Luftatmung große Werte für $PA - Pc'_{O_2}$. Tab. 7 zeigt Meßwerte bei einer 46 Jahre alten Frau mit einer Pulmonalsklerose. Die Erniedrigung des arteriellen Sauerstoffdruckes bei Luftatmung ist beträchtlich. Sie ist im wesentlichen bedingt durch die Differenz $PA - Pc_{O_2}$. Bei diesem Grad arterieller Hypoxie werden Änderungen des Kurzschlusses auf die Berechnung von Pc' einen noch geringeren Einfluß haben als im oben angeführten Beispiel.

Tabelle 6

Zunahme von Q_{sh}	bewirkt bei konstanter AVD_{O_2} (4,5 Vol.-%) und konstantem Pa_{O_2}	eine Zunahme von Pc'_{O_2} auf
2	92	96
5	92	106
10	92	117
2	50	~50
5	50	53
10	50	55

Erläuterungen s. Tab. 2 und 4 und im Text.

Tabelle 7. *L.J.* ♀ *46 Jahre. Pulmonaler Hochdruck* (Luftatmung: 35/17 mm Hg A. pulmonalis). Prot. Nr. 17317/55

FI_{O_2}	PA_{O_2}	Pc'_{O_2}	Pa_{O_2}	Q_{sh}	DF_{O_2}[1]
1,0	656	656	550	5,9	—
0,2093	106	43	41	5,9	2,4
0,154	75	23,3	22,5	5,9	2,9

[1] DF_{O_2} s. Referat Bartels (**3**). Erläuterungen s. Tab. 2 und 4 und im Text.

Änderungen des Endgradienten $PA - Pc'$ werden im wesentlichen verursacht werden durch Änderungen der *Austauschfläche* zwischen Alveolarluft und Lungencapillarblut, durch Änderungen der *Kontaktzeit* zwischen beiden und durch Änderungen der *Dicke* der Austauschfläche.

Wir haben zu prüfen, ob unsere klinischen Befunde eine Differenzierung dieser Faktoren zulassen oder nicht. Zu diesem Zweck wollen wir das Verhalten des Gradienten $PA - Pc'_{O_2}$ unter Bedingungen betrachten, die experimentell zu einer Reduktion der Capillaren führen. Wir können das erreichen durch Blockung eines Astes der A. pulmonalis. Wir haben den Gradienten vor Blockung bei Außenluftatmung und Hypoxie und nach Blockung bei Außenluftatmung und Hypoxie bestimmt.

Dabei konnten wir folgendes beobachten:

Eine Gruppe von Patienten, die vor Blockung sowohl bei Außenluftatmung als auch bei Hypoxie normale oder annähernd normale Gradienten hatte, zeigte nach einer Blockungsdauer, die pro Atemgemisch $20-30$ min betrug, wiederum normale Verhältnisse. Der nach Blockung anfänglich, allerdings nicht in jedem Fall, erhöhte Blutdruck ging nach 20, spätestens 30 min auf den vor der Blockung gemessenen Wert zurück. *HZV* und AVD_{O_2} blieben im wesentlichen unverändert.

Eine andere Gruppe zeigte diese Anpassung nicht. Tab. 8 zeigt als Beispiel die Verhältnisse bei einem 60 Jahre alten Mann mit der klinischen Diagnose „Emphysem, fragliche Pulmonalsklerose". Man sieht, daß der arterielle Sauerstoffdruck schon bei Luftatmung erniedrigt ist und der Gradient $PA - Pc'_{O_2}$ 23 mm Hg beträgt. Bei Hypoxie ohne Blockung wird der Gradient etwas kleiner. Bei Blockung und Außenluftatmung sinkt der arterielle Sauerstoffdruck ab. der Gradient $PA - Pc'_{O_2}$ vergrößert sich beträchtlich. Wir haben also zweimal den gleichen Grad arterieller Hypoxie, einmal bedingt durch alveolare Hypoxie. im anderen Fall bei normalem PA_{O_2} offenbar bedingt durch eine Abnahme der Kontaktzeit und (oder) der Austauschfläche. Dies ergibt sich aus der Überlegung, daß nicht anzunehmen ist, daß sich die Membranverhältnisse während der Untersuchungsdauer geändert haben sollten. ferner daraus. daß im Falle ungeblockter Hypoxie die Kontaktzeit offenbar auch bei erniedrigtem PA_{O_2} noch ausreichte, den Endgradienten relativ klein zu halten. Den Grund für die Abnahme der Kontaktzeit werden wir in einer Reduktion des Capillarbettes, verursacht durch die Blockung, zu suchen haben. Nach diesen Ergebnissen haben wir eine Untersuchung mit Hypoxieatmung im geblockten Zustand nicht mehr durchgeführt.

Tabelle 8. *K. M. ♂ 60. Pulmonalsklerose*

rechte A. pulmonalis	FI_{O_2} 0,2093		FI_{O_2} 0,15	
	offen	geblockt	offen	geblockt
$PA - Pc'_{O_2}$	23	54	18	—
Pa_O	63	43	41	—
$HZ\dot{V}$	3,2	4,5	2,5	—
AVD_{O_2}	5,5	4,3	7,5	—
B. P. A. pulmonalis	17/4	23/0	19/0	—

Erläuterungen s. Tab. 2 und 4 und im Text.

Diese Befunde sprechen dafür, daß die Kontaktzeitänderung und (oder) die Reduktion der Capillaroberfläche für die Entstehung des Gradienten $PA - Pc'_{O_2}$ eine entscheidende Rolle spielen.

Nach verschiedenen Untersuchungen (*16, 18, 23*) wird man strukturelle oder funktionelle Membranveränderungen im Sinne einer Dickenzunahme bei der Mitralstenose erwarten dürfen. Allerdings sind auch hier Änderungen der Kontaktzeit anzunehmen. Die Angaben in der Literatur wiedersprechen sich. So bezeichnen LANDEN und BAYER (*14*) den „Stauungshochdruck" bei der Mitralstenose als Ursache für Gasaustauschstörungen. Wenn ein solcher Stauungshochdruck auftritt, muß er mit einer Verlängerung der Kontaktzeit verbunden sein. BÜHLMANN (*9*) dagegen spricht vom Strömungshochdruck, der mit einer Verkürzung der Kontaktzeit einhergehen soll.

Wir haben an 6 Kranken, die gleichsinnige präoperative Störungen im Gasaustausch zeigten, das prä- und postoperative Verhalten bezüglich der Diffusion untersucht (*21*). Man sieht in Tab. 9, daß DF_{O_2} präoperativ bei Außenluftatmung und Hypoxie unverändert niedrig ist. 6—8 Wochen postoperativ ändert sich dies Verhalten bei Luftatmung nicht. Bei Hypoxie dagegen steigt DF_{O_2} jetzt an, d.h. der Gradient $PA - Pc'_{O_2}$ wird kleiner. Wären Membranänderungen die ausschließliche Ursache für die präoperative Störung und würden sich diese Änderungen postoperativ zurückbilden. müßte sich dies sowohl bei Außenluftatmung

11*

als auch bei Hypoxie zeigen. Wären solche Störungen nicht rückbildungsfähig, dann müßte auch der postoperative bei Hypoxie bestimmte Wert unverändert niedrig sein. Tatsächlich hat er aber zugenommen. Auch dieser Befund legt den Schluß nahe, daß Änderungen der Kontaktzeit und (oder) der Austauschfläche eher vorgelegen haben, als Änderungen der Membrandicke.

Tabelle 9. *Mittelwerte für DF_{O_2} (3) bei 6 Kranken mit Mitralstenose (21) vor und 6—8 Wochen nach Valvulotomie unter Luftatmung (FI_{O_2} 0,2093) und Hypoxie (FI_{O_2} 0,13) verglichen mit Normalwerten Gesunder (6)*

	n	FI_{O_2} 0,2093		FI_{O_2} 0,13	
Normalwerte	9				
DF_{O_2}/m² KOF		8,7		12,5	
SX		1,1		3,9	
$\overline{SX}$		0,39		1,3	
Min./Max.		6,7—10,3		7,8—19,1	
Kranke	6	ante	post	ante	post
DF_{O_2}/m² KOF		3,2	3,7	3,3	6,1
SX		0,5	0,7	0,5	1,4
$\overline{SX}$		0,2	0,3	0,2	0,6
Min./Max.		2,3—3,7	3,2—4,7	2,7—4,0	3,6—8,0

DF_{O_2} = angegeben in cm² O_2-Aufnahme pro mm Hg mittlerer Druckdifferenz zwischen Alveolarluft und Lungencapillarblut, umgerechnet auf m² Körperoberfläche.

Mittelwerte, mittlerer Fehler der Einzelmessung (SX), des Mittelwertes ($\overline{SX}$) und Bereich (Min/Max.).

FI_{O_2} = Sauerstoffgehalt der Inspirationsluft in Teilen von 1.

Die Ergebnisse unserer Untersuchungen mögen in mancher Beziehung lückenhaft erscheinen. Immerhin eröffnen sie Ausblick auf weitere Anwendung der hier beschriebenen Verfahren an Kranken.

Literatur

1. BARTELS, H.: Pflügers Arch. **254**, 107 (1951).
2. — Verh. dtsch. Ges. inn. Med. Wiesbaden **1956**, 25.
3. — Referat in dieser Veröffentlichung.
4. — u. G. RODEWALD: Pflügers Arch. **258**, 163 (1953).
5. —, R. BEER, E. FLEISCHER u. G. RODEWALD: Klin. Wschr. **1955**, 969.
6. — — — H.-J. HOFFHEINZ, J. KRALL, G. RODEWALD, J. WENNER u. I. WITT: Pflügers Arch. **261**, 99 (1955).
7. — — M. MOCHIZUKI u. G. RODEWALD: Z. exper. Med. **126**, 582 (1956).
8. BINK, B.: Abstr. XX. Internat. Physiol. Kongr. Brüssel **1956**, 96.
9. BÜHLMANN, A.: Dtsch. med. Wschr. **1954**, 630.
10. FARHI, L. E., and H. RAHN: J. Appl. Physiol. **7**, 699 (1955)
11. FENN, W. O., H. RAHN and A. B. OTIS: Amer. J. Physiol. **146**, 637 (1946).
12. HERTZ, C. W.: Klin. Wschr. **1956**, 472.
13. — Referat in dieser Veröffentlichung.
14. LANDEN, H. C., u. O. BAYER: Z. Kreislaufforsch. **41**, 561 (1952).
15. LOCHNER, W.: Referat in dieser Veröffentlichung.

16. MEESEN: Referat in dieser Veröffentlichung.
17. MOCHIZUKI, M., u. H. BARTELS: Pflügers Arch. **261**, 152 (1955).
18. PARKER, F. jr., and S. WEISS: Amer. J. Path. **12**, 573 (1936).
19. RILEY, R. L., R. H. SHEPARD, J. E. COHN, D. G. CARROL and B. W. ARMSTRONG: J. Appl. Physiol. **6**, 573 (1954).
20. RODEWALD, G.: Anaesthesist **3**, 4 (1954).
21. — IV. Internat. Kongr. f. Erkrankungen d. Thoraxorgane. Köln 1956.
22. — H. BARTELS, R. BEER, E. FLEISCHER, H.-J. HOFFHEINZ, J. KRALL, J. WENNER u. I. WITT: Z. exper. Med. **126**, 565 (1956).
23. SHORT, D. S.: Brit. Med. J. **1952**, No. 4762, 790.
24. GIESE: Referat in dieser Veröffentlichung.
25. GADERMANN: Referat in dieser Veröffentlichung.